人体的历史三部曲之一

我要弄明白
我是谁

余凤高　著

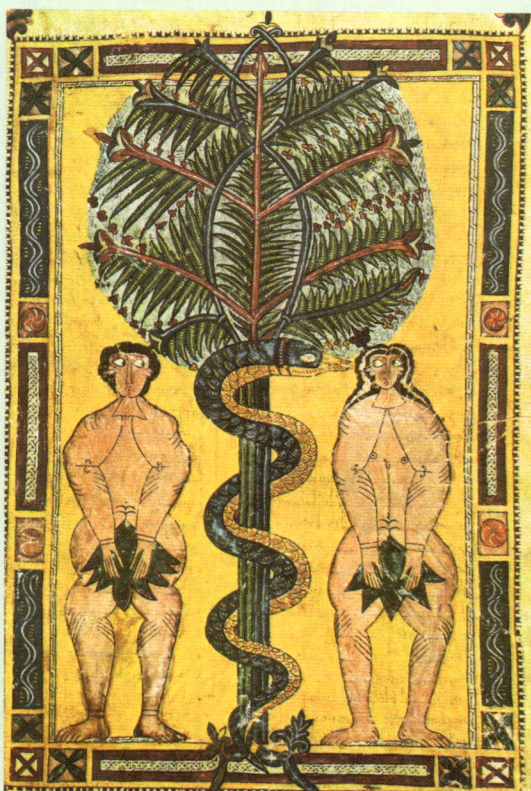

中国文史出版社

目录

小引："我要弄明白我是谁"

在威廉·莎士比亚以丰富而深刻的人生体验创作出的他的最伟大的剧作之一《李尔王》中，那个像是被"剥空了的豌豆荚"的主人翁李尔王，目睹了社会的黑暗、亲尝到人生的残酷之后，在极度的绝望、痛苦和愤怒中喊出：

谁能够告诉我，我是什么人？
我要弄明白我是谁。

"我要弄明白我是谁"是一句具有深邃哲理内涵的话语，它蕴含了人类渴求了解自身的强烈愿望。

在人类的童年时代，希腊神话中就出现了狮身人面怪物斯芬克斯（Sphinx）从缪斯（Muses）那里传授来的最难解的谜语：说有一物，早晨四只足，中午两只足，晚上三只足，但不论何时，都只发一种声音。请问是何物？这个谜语的谜底就是人。谜面的意思是人在婴儿时期，得靠四肢匍匐爬行，长大后仅用两脚即可步行，

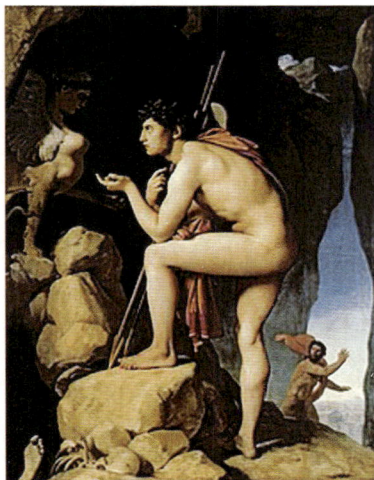

俄狄浦斯和斯芬克斯对话

1

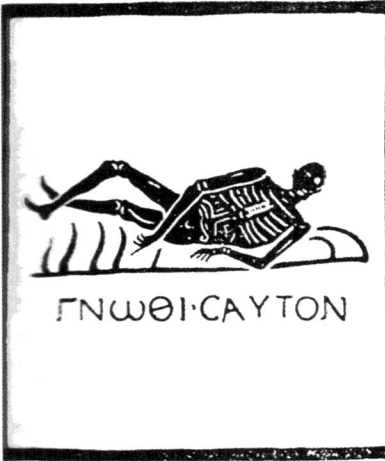

认识自己

到年迈时又得依仗拄杖才能行走，所以像是三只足。但是在未来的底比斯国王俄狄浦斯（Oedipus）之前，没有一个人能猜中这个谜，象征了"人"是最难解的谜。几千年来，斯芬克斯的神话和卧像不但遍及希腊和埃及，还出现于全欧洲、甚至亚洲，表明了人们对它和它那神秘之谜的普遍兴趣。这是因为人类在实践中感到，人自己本身是最需要认识却也是最不容易认识的对象，既需要人的思维主体把自己全身的器官当作客体来认识，又要从认识人的外界进而认识人的自身，还要从认识人自身的肌体深入到认识它自身的心灵，并且要从深入自己心灵的表层意识到认识那个自己都无所知的潜意识。从刻在古希腊德尔菲阿波罗神殿正面的"认识自己"的题词，到法国思想家米歇尔·德·蒙田（Michel de Montaigne）的著名论断"世界上最重要的事情就是认识自我"，再到法国后印象派著名画家保罗·高更（Paul Gauguin）的作品《我们从何处来？我们是谁？我们向何处去？》，都在试图弄清这个问题。连荷籍美国通俗历史学家亨德里克·房龙（Hendrik Willem Van Loon）在他所著的书《人类的故事》开头，也提出这样的问题：

> 我们生活在一个巨大问号的阴影底下，
> 我们是谁？
> 我们来自哪里？
> 我们去向何方？

有多少哲学家、思想家、作家、艺术家被认识自己、了解自己这个题目所吸引啊！

2

不错，18 世纪著名的英国诗人亚历山大·蒲柏（Alexander Pope）曾经在他名为《论人》的诗简中写道：

认识你自己，勿需上帝审视，
只有人能够正确认识人类。

但这仅仅表明人对认识自己在总体上的一点信念。实际是，人类要认识自己是何等的艰难啊！读一读生理学史、解剖学史、医学史、人类学史、考古学史、政治史、思想史、文化史，就会了解，人在认识自己的过程中，即使是微小的进展和深化，都是多么的不容易，需要付出何等高昂的代价，有时甚至是血的代价。同时，在认识自己的过程中，人类常常也并不只是着眼于人体本身这一范畴，而有意无意地会显示出时代的文化特征。如此看来，沐浴在 21 世纪曙光中的人，回过头去看几千年里人类认识自己的历史，毫无疑问是极有意义也极有趣味的。

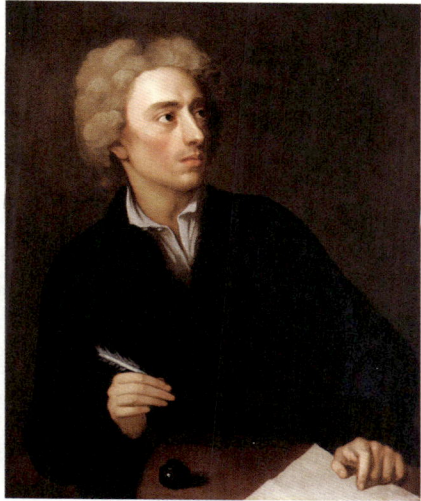

英国诗人蒲柏

人体（一）：在自然界中的位置

保罗·高更是一位善于深入思考人世的天才艺术家，他的画题名《我们从何处来？我们是谁？我们向何处去？》，提出了人类认识自己的一个最起码、最根本的问题。"我们从何处来"，也就是人是怎么产生的，在地球上怎么会出现人类。这个人类认识自己的第一个问题，历来被看成"宇宙之谜"中的"谜中之谜"，也就是"疑问中的疑问"，所以有史以来一直成为各哲学体系和思想体系的大家们寻求解答的一个最重要的问题。这个问题，在很长一个时期里，牢固地普遍占据人们心理的是基督教"上帝创造人"的看法。

基督教的经典《圣经》开篇《创世记》第一章第一句就说："起初，神创造天

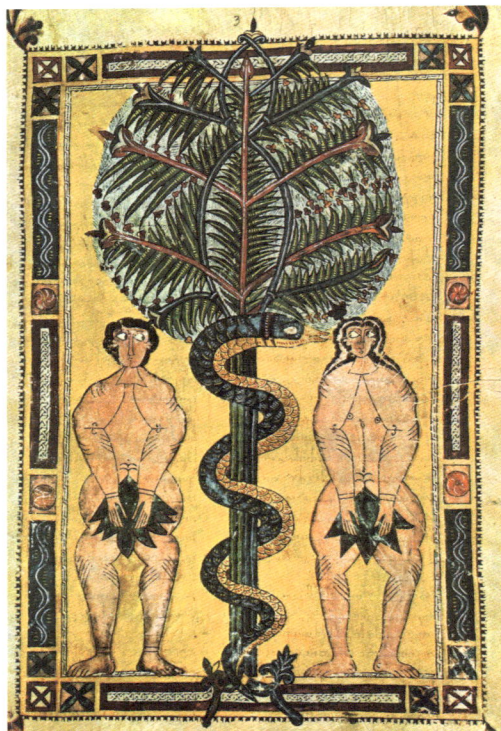

公元950年左右的一份手稿中的
亚当和夏娃

4

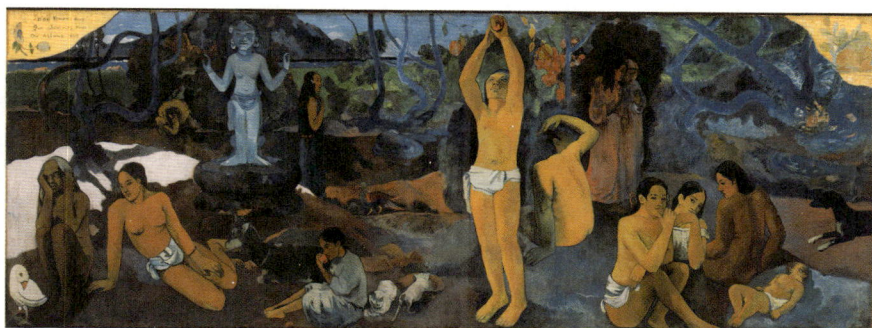

高更的画：《我们从何处来？我们是谁？我们向何处去？》

地……"想想看，连整个"天地"就是宇宙都可以由基督教的神——上帝所创造，那么在这浩渺天地中的一个个小小的人，他还不能创造吗？于是，《圣经》接着说了，就在创造天地这第一个礼拜里，上帝造出了空气，造出了植物、动物，还"照着自己的形象造人，照着他的形象造男造女"。《圣经》特别描述说，上帝是"用地上的尘土造人，将生气吹在他鼻孔里，他就成了有灵的活人，名叫亚当"；随后，他又使亚当沉睡，"于是取下他的一条肋骨，又把肉合起来，……造成一个女人"夏娃。基督教认为，今日的人类，便是亚当、夏娃这两个祖先的后代。其他一切动植物也有同一个祖先，就是当年上帝所造的那些动植物。

《圣经》在基督教世界甚至整个西方世界都具有最广泛最深远的影响，它里面的话被当成绝对的真理。因此，现实中的一切存在，都得按照《圣经》中的文字来解释；如果对《圣经》中所说的，例如"上帝创造人"，心里产生哪怕一点点的疑问，在基督教徒看来，已经属于不可饶恕的了，若是敢于把这想法公开说出来，无疑是向这最高经典挑战，更是大逆不道。但是有一位科学家，出于追求真理的热情，他无法压制自己的这一疑问。

让·巴蒂斯特·拉马克（Jean-Baptiste Lamarck，1744—1829）是法国生物学家，他原来学过神学和医学，还当过军人，后来对生物学产生了兴趣，去野外做了九年的实地考察。根据他在考察中所获得的直

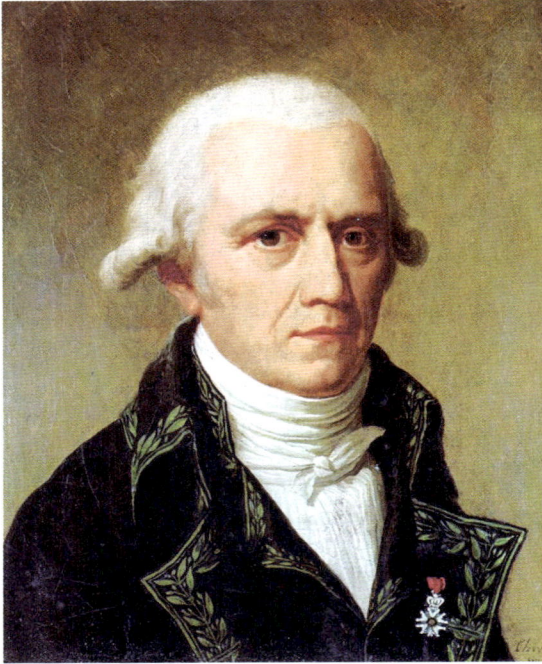
拉马克画像

感，促使他于 1809 年发表的《动物学哲学》中提出两条定律：动物的器官用进废退，环境影响造成的获得性可以遗传。例如长颈鹿，它的祖先一定不会有那么长的颈和腿，仅是因为在生存竞争中，地面上的植物被小动物吃光了，以至它们不得不伸长脖子和腿去吃高树上的叶子。这样，世世代代长期下来，才使长颈鹿变异成如今这般模样。拉马克的这一理论，虽然与《圣经》里只有一个物种的教导不是同一回事，但是听起来也颇为有理。可惜它只是一种臆测，缺乏科学所要求的必要证据。

或者，也可以提出一些证据，来证明并非只有一个物种的理论。因为在当时已经发掘出来的许多化石中，发现有绝种动物的大型骨头的化石，甚至在内陆地区还曾发现有海洋生物的遗迹。这无异于告诉人们，既然这些动物已经绝种，要不是变种，如今哪有与它这么相似的动物？尤其是，海洋生物怎么会游进内陆，甚至游上高山呢？这就无法解释只有一个物种的"真理"了。

但神学家和坚信上帝的人们自有他的说法。

新教教士的儿子乔治·居维叶（Georges Cuvier，1769—1832）是法国的一位动物学家，比较解剖学和古生物学的创建者。但他相信上帝创造出来的物种，始终都不会变化。他将现生动物与古代生物的化石遗骸从结构上进行了系统的比较研究之后，先是在 1812 年发表了《四足动

6

物骨化石研究》，随后又在 1825 年出版了《地球表面灾变论》，认为地球在短时期内曾发生过多次的巨变，在这一次次的灾变中，洪水泛滥，陆地上升，物种均遭毁灭。另有一位荷兰的植物学家和遗传学家雨果·德弗里斯（Hugo de Vries，1848—1935），他在 1886 年任阿姆斯特丹大学教授时注意到，月见草的野生变种与栽培种，两者之间有明显的不同，于是设想，这是由于出

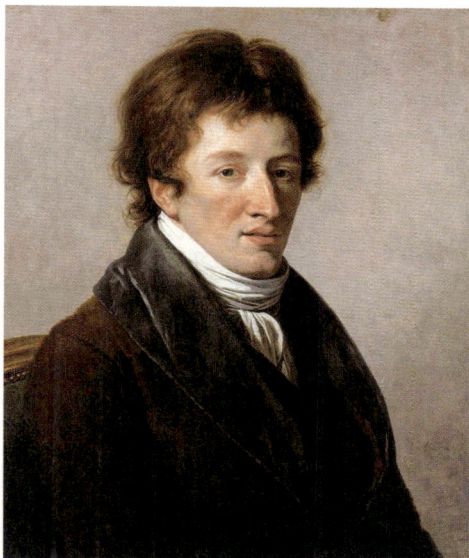

居维叶画像

现一系列突然的彻底的变化，才使植物一跃而产生出新种。德弗里斯后来在他 1901 年到 1903 年的著作《突变论》中，详尽地论述了他的这一"突变说"。

居维叶和德弗里斯的理论，正好可以为神学家所利用。他们说，地球确曾一次次遭遇洪水、地震等大灾难，这在《圣经》里也说到，由于人类行恶于世，神就降洪水消灭人类，而命义人诺亚建造方舟得以躲避。但是为了延续地球的生命，上帝在每次大灾害之后，总是又重新创造出更新、更完美的动植物物种来。化石里的那些动物便是当年未能登上诺亚方舟获得逃脱的；至于内陆上的海洋生物遗迹，那是上

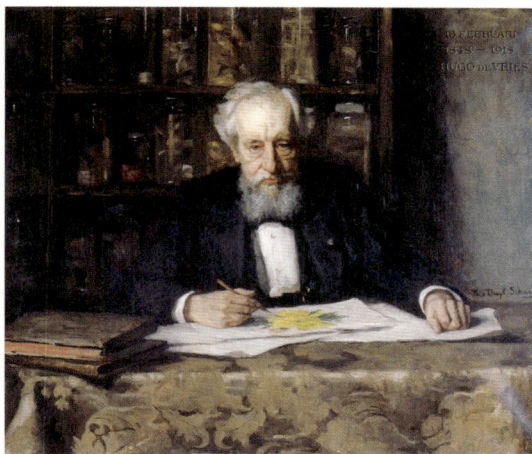

德弗里斯画像

7

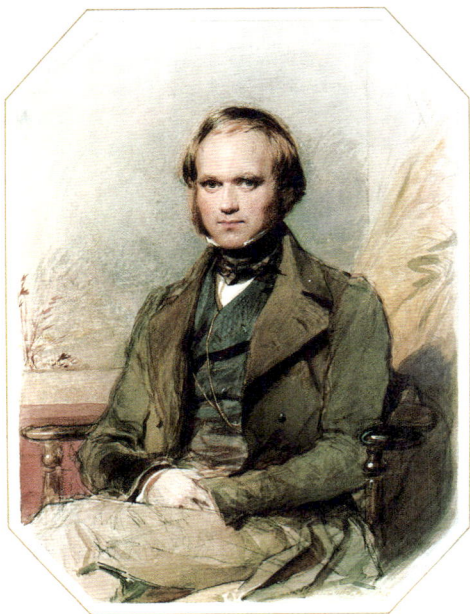
达尔文画像

帝故意安排的，意在让那些不信神的人走入迷途，有些也可能是被别的动物拖到那里去的。对于这样的"解释"，虔诚的基督教徒听了后自然觉得非常满意，但也有人仍然感到迷惑。达尔文就是其中的一个。

英国的博物学家查尔斯·罗伯特·达尔文（Charles Robert Darwin，1809—1882）是诗人、博物学家和哲学家伊拉斯马斯·达尔文的孙子，是医生罗伯特·达尔文的儿子。他从小喜爱大自然，常到处乱跑去搜集昆虫、玩赏鸟类，因而成绩不佳。他先是进爱丁堡大学攻读医学，后改到剑桥大学基督学院学神学，想成为一名牧师。在结识植物学家约翰·斯蒂芬·亨斯罗后，他对博物学产生了浓厚的兴趣。1831 年剑桥毕业后，即前往北威尔士研究岩石的形成并搜集化石。8 月，经亨斯罗的推荐，还不到二十二岁的达尔文，便于 12 月 27 日动身，以博物学家的身份随海军考察船"小猎犬号"前往南美洲南部的海岸做五年的环球旅行。本来，这位原神学院学生也相信物种是不变的。但在这次旅行中，他观察到，许多相似的动物在地理上相去甚远，而相邻的地区却出现相似而不相同的物种。这就不能不引发他对物种不变说的思考。1835 年来到太平洋东部的加拉帕戈斯群岛后，他见到岛上的物种是那么的丰富，连大陆已经绝迹的巨龟，也仍然生活在那里。他还发现，群岛中的十六个大岛和许多小岛，虽然自然条件十分相似，岛上所产的鸟和龟却大不相同，特别是岛上鸟类的生态使他感到无比的惊讶。他注意到各种鸟的鸟喙形状的差异与鸟的觅食方式有极大关系，如食松子的地

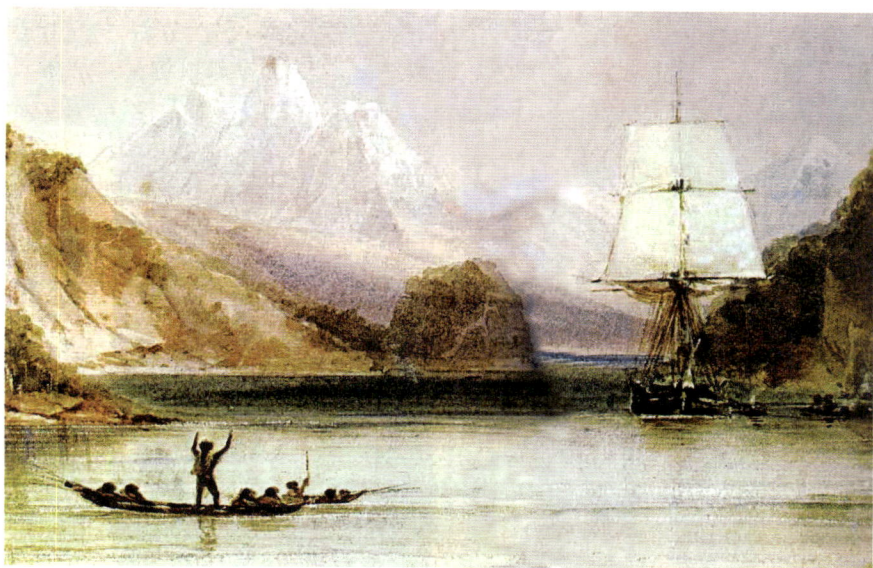

达尔文在南美洲的航行考察

雀的喙又长又尖，食昆虫的小鸣雀和食树皮里的白蚁的树雀的喙就与它不一样，他认为，它们喙的形状完全都适应它们所摄取的食物的种类。并且他深深感到，在加拉帕戈斯群岛见到的动物与在南美洲见到的，许多种类都非常相似。面前的活生生的事实使这位敏感的年轻自然科学家产生怀疑：同样的动物竟然有那么多的细微差别，难道上帝一次就创造出这些各有细微差别的动物吗？于是他猜测，像这些鸟，最初可能有它们共同的祖先，只不过经历了千万年以后，为适应不同的生活环境，才进化成为目前这样的一些新种。

　　考察归来后不到一年，达尔文着手整理当时记下来的有关物种变异的事实。1837—1838 年，他读到英国经济学家托马斯·罗伯特·马尔萨斯（Thomas Robert Malthus，1766—1834）的著作《人口原理》。书中提出，人类生活资料的生产，只能按算术级数增长，而人类的数量却总是按几何级数增长，因此，人口增长的趋势永远快于生产增长的趋势；有一大部分人口也就必然会在生存竞争中被淘汰死去，而那些能够存活下来并得以延续种族生命的人，一定是那些在生存竞争中能够适应环境的强者。达尔文觉得，马尔萨斯的这一理论，应用于社会不一定正确，但对不会主动采取行动来增加食物产量的生物界来说，却是可适用的。于是，他从这里发现了一条线索，他认为，人类可以通过选择来培养动植物品种，大自然也一定会对物种进行选择，致使各物种的个体发生变异，适应能力强的能繁育后代，不适的会死亡。这使达尔文确立起一种观念：物种和变种一样，是从其他物种传下来的，而不是分别被创造出来的。这一观念的出现，标志着达尔文这位虔诚的神学者，已经转变成为一个坚定的进化论者，一个科学真理的热烈追求者。又经过二十多年的思考和研究，这位谨慎的学者于1859年11月24日出版了他的划时代巨著《物种起源》。在这部书中，达尔文明确地指出，物种就是在生存斗争的过程中，经过自然选择的历史作用，逐渐产生新的类型和物种，实现着生物的进化；一切生物都不是特殊的创造物，而是少数几种生物的直系后代。

不过在《物种起源》里，达尔文只是指出了物种的起源，还没有论及人类的起源问题。他仅仅在全书快结束的时候，才含蓄地谈到，由于起源的问题已经了解，"人类的起源和历史也将由此得到许多启示"。十一年后，在1871年出版的另一部名著《人类起源与性选择》中，这位伟大的生物学家才明确地讨论了这个问题。

早在1837年或1838年，达尔文深信物种是变异的产物时，他就感到无法不相信人类也一定是在同一法则下出现的。为了证实自己这一信念，他开始收集有关这个问题的材料，决心对自己在《物种起源》中提到过的"人类的起源和历史也将由此得到许多启示"做一补充。当时他曾幽默地说：这样，才"不致于有可敬人士会责备我隐瞒我的观点"。现在，他想，该是明确表述他这个观点的时候了。

《人类起源与性选择》以进化论的原则和自然选择的原理，生动地说明了人类起源的问题。达尔文指出，从解剖学上看，人类所有的骨都可以跟猴子、蝙蝠、海豹等的骨相比较；他的肌肉、神经、血管、内脏也一样。从胚胎学上看，人是从一个卵子发育来的，人卵跟其他动物的卵没有什么不同，而且胚胎的形态，如眼、耳、鳃裂、四肢和尾等的构造也相似。此外，从痕迹器官，也就是已经丧失了功能的退化器官看，如耳肌、阑尾上面，以及从返祖现象等方面，也可以看出人跟动物，特别是跟高等哺乳动物类有亲密的亲缘关系。达尔文还指出人类在心理上和行为上，如爱情、记忆、注意、好奇、模仿、推理等情绪和能力方面，与其他动物也都有非常相似之处。最后他得出结论：人类起源于动物是无可怀疑的了。

那么，人类会有什么样的动物祖先呢？达尔文根据当时的材料指出，人类的祖先在很早的一个阶段里是水栖的，像某些海鞘的幼体那样。以后经过文昌鱼阶段、鱼类阶段、两栖类阶段，后来又大概经过爬行类，才逐渐发展到哺乳类。至于是哪一种哺乳类动物发展成为人类，达尔文描述道：我们的远祖是原始的猿，成群居住在森林里，具有尖耸的耳朵，满身是毛，两性都有胡须。他甚至具体指出，我们的直接祖先是类人猿，如森林古猿。

达尔文的科学概述，为后来越来越多的直接和间接的证据所证实。只是在当时，不是很多人都相信，甚至很多人都不相信他的这一想法。的确，从事物的表面来看，究竟是说蛙与孔雀、鲑鱼与蜂鸟、象与小鼠有共同的祖先比较容易让人相信呢，还是说它们是分别被创造出来的比较容易让人相信，这是不难猜测的。当时，千余年来一直统治着欧洲的基督教教义中有关人类起源的思想，是人们对这一问题的传统信仰或观点。在基督教"神创论"思想统治下的欧洲，怎么可能一下子就会接受达尔文的这一理论呢？因此，正如托马斯·赫胥黎所说的，他这理论不但"官方荣誉之泉不表示支持或赞许因而得不到一点鼓励"，还受尽"流行偏见的暴风"和"纷纷加在他身上的不平和不义"的袭击。

最初，许多人觉得要接受达尔文这一新理论，会把人类在哲学上和宗教上的各种重要成果一概推翻，摧毁的东西未免太多了。因此，各处爆发了一阵阵反对的声浪。特别是那些毫无自然科学知识的神学家和一些虽然身为自然科学家却坚信《圣经》的教导的人士，利用"圣学院""大学院"或自己控制的科学刊物等崇高场所和权威阵地，在讲道和文章中，攻击达尔文的进化论是"牲畜哲学"和"粗野的哲学"，说这样的学说是"一种推翻上帝的阴谋""意在扰乱对《圣经》的信仰""欲

11

图毁坏上帝的观念""将上帝屏诸门外"。他们有的还对达尔文进行人身攻击，嘲笑他是"猴子的子孙"。在这个问题上，甚至连教皇庇护九世都介入了，虽然他碍于身份，仅是在一封私人信件里抨击达尔文的"过错"，说他的理论是一种"与历史、与严正的科学、与知识的经验以至与理性本身都相矛盾的体系"，完全是"一派胡言"。

达尔文是一位坚韧不拔而虚心好学的科学家，却不是一个愿意起来保卫自己学说的学者。面对宗教界、科学界强大的反对势力，他一直避难似的生活在他的故乡、伦敦南面肯特郡的唐村，整天闭门在家、不同别人接触，后出现头晕、心悸、身体颤抖、呼吸短促的症状，直至七十三岁时因心脏病去世。美国艾奥瓦大学医学院的托马斯·巴隆和罗素·诺伊斯指出，担心"一些事件，如他的进化论的形成，会使他同英国科学界发生冲突，是可能使达尔文开始有这些症状的原因"。因此，在"神创论"与进化论发生争论的几十年里，达尔文本人始终没有参与论争或论争性的写作。首先起来捍卫这一理论的是赫胥黎。

托马斯·亨利·赫胥黎（Thomas Henry Huxley，1825—1895）生于伦敦郊区，父亲是穷教员。赫胥黎从来没有受过正规的教育，只在八岁至十岁时读过两年书。但是他勤奋好学，特别热衷于阅读自然科学书籍。十七岁，他进了伦敦的查林·克罗斯医院正式研究医学。1846年，赫胥黎离开英国，以医生的身份参加"响尾蛇号"考察船的旅行，就像当年达尔文参加"小猎犬号"那样。这次在澳大利亚的三年海上考察，使他有机会研究了鸟类、爬虫类、

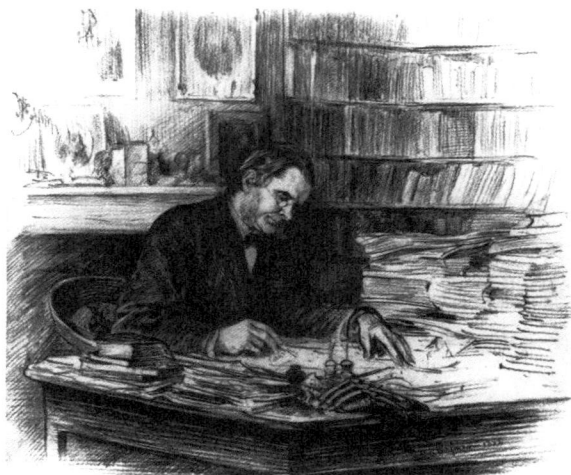
工作中的赫胥黎

12

哺乳类、鱼类等大量动植物，回来后做了很多重要的研究报告，尤其是有关几种海鞘目生物的报告，为他赢得了声望。

赫胥黎在青年时代也曾是物种不变论的支持者和拉马克理论的反对者，是达尔文的著作改变了他的一生。《物种起源》出版那年，赫胥黎正担任伦敦矿物学院的地质学教授。达尔文将自己的新作送了一本给他，说"极想知道这本书对你产生的影响"。赫胥黎读过之后感到，尽管书中还有一些不重要的结论尚待研讨，但是通篇看来，论文是非常有价值的，他深信，由此定将产生一场科学思想的革命，并希望自己也能参加到这一革命中去。赫胥黎当即就写了一封信，热情赞扬了达尔文的学说，他称赞第十四章"内容好极了"；对于开头的五章，他表示"十分同意内中所阐述的全部原理"；在谈到第十章、十二章、十三章的大部分内容时，他明确表示，为了自然选择的原理，"我准备接受火刑，如果必需的话"；他还补充了这么一句："我正在磨砺我的牙爪，以备来保卫这一高贵的著作。"赫胥黎骄傲地声称："我是达尔文的斗犬。"

达尔文看到赫胥黎对他的著作做出这样高度的评价并有这样的态度，感到"现在我满足了"，表示自己可以"像一个行过临终涂油礼的善良的天主教徒那样，唱'如今请宽恕吧'了"。他宽心地把赫胥黎看成自己的"总代表"。

与达尔文不同，赫胥黎是一个天生的论争者，非常清醒的好斗性激励他敢于为真理而冲锋陷阵。这使他在保卫达尔文伟大学说的事件中所起的作用比达尔文本人还大。正是赫胥黎，如同他自己所说的，"在

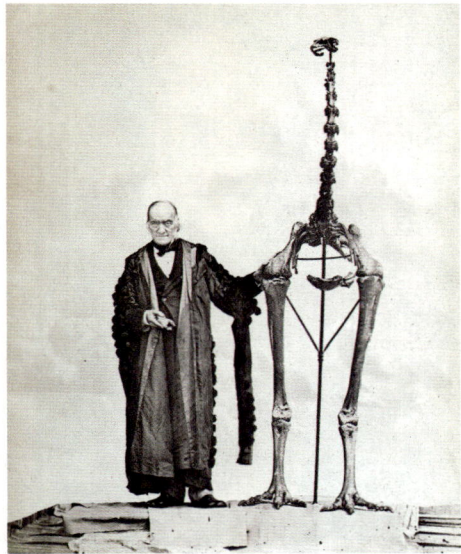

欧文站在今已灭种但发现于新西兰的
恐鸟的骨骼旁

13

这个问题上打了许多而且是持续的仗"。最有名的是 1860 年 6 月 30 日"英国科学促进协会"牛津会议上的那次面对面的大论争。

理查德·欧文爵士（Sir Richard Owen，1804—1892）是一位解剖学家和古生物学家，还是皇家学会会员，并长期担任不列颠博物馆博物学部主任，有很高的声望。欧文与达尔文之间的友谊长达二十年之久，但是他生性嫉妒，喜居人上，不能容忍竞争。因此在达尔文的《物种起源》出版后，他就感到自己在生物学界的地位受到了威胁，便匿名写了一篇极长的书评对达尔文进行攻击。对于此文，达尔文曾写道："文章极为恶毒，写得很机智，我恐怕文章具有极大的破坏力……需要详细研究才能看出对我的许多批评中的怨恨和恶意……他对一些段落断章取义，更改了引语中的文字……"这还不够，欧文又唆使牛津教会主教威尔伯福斯挑起了那场著名的大论争，并亲自指导威尔伯福斯和赫胥黎论战。

塞缪尔·威尔伯福斯（Samuel Wilberforce，1805—1873），青年时代在牛津数学院得过头奖，大学认为他对自然知识的各个部门无不精通，所以选定他来维护正统的教义。实际上，他对进化的问题并无真正的了解，仅是靠欧文为他提供的一些材料跨进论争的会场，却摆出一副主教的架子。在发言中，他谈到一些动物，也提到一些植物，旨在说明进化的学说不符合实际，抨击达尔文创立的这种学说是蛊惑人心，与大家所信奉的基督教

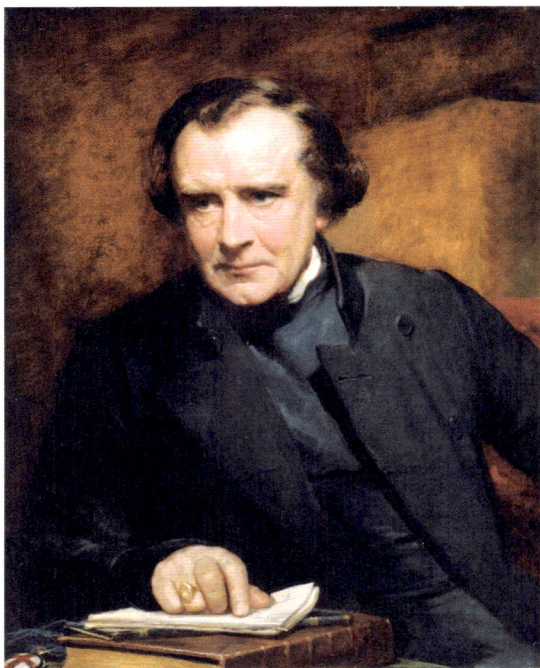

威尔伯福斯画像

教义相抵触，毫无意义。他扬扬得意地说，其实，鸽子就是鸽子，自古以来就是这样；至于把猿猴看作人类的祖先，更是根本不值得相信的"怪诞之论"。最后，这位主教竟用俏皮的口吻，回过头去问赫胥黎：

> 我倒要问一声坐在我旁边、在我发言之后要把我撕成粉碎的赫胥黎教授关于他的人起源于猿猴的信念：跟猿猴祖先发生关系的究竟是他祖父那一方还是他祖母那一方？

赫胥黎不但能在应战中运用他无尽的智慧、机敏和广泛的书本知识，还具有善于以雄辩而又容易理解的流畅文体来表述最复杂问题的少有天赋。他喜欢甚至渴望论战，而总是不愿保持沉默。他的语言常常是有礼貌的，但对论敌却爱表露出一种骄傲冷漠的神态，而不肯带着友好的微笑。面对威尔伯福斯主教的攻击，赫胥黎除了冷静地提出一件件科学事实来加以说明之外，下面那段最痛快的反驳是常常为人们提及的。他说：

> 一个人没有理由因为他的祖先是猿猴而感到羞耻。如果有一个祖先会使我在回忆中感到羞耻，那他大概是这样的一个人：他心情浮躁而善变，不满足于自己活动范围内值得怀疑的成就，却要闯到自己全然无知的科学问题上来，于是只好用不中肯的辞令来掩盖问题的实质，用离题的诡辩，巧妙地求助于宗教偏见，把群众的注意力从争论的焦点引离开去……然而这是永远办不到的。

后来，基尤植物园园长、颇具威望的植物学家威廉·胡克（William Hooker，1785—1865）做结论，指出威尔伯福斯不懂生物学，尤其不懂进化论。这使这位主教无言以对，也无登台再作辩解的勇气，于是只好悄悄退出。一般认为，这次论争是以威尔伯福斯的失败而告终的。

此外，赫胥黎还跟反对进化论的自由党政治家和博学而保守的神学家威廉·格拉斯顿，及以著述《法则的制约》一书来反对达尔文主义的著名政治家阿盖尔公爵都展开过争论。

在实践中，赫胥黎感到，古生物学的证据有助于支持达尔文的学说，在以后的三十年中，他就献身于脊椎动物化石的研究工作，写出《人类在自然界中的地位》等书。他六次在工人中、两次在爱丁堡哲学学会讲演，还到伦敦各个学校去促进科学教育工作。卡尔·马克思的夫人燕妮 1868 年从伦敦写给一位在日内瓦的著名活动家的信中，曾这样记述了当时的情况：

> 在愚昧的英国，在对待宗教方面目前也正在开展一个巨大的运动。以赫胥黎（达尔文的学生）为首的一些极著名的学者……给人民做启蒙的、真正充满自由思想的和勇敢的讲演，而且是在每星期日晚上，正好是上帝的羔羊通常到神主的牧场上去朝圣的时候。大厅里经常挤满了人，人民的情绪非常热烈，在第一个星期日晚上，当我同我的女儿们来到大厅时，就有两千多人不能进入这个已经挤得满满的、热闷的场所。

赫胥黎的成就是巨大的。甚至天主教在英格兰的首席大主教、威斯敏斯特教堂的大主教亨利·爱德华·曼宁都亲自出马，仗着自己的身份和影响，咒骂达尔文的学说是异端邪说，目中没有上帝，猴子反而成了我们的亚当。尽管处在如此异常艰苦的境遇中，赫胥黎仍不顾"批评指责的北风神刮起它最大的曲解和嘲讽的暴风"，甚至把他"说成是一个邪恶的人"，始终坚信"真理伟大而能取胜"，最后取得了胜利。

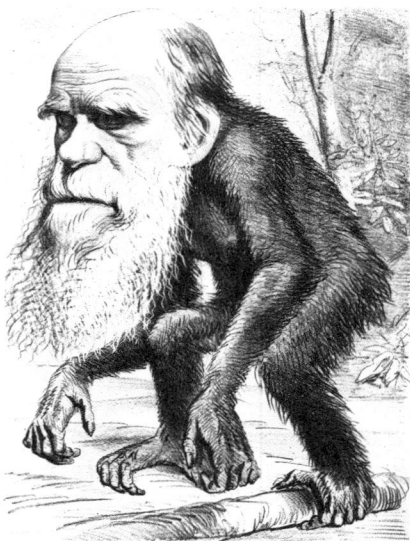

《物种起源》出版后出现的讽刺画

进化论的学说，除了在它的故乡英国，在其他国家也经历了类似的命运。在德国，《物种起源》于1860年传入后，立即遭到多数老一辈科学家的排斥。但年轻的科学家恩斯特·海克尔（Ernst Heinrich Haeckel）为发展和普及生物进化论做了大量的工作，特别是他与当时的人类学权威鲁道夫·菲尔绍（Rudolf Virchow）的论争，是人所共知的。他写的宣传达尔文主义的著作，深得民众的赞赏。在法国，著名的科学院的秘书竟然声称，说自己在《物种起源》中只看到"玄学的胡说，夸大空虚的奇谈，谬误思想的堆栈，不合时的幼稚气的表白"。但不少达尔文的同道，自愿在进化论的旗帜下艰苦工作，使进化学说在19世纪末得到完全的胜利。在美国，同样有敌视达尔文主义的人，哈佛大学的路易斯·阿加西斯（Louis Agassiz）坚持说，他完全相信"上帝是从一般的东西进而创造出特殊的和个别的东西"，而且这个物种的创造是永远固定不变的。植物学教授阿萨·格雷（Asa Gray）在评论《物种起源》时，最先就毫不留情地驳斥了他的这位同事，捍卫了达尔文的新理论。

随着进化论的学说日益深入人心，在达尔文逝世之后的第三年，即1885年，当为这位进化论创始人的铜像举行揭幕典礼的时候，甚至英国国家教堂的代表、坎特伯雷大主教也公开出来，不得不宣布说进化论学说与《圣经》的教义一点也没有冲突。

但是，一种全新的、具有开拓精神的思想或理论，要普遍地被人接受，是并不那么容易的。甚至在过了几十年后，都可能会有反复。在20世纪30年代的美国，就出现过这样的一件事。

美国的田纳西州，像许多南方的州一样，于1925年3月13日通过一项法律，禁止在公立学校讲授进化论。为了向这条违反自然发展规律的法律挑战，一些自然科学家和教育家说服了该州一个小镇达顿的高中生物教员约翰·托马斯·斯科普斯（John Thomas Scopes，1900—1970）向学生们讲授达尔文主义。斯科普斯在课堂上说道，人类是从古代的类人猿进化过来的，因此，人类可以说是黑猩猩的亲戚。学生们回到家里，有的不免好奇地谈论起这新得到的知识。但是这激怒了一些虔诚相信基督教的家长，他们愤怒万分。于是，斯科普斯因触犯州的法律而站到了审判席上。

这次被称为"斯科普斯审判案"，或者就叫"猴子审判案"（Monkey Trial）的大名鼎鼎的案件吸引了许多新闻记者、喜欢看热闹的农民和其他人，使审判的场所像一个马戏场。但是明显可以看出，很多人都站在传统的一边。开审那天，不少人特地穿上讲究的服装去法院，衣服上别上布条，上面写着"我们不是猴子，也不能让人把我们变成猴子"之类的奇怪字句，以表示他们的态度。

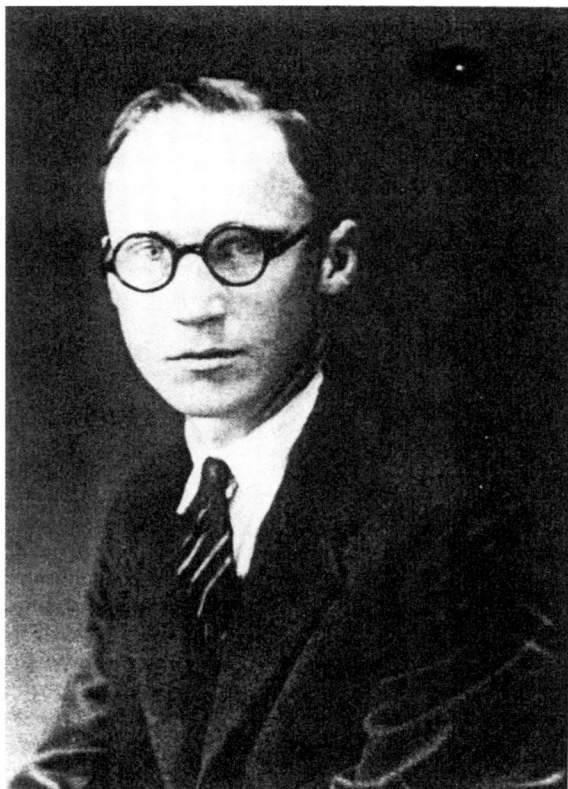

斯科普斯

审判从 1925 年 7 月 10 日至 21 日，总共持续了十一天。虽然主法官约翰·T. 劳尔斯顿事先宣布，此案仅限于确定斯科普斯是否有罪，排除任何涉及对田纳西州法律的检验和对达尔文理论的争论，但是辩护的主要争点很快就转到了原教旨主义及现代派神学的信念的合理性和有效性的问题上面；加上两位富有名望的公众人物——在此案中相互对立的两位律师的出场，使案件甚至吸引了世界的注意力。

被告的辩护律师克拉伦斯·达罗（Clarence Darrow）不但是演说家、辩论家和杂文作家，还因在许多重大刑事案件中担任被告的保护人使被告得以无罪释放而闻名于世，被告还得到曾在 1933 年德国的国会纵火案中为共产党人辩护的亚瑟·加菲尔德·海斯（Arthur Carfield Hays）的支持；原告的律师威廉·詹宁斯·布赖恩（William Jennings Bryan）是民主党和平民党的领袖，以雄辩而著称，是一位颇有吸引力的演说家，也有另外有力人物的支持。

法官的态度无疑是有倾向性的。例如被告一方提出希望让许多专家、科学家和教授来达顿做证为斯科普斯辩护，就不能得到法官的支持，说是对进化论或《圣经》的解释纯粹都是主观的，因此不能被允许。达罗的逻辑和理性确是无可辩驳的，他尖锐有力的诘问，经常使布赖恩狼狈不堪，暴露出他对现代科学知识的无知，他只能大声咆哮，唯一依靠的只有《圣经》上的话语，但是就连这些答辩，在被告方面的反复盘问下也不时显得矛盾百出，使达罗不由提醒他，问他是否真的理解《圣经》中有关亚当、夏娃、蛇等字面意义。

但是法官完全不顾事实，在审理时，既不问指控讲授进化论违反州的法律是否有悖于宪法，也不问有关达尔文主义的进化论是否正确，而只问斯科普斯是否讲述过进化论。斯科普斯承认，于是法官便认定他反对上帝、侮辱人类，以异端邪说教坏孩子，判定他有罪，罚款一百美元，并且不准再讲授进化论。

从法院的判决看，似乎是布赖恩赢得了此案。但是他为这场战斗付出了重大的代价。由于过分疲劳和激动，在审讯结束五天后，他便因中风于7月26日去世。而实际上被告也没有失败。斯科普斯不服原判，提出上诉。州最高法院的裁断是：该项法律合乎宪法；但斯科普斯之事属学术问题，因此原来对他处罚过重，免于追究。此项法律虽然至1967年被废除，但讲授进化论，不但在美国，就是在世界各国的许多地方，都仍然是一个敏感的问题。过了没有几年，美国的一些学者就联合组织了一个名为"特创论研究学会"的团体，声称这是一个科学机构，并著文论述《圣经》上关于上帝创造人和其他生物的叙述均属历史事实，而非迷信，应该予以正面介绍。甚至在1997年，澳大利亚还出现神创论的信徒和进化论者的法律诉讼。

但是，时代毕竟不同了。今天，进化的理论已经深入人心，连宗教势力也不得不改变态度了。1996 年 10 月，"教皇科学院"这个科学机构在梵蒂冈开会时，罗马教皇约翰·保罗二世给他们写了一封信，说："天主教会最初对进化论曾采取断然拒绝的态度，因为它和《圣经》头几卷中描写的上帝创造亚当和夏娃的记载不一致。"不过现在，进化论已经渗透到现代科学的不同领域，它"不再"和教会的教义相对立。只是教会还不肯彻底认输，教皇的承认仍旧带有一点保留，因为他说："如果人类的肉体起源于先它而存在的有生命的物质，那么它的灵魂是上帝直接创造的。"只是无论怎样，到了今天，进化理论的确立，是再也无法动摇了。

人体（二）：大宇宙中的小宇宙

柏拉图（Plato，约前 427—前 347）在被他的学生记载下来的《蒂迈乌斯篇》（朱光潜译文）里叙述了这样一段故事：

> 宇宙的创造者对诸神说："诸神们，神的孩子们，你们是我的作品，我是你们的创造者和父亲，只要我愿意，我的创造是永无止境的。……现在请听我的指示：——我还将创造三批芸芸众生——没有他们，宇宙便不完满，因为宇宙现在尚没有包括它的完满状态所应该包括的每一种动物。"
>
> 讲到这里，在他先前混合了宇宙灵魂的那个杯子中，再倒入剩下的元素，按同样的方法混合；所以它们不像从前那样纯了，而被稀释两三倍。他做好混合液，便把它分成几份，灵魂的数目等于星星的数目，安排每个灵魂属于一个星星……

从这段话看，这位古希腊的大哲学家也相信人是被创造出来的，只不过被创造的时间是在创造者创造了诸神之后，创造的方式也不同于《创世记》中说的那样。值得注意的是，他把被创造的人与宇宙中的星星对应了起来，人与宇宙中的星球之间有着某种联系，就像中国的儿童常听老祖母唱的："地上一个人，天上一颗星。"

其实，柏拉图的这个说法也不是他的"创见"。比柏拉图稍早一些的古希腊医生和哲学家阿尔克迈翁在他的著作中就写到过，人是一个

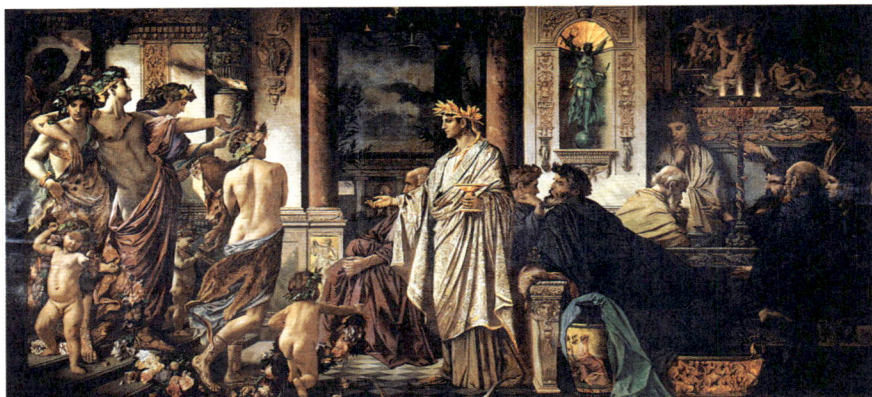

艺术家描绘柏拉图《会饮篇》中的场景

"小宇宙"，是大宇宙的缩影，人体是世界构造的反映。阿尔克迈翁是古希腊数学家和哲学家毕达哥拉斯（Pythagoras，前584？—前497/496）的学生，毕达哥拉斯深信灵魂轮回，他用他独特的语言表述说，人的灵魂是一个系统，这系统是天体系统的"摹本"。科学史家威廉·C.丹皮尔肯定："柏拉图显然受到了毕达哥拉斯学派的神秘主义的影响"，使"他的物理学和生物学带有拟人观的色彩"，因而相信宇宙是一个有体形、有灵魂、有理性的活着的机体，他不但将人与宇宙做了类比，还据此推演出大宇宙的性质和结构与人体的生理条件密切相关。可能是出于共识，也可能是受阿尔克迈翁和柏拉图的影响，这种有关大宇宙（macrocosm）和小宇宙（microcosm）的见解，普遍存在于当时和以后很长一个历史时期的人们的心中。

古希腊和古罗马的斯多葛派哲学家相信人是整个宇宙的缩影。著名的斯多葛哲学家克莱安西斯（Cleanthes，前331/330—前232/231）特别强调宇宙的神圣性，说是由于上帝的激活，才使宇宙成为一个活生生的实体，并控制着人类的命运。斯多葛派还明确指出，整个世界都由一个绝对力量统治着，这力量就是太阳，因为太阳是大宇宙的器官，有如心脏是人这个小宇宙的器官和统治力量一样。希腊哲学中的最后一个学派新柏拉图主义也是小宇宙与大宇宙之间存在对应性的坚定信仰者。这个学派的创始人普罗提诺（Plotinus，205—270）的临终遗言"我力图

22

把我们之中的神圣本体复归于大全中的神圣本体"，便是人和宇宙对应的理想表述。普罗提诺在他的著作《九章集》里就这样写到人类在宇宙中的地位：

> 在每一种生物中，较高的部分——头和脸是最美丽的，居中和较低的部分是低劣的。在宇宙中，中间和较低的部分是人类；在他们之上是天和神；神和天的整个圆形的、无限浩渺的领域，构成宇宙的较大的部分；地球仅仅是一个中心点，可以简单地视为繁星中的一颗。

新柏拉图主义学派深信天界和月下世界处处存在着对应性，天空里的星球影响着地球上的人类。据信，古希腊的新柏拉图主义者、对后世影响巨大的赫米斯·特里斯梅季塔斯（Hemes Trismegistus）的著作中也说道，人是上帝和天使与地面世界中间的一个环节，人参与了神化感恩，因此，人在宇宙所有部分既有的普遍共感中，会成为星球作用的受体，而受到超自然的影响。从公元 3 世纪起，到

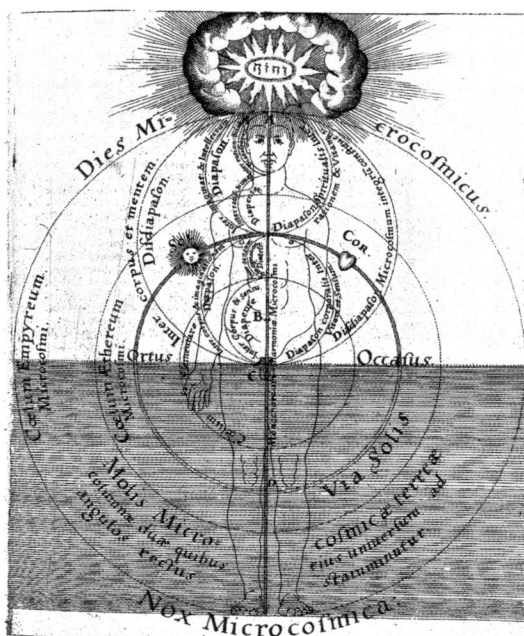

英格兰哲学家罗伯特·弗卢德（1574—1637）著作中的大宇宙—小宇宙类比图

公元 4 世纪，新柏拉图主义成为希腊哲学的主要派别，并保持其优势到6 世纪。这就不难想象，大宇宙和小宇宙观念的影响之大，在古代就不必说了，直到中世纪，甚至到了文艺复兴时期，很多人还仍然赞同星球

的力量确实对地球和人产生影响，著名医学史家拉尔夫·H. 梅杰甚至认为这一学说是整个"中世纪的基本理论之一"。

大宇宙和小宇宙理论是这样解释世界和人的对应关系的：组成世界和人体的成分是相同的，人的肌肉是土，人的血液是水，人的体温是火，人的气息是空气。至于具体的各个部位，头就是天，足就是地，胃是海，胸是空气，骨是石头，血脉是树枝，头发是草，感情是动物。这理论还认为，人的生理也与地球的物理一样，不但人体包含有血液、骨髓、黏液、唾液、眼泪和其他软滑液，与地球包含各种各样的流体相似；地球上的水流从深深的大海到高高的山巅，然后又跌落山下重新归于大海，它的运行也像人的血液的流动，始于心脏之海，从大静脉到小静脉，又从小静脉到大静脉，上行至大脑的顶端；甚至地震，也像人的放屁，是干燥而浓厚的蒸气在长期被禁闭之后从地下冲击出来的结果一样。

基于这样的认识，大宇宙和小宇宙的理论就以象征主义的观点来看待地球和人体，相信世界的所有特征都可以从人的身体上找到，人的特征也可以从地球上找到。每一个人，他的生活，包括出生、死亡、命运和日常种种事件的发生，以及他的爱好、兴趣、气质、个性，就是整个人类国家的兴亡、朝代的更替、战争的胜负、经济的荣衰等事件，也全都是由于天体的作用。因为既然每个灵魂都属于一颗星星，这星星当然会对每一个人产生作用。这理论甚至具体到说人的右眼、脾、膀胱是受土星支配的，肺、肝、脚是受木星支配的，左眼、血管、生殖器则受火星支配，颈部和腹腔要受金星支配，而两臂、两手、两肩和臀部是受水星支配，胃受月亮支配，等等。

历史记载了许多把人间的事件与天体联系起来的事例。

著名的古罗马史学家和政治家塔西佗（Tacitus，56—120）曾记载一次星象如何对一场兵变产生决定性的影响：

……这一夜形势极为险恶，预示第二天将会发生血腥的屠杀，但是偶然的事件却带来了和平。原来月色在澄明的天空中突然变暗了。士兵们不知道这是什么原因，便认为这正是他们当前情况的朕兆：这个光辉暗淡下来的星球正是他们自身斗争的象征，如果月亮女神能重新恢复皎洁的光辉，那么他们目前走的这条路将使他们达到圆满的境地。为了使月亮重新得到光辉，他们敲起铜器，并且把各种号角全都吹了起来……最后云层把月亮完全遮住，大家就认为它永远沉没到黑暗之中去了。精神过分激动的人是好容易陷入迷信的，于是他们就哭泣起来，因为无穷的苦难在等待着他们，而他们所犯的罪过竟使得上天都不愿意再看他们了。（王以铸译文）

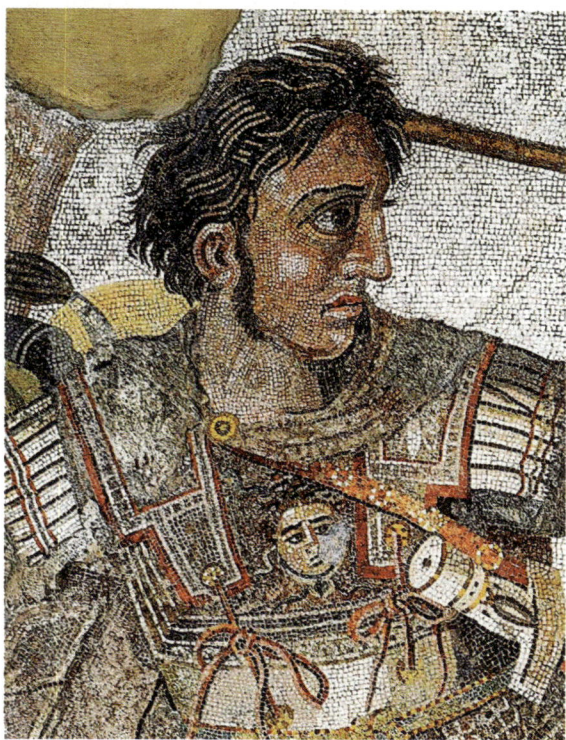

亚历山大大帝的马赛克像

曾经担任雅典执政官的希腊史学家和哲学家阿里安（Arrian，约86—约160）在他著名的历史著作《亚历山大远征记》中写道：一次，有人提醒亚历山大大帝应当在高地上为奥林匹斯山的主神宙斯修一座庙，再在附近设一祭坛。但正当亚历山大大帝在高地上视察，打算找一处最好的庙址时，虽然正值炎夏，"突然狂风暴雨席卷而来，就在吕底亚国王的宫殿上空，雷电交加，大雨如注。亚历山大认为这一定是神明暗示给他应当把宙斯的庙修在何处，于是他就按神的旨意下了命令"。另一次，在亚历山大从埃及的孟菲斯出发向内陆挺进到达幼发拉底河上的萨普萨卡斯时，"晚上发现月亮几乎全食"。星象家阿瑞斯坦断定，"这次月食对马其顿部队和亚历山大有利，而且大战即将在本月内发生"；所献的牺牲也预示亚历山大将获胜。

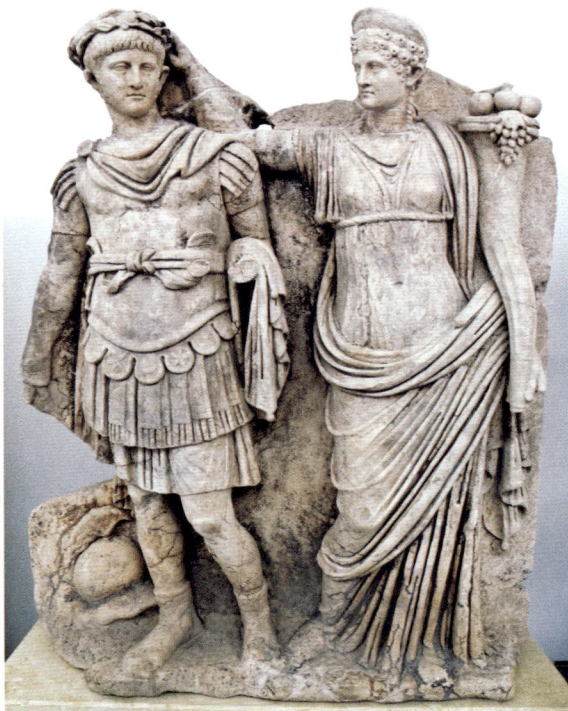

阿格里皮娜为她儿子尼禄戴上桂冠

于是亚历山大就离开底格里斯河。

古罗马皇帝尼禄（Nero，37—68）三岁丧父，由母亲阿格里皮娜抚育长大。后来阿格里皮娜与叔父克劳狄乌斯皇帝结婚，使尼禄得以有机会在公元 54 年继承皇位。起初，尼禄施行仁政，但从公元 59 年起，先是下令处死自己的母亲，三年后又下令处死妻子，开始显示真正的凶残，成为一名暴君，最后被元老院裁决处死。

尼禄的一生被史学家谈得很多，特别有趣的是，不少记载都从大宇宙和小宇宙的关系方面来解释，说得非常神奇。

古罗马早期的传记体历史学家盖乌斯·苏维托尼乌斯·特兰克维鲁斯（Gaius SuetoAnius Tranquillus，69？—122）在他的《罗马十二帝王传》中写道：

尼禄出生于安提乌姆,提比略死后九个月的一月卡伦德日前第十八天,旭日刚刚从东方升起,因此,当他坠地之前,太阳的光辉差不多已经照射在他的身上了。关于尼禄的星象,许多人立即提出大量可怕的猜测,甚至连他父亲多密提乌斯的话也成了具有先见之明的预言。在接受朋友们的祝贺时,多密提乌斯喊道,除了人类的憎恶和痛苦之外,从他自己和阿格里皮娜身上不会降生任何东西。(张竹明等译文)

这意思是说,尼禄作为一个小宇宙,他之所以最后变成一名暴君,完全是由于大宇宙对他的作用。

另一位罗马史学家卡西乌斯·狄奥(Cassius Dio)在《罗马史》中记述说,根据尼禄诞生时的星象,星象家相信,这个婴儿将会成为国王,可是他将杀死自己的母亲。于是,阿格里皮娜喊道:"只要他称王,那就让他杀死我好了。"后来,人们完全相信,这个星象家的预言果然应验了,证明大宇宙对小宇宙的影响是不可逆转的。

公元 64 年,正是罗马大火、尼禄暴虐到了顶点的一年,人们见天空有一颗大彗星,相信这显示与国家的政治有关。塔西佗在他的《编年史》中这样记载:

这时在天空出现了一颗明亮的彗星。人们普遍认为这样的天象预示皇位将有变动。因此人们就开始议论谁将继位,就仿佛尼禄已经被废除了似的。

古罗马的将军和政治家裘力斯·恺撒(Julius Caesar,前 100—前 44)从最初的一名会计官,到当选为最高祭司,甚至在公元前 59 年的竞选中,连元老院都无法阻止他取得执政官的位置,到后来与庞培、克拉苏结成强大的同盟,形成"前三头同盟",后又打垮了庞培的军队,击溃了政敌，镇压了叛乱，真是不可一世。可是连他自己也想不到，他竟会在元老院大厅被刺而死。而当时的人们都相信，他整个的命运，都是由大宇宙中的动态决定了的，这动态早就预示了他这死亡的厄运是不可变更的，而且有人及时提请他警惕，只是他根本不信，不以为意。许多史料对此都有记述，有些说得真是神奇异常。

在古罗马的史学家中，不论是普鲁塔克的《希腊罗马名人传》，卡西乌斯·狄奥的《罗马史》，或者阿庇安的《罗马史》中，都毫无例外地提到在恺撒死之前就"有许多不祥的预兆发生"，主要的是说星象家们从大宇宙的变化看出会有使恺撒遭遇厄运的事发生，要他多加注意。果然，据说在出事当日，更有大彗星出现，且此前连续七夜清晰明亮。古罗马最伟大的诗人之一奥维德（Ovid，前43—14）在他的《变形记》中以这些材料，加上他诗人的想象力，对这位他所崇敬的伟人的死做了最生动的叙述。

奥维德认定，"恺撒是他本国的神"。他指出，是因为"恺撒的武功文德并茂，后来成为天上的星宿"。

接着，奥维德描述了恺撒被刺之前大宇宙中出现的种种异象：

　　……据说，人们在乌云之中曾听到刀枪之声，在天上曾听到森严的号角，警告着人们大祸即将临头。同时，日色无光，惨淡地照着骚扰的大地。在星群之中常常发现火光；在云端里时常落下血点；晨星黯淡，它的表面呈现暗红色的斑点；月神的车上沾着血迹。在千百处都有幽界的猫头鹰在报着凶信；在千百处，象牙雕像落下眼泪；在祭神的树林中可以听到哀号和怒骂之声。杀死的牺牲没有一个呈现吉兆；肝脏显出动乱的迹象，肝尖在腹内就裂成两半。在市肆间，在人的住宅左右，在神庙附近，夜间有犬吠，地下的幽灵出来行走，地震撼动城市。即使如此，天神的警告并未能抑止人的阴谋。（杨周翰译文）

随后，奥维德一面叙述刺杀的阴谋一步步在进展，刺杀者带刀进入

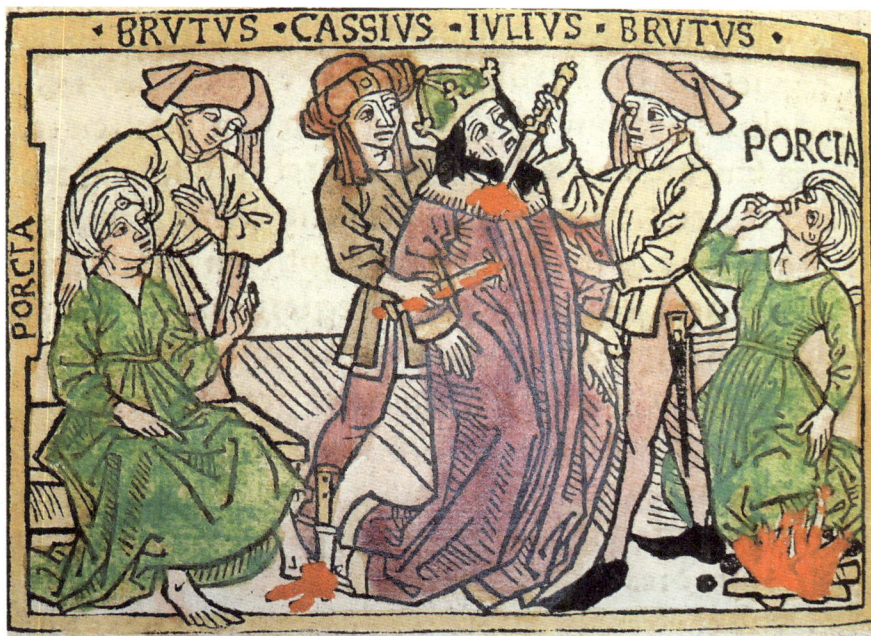

· BRVTVS · CASSIVS · IVLIVS · BRVTVS ·

PORCIA

PORCIA

1474 年左右一幅描绘刺杀恺撒的版画

元老院，一面又借主神朱庇特之口，说他这样对痛苦得双手捶胸的爱神
维纳斯说：

> 我的女儿，你想用你一个人的力量改变不可改变的命运
> 吗？你可以到命运三姐妹家中看看。你会发现世界上发生的一
> 切都早刻在铜碑和铁碑上了。……你会发现万世常存的碑上早
> 刻下了恺撒的命运。……他将和涅斯托尔（特洛伊战争中希腊
> 军最年长的将领）同寿，升遐之后，回到天上归位，列为星
> 宿。目前，你可以从被刺的尸身中迎取他的灵魂，把他化为星
> 宿，使他永为天神，高高在天护卫着（罗马城中的）卡皮托
> 里乌姆山和佛鲁姆市场。

于是，奥维德描述了维纳斯不为人知地来到元老院之后：

29

> 她从恺撒的尸身上捉住了冉冉上升的幽魂,她怕它化为清气,立刻把它带到天上万星之中。她一路捧着,但觉这灵魂发光发热,就把它从胸口撒开。灵魂一升,升得比明月还高,后面拖着一条光彩夺目的带子。

表明恺撒即将成为一位神。

一千多年后,威廉·莎士比亚在创作他的著名历史剧《裘力斯·恺撒》(朱生豪译文)时,也通过剧中人物的口,一次次说起恺撒被刺前大宇宙中的种种异象:

> 我从来没有经历过像今晚这样一场从天上掉下火块来的狂风暴雨。……我相信它们都是上天的旨意,预兆着将有什么重大的变故到来。

> ……可是您要是想到究竟为什么天上会掉下火来,为什么有这些鬼魂来来去去,为什么鸟兽都改变了常性,……为什么一切都脱离了常道,发生那样妖妄怪异的现象,啊,您要是思索到这一切的真正的原因,您就会明白这是上天假手于它们,警告人们预防着将要到来的一种非常的巨变。

莎士比亚特地指出异象的产生与人世间的密切联系,说明这位有史以来最伟大的诗人和剧作家对大宇宙和小宇宙的理论的信仰。

瑞士的著名化学家和医生帕拉塞尔苏斯(Paracelsus,1493—1541)及其早期的追随者们也完全信奉大宇宙—小宇宙的理论,坚信人是他所生活的整个世界中的一件小巧的缩制品,人的躯体就是一个小宇宙,体现了大宇宙的所有部分。他们认为,不管什么时候,人都要努力寻求自己与大宇宙之间的和谐一致。很明显,在他们看来,人体小宇宙是否与大宇宙达到和谐一致,关系到人一生的命运、人的生活情况甚至健康和

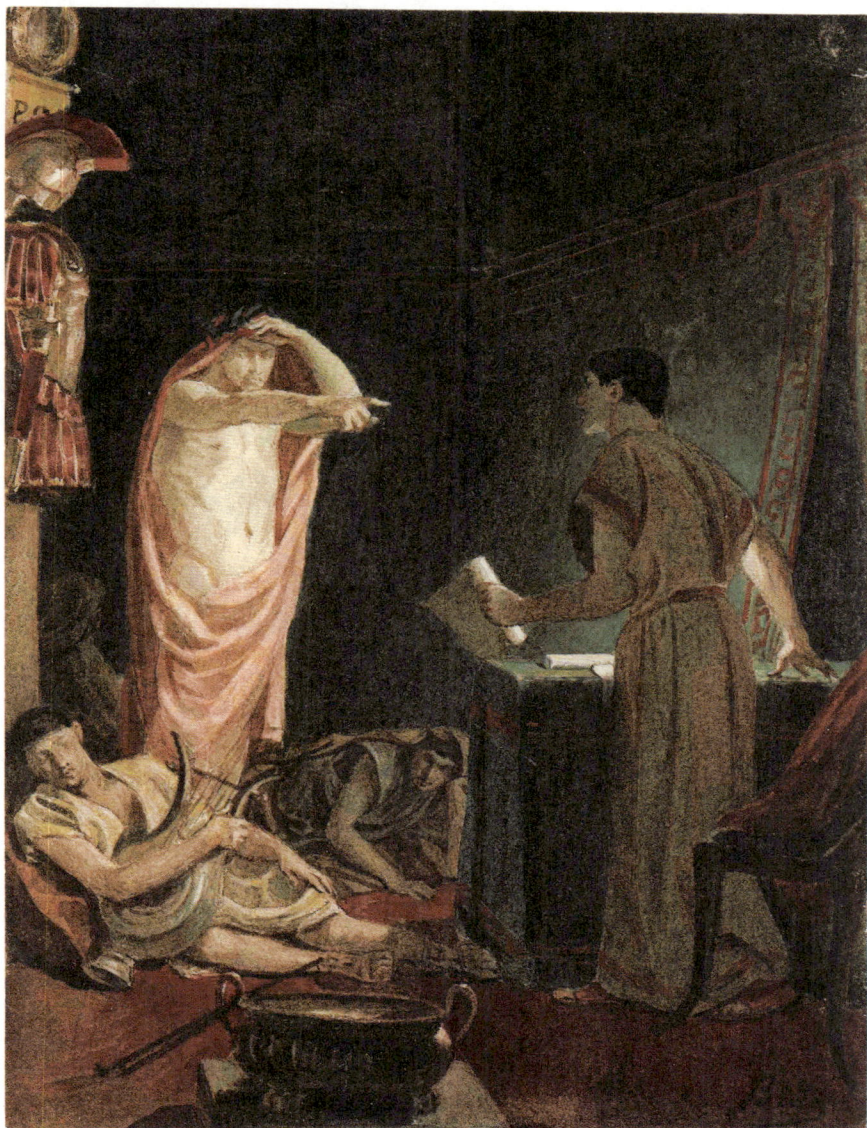

绘画描绘莎士比亚《裘力斯·恺撒》中的一个场景——布鲁图斯看到恺撒的鬼魂

疾病等问题。帕拉塞尔苏斯等人的信念体现了中世纪和文艺复兴时期大多数人的共同看法。

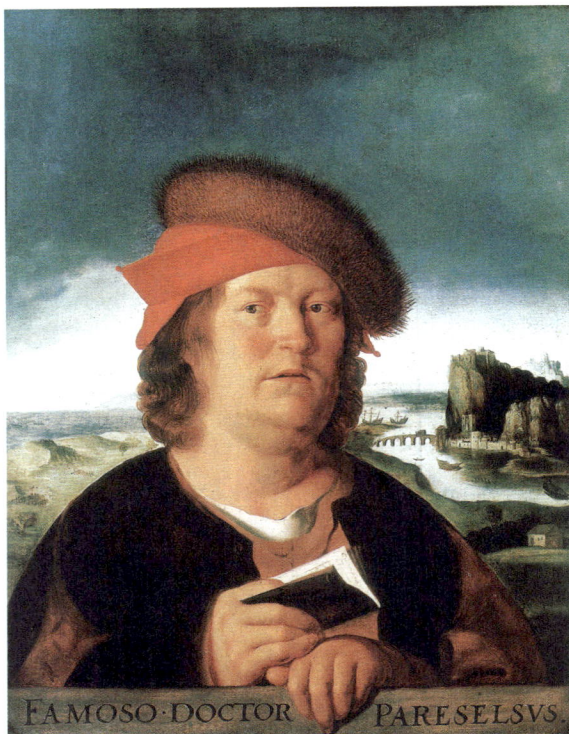

帕拉塞尔苏斯画像

甚至在文艺复兴的中心意大利，从13世纪到16世纪，对大宇宙和小宇宙理论的信仰也很普遍。最兴盛时期，意大利所有的大户，都雇用着一位星象家来替他们察看大宇宙可能会怎样影响着自己，据此来决定自己的行动；各高等学府里，星象家与天文学家们同时踏上讲台讲课。由于对星象家的需求过多，还涌现出了一批业余的星象家；而有关这方面的书籍也开始广泛流传，虽然当时德国工匠和发明家约翰·谷登堡（Johannes Gensfleisch zur Laden zum Gutenberg，1398—1468）还未发明出用模子浇铸金属活字的技术。有一本文化史专著这样描写那时的情形：

> 无论什么时候，只要当一个大人物不能不做出任何一个重要决定时，就去问星辰，甚至做任何一件事情何时着手的时间也要和星辰商量。君主外出旅行、接待外国使节、公共建筑物的奠基都靠星辰的回答来决定。

腓特烈二世（Friedrich Ⅱ，1194—1250）从 1196 年被推选为德意志国王起，两年后加冕为西西里国王，1212 年又再度为多数诸侯推选为德意志国王，几天后加冕；1220 年由教皇加冕为神圣罗马帝国皇帝，1229 年还自行加冕为耶路撒冷国王……真是威名赫赫。可是，这位不可一世的国王，非常相信大宇宙—小宇宙的理论，出门时总要带着星象家一起，在所有重大的事情上，都由这位随行的星象家为他规定日子和时辰，没有星象家的决策，他自己不敢轻举妄动。别的大人物也是这样。教皇尤里乌斯二世（Pope Julius Ⅱ，1443—1513）生于意大利，1471 年任枢机主教，管辖三个意大利主教区和六个法兰西主教区。1492 年，罗德里哥·波几亚枢机主教当选为教皇，称为亚历山大六世后，阴谋杀害尤里乌斯。于是尤里乌斯逃至法兰西国王查理八世的宫廷避难。1503 年，亚历山大六世去世，尤里乌斯二世回到罗马，并于 10 月当选为教皇。而他回到罗马和加冕为教皇这两个重要的日子，都是特请星象家为他确定下来的。还有教皇保罗三世（Pope Paul Ⅲ，1468—1549）的任何一次召开枢机主教公会的日子，也都毫无例外是由星象家确定的，他甚至延揽星象家在宫中供职，以致被认为有倾向异教之嫌。

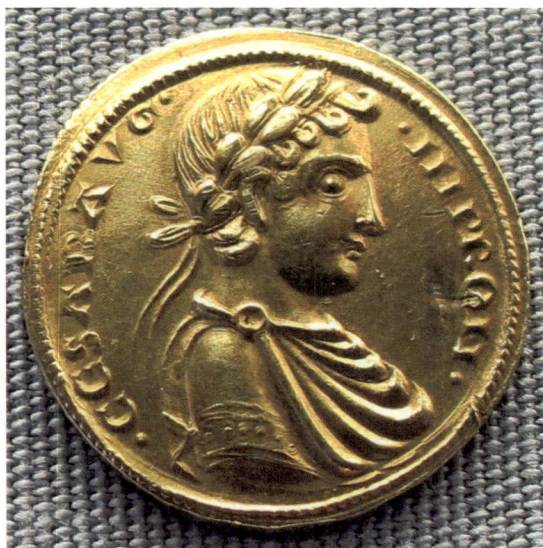

金币上的腓特烈二世像

国王、教皇等大人物是如此，中下层人士也一样。当时在意大利，一些党派的首领、军队的官员全都是大宇宙—小宇宙理论的信徒。蒙特费尔特罗家族是意大利边境地区乌尔比诺城的一个贵族世家，后成为一个王朝，是 13 世纪至 14 世纪皇帝与教皇斗争中站在皇帝一边的重要力量。这个家族中的圭多·蒙特费尔特罗（Guido Montefeltro）是保皇派吉伯林派的首领。在他与支持教皇的归尔甫派的战争中，他非常相信星象家圭多·博纳托（Guido Bonaitto）的预测。每次准备出兵时，他就让博纳托为他确定一个吉利的时刻。当认为预兆胜利的星辰将要出现时，博纳托便带着书和观察仪登上大堡垒上的圣麦尔古利亚利钟楼，待准确的时间一到，他就敲响巨钟，发出进军的信号，蒙特费尔特罗的军队才出发前进。后来，当博纳托不再跟随他之后，蒙特费尔特罗就完全失去了维持他专制统治的勇气，遁入了圣方济修道院，做了多年的修道士，直到去世。历史还记载，说是在那段时期，"几乎所有的雇佣兵队长都相信星象"。例如一个叫保罗·维特利（Paolo Vitelli）的雇佣兵队长在1498年6月1日接受佛罗伦萨人给他的这一庄严任命时，他希望要用"星座图"来装饰授予他的司令指挥棒。另一位雇佣兵队长巴托罗缪·阿尔维亚诺（Bartolommeo Alviano）坚信，他之所以能够拥有这一军队指挥权，完全要归功于星辰的赐予，而他头上受了伤，他相信也是由于星辰的关系。还有，雇佣兵队长亚科波·卡尔多拉（Jacopo Caldora）相信，由于大宇宙的影响，他自己将会死在战场上，因此纵使患了严重的疾病，他也毫不胆小，反而感到怡然自得。最后，他果然死于战斗，使人们更加相信大宇宙—小宇宙的关系了。

像这一类事情，在古代史和名人的传记里，可以读到很多很多。随着近现代科学的兴起和发展，人们一般都把这种所谓大宇宙和小宇宙的理论看作无稽之谈，威廉·C. 丹皮尔在他的名著《科学史及其与哲学和宗教的关系》中就斥责它"大半是荒唐"。近年来，对人体的了解和认识是更加深刻、更加精细了。生理学家几乎已经"读遍"人的整个躯体，虽然对人体生理和心理机制的奥秘的了解只不过冰山一角，但他们毕竟计算出，人体在大约4.5平方米的皮肤下，掩藏着300万个汗腺、1600万个（女性只有400万个）毛囊和近10亿个神经末梢；皮肤下面是450对运动肌的肌肉组织，和由206块到211块骨头组成的骨骼，以及100多个器官包含着800多种组织。他们还计算出，人体全身拥有1.6亿千条小动脉、5亿条小静脉和50亿条毛细血管……他们通过实验研究得知，一个人在行走时，会引动 54 块以上肌肉，即使是一个微笑，都要同时牵动 17 块小肌肉；还了解到，一个人在呼吸的时候，会有 5.5 亿个肺泡启动起来，使吸入的空气中的氧气进入血液，通过 950 公里长的单向血管到达各器官，等等等等。而这么一个似乎复杂得神秘莫测的人，通过研究人员精细的计算，却不过是一具极为简单的躯体：从分子方面来说，水占整个身体重量的 2/3，如以一个体重 75 公斤的成年男子计算，脱水之后就只剩 25 公斤，其中碳水化合物 3 公斤，脂肪 7 公斤，蛋白质 12 公斤，矿物盐约 3 公斤。从原子方面来说，仅仅四种元素碳、氧、氢、氮就占体重的 96%，另外大约 20 种元素的量很少。同样以这 75 公斤重的男子来算，氧约 45.5 公斤，碳 12.6 公斤，氢 7 公斤，氮 2.1 公斤；此外是矿物成分，钙 1.5 公斤，磷 860 克，硫 300 克，钾 210 克，钠 100 克，氯 70 克，还有几克镁、铁、氟、锌、铜及几毫克的碘、钴、锰、钼、铬，以及很微量的钒、镍、铝、铅、锡、钛、溴、硼、砷、硅……研究人员声称，说来可笑，如果从物质角度来估计人的价值，最多不过只值八百法郎。

既然从一定角度看，对人体研究已经获得这么细致的了解，是否更有理由肯定大宇宙和小宇宙的理论非常"荒唐"呢？不！相反地，科学家倒是找到了两者之间联系的某些科学依据。例如地球的旋转、潮汐的涨落、季节的变换、日月的升降，一般都会影响人类体内正常的"生物钟"，这是很多人都曾经体验到的。如自古以来，妇女们都知道，新月时会来月经，满月时准备受孕。科学家还证实，光线和温度是人体生物节律的最重要的指挥者，如夏季之时，因为人获得了更多的光线，就变得爱活动而睡眠需要减少；到了冬季，好像充电似的，人体接受的光线减少了，于是活动量也少了，而睡眠需要增加。

人们很早就发现，不论将一颗磁石或一枚磁针自由悬挂在地球上的任何一处，它总是会指向北方。物理学家说，这是因为地球的周围存在着磁场。物理学家还证明，这磁场与磁铁球体周围产生的磁场相似，无论它处于地面上的任何一点，它的强度都等于作用在这一点上的单位正磁荷上的力。天体物理学家声称，或许除了水星之外，金星、火星等卫星都具有磁场，地球、木星、月亮有较强的磁场。当满月和新月时，太阳和月亮位于一条直线上，以联合的力量拉动地球，从而引起海潮的发生，甚至各大洲也因此而在运动。月亮的引力使人体也会出现"生物潮"，因为人体里 1/3 以上是水，人脑也是悬浮在脑脊液之中。

还在中世纪的时候，帕拉塞尔苏斯就曾说过："满月之时，精神错乱的人数就会增加。"这都是月亮影响人的生理状况的经验之谈。今天，学者们能以更为科学的理论和事实来对此做出更为合理的解释。原因是新月和满月时引潮的强大的力，会使脑部的电位升高，从而使人的心理发生变化。同时，由于月亮会对地球的磁场产生影响，而地球的磁场又控制着人的生物节律，如生物学家所研究证实的，要是把人与磁场隔断，人的生物节律就会崩溃，因此，地球的磁场也就会直接影响到人的生活、行动和情绪。德国《快捷》画刊 1991 年第 41 期的文章《人在满月时为什么那么容易晕头转向》中报道，德国科隆的交通安全专家克劳斯·恩格斯经过调查研究后说，每当满月之时，街道上的交通事故比平时多得多。结论与帕拉塞尔苏斯的完全相同。这是因为，神经病学家指出，大脑里的神经细胞是用改变电压的方法对磁场的波动做出反应的，这些细胞与被称为"第三只眼睛"的松果体相联系，就是这"第三只眼睛"在控制人的清醒阶段和睡眠阶段。但是每二十九天一次的满月，持续时间是十二个小时四十四分钟。这就打乱了人的正常的生物钟，因此会使人容易晕头转向和精神失常，产生一种所谓"非正常的精神错乱"。这个时候，很多人都容易情绪激动，暴躁的人会变得更加神经过敏，抑郁的人会变得更加消沉，爱寻欢作乐的人则会更加喜欢采取行动。

另外，太阳对地球上的人类健康的影响，近年也为科学家所研究证实。有研究报告说，当太阳活动激烈时，会放出大量的紫外线和带电粒子，这些东西会改变地球的磁场，加剧大气的电离程度，造成气候异常。这种外环境，极其有利于在这环境中大量繁殖起来的多种有害细菌，它们作用于人体，会直接影响人的心血管系统、神经系统，并引起某些疾病在人类中流行。例如太阳出现耀斑时，会促使心血管系统患者病情恶化，太阳黑子高峰期易引起这些人的心肌梗塞，还跟流行性感冒的传播有关。太阳活动激烈还能使人的神经系统失调，对信号反应迟钝，因而使交通事故增加等等。报告还说，当发生日全食时，人交感神经的兴奋性会比平时增高，因而就使高血压病人的血压升高，心脏病人的病情加重。此外，宇宙的射线也会加重某些疾病，刺激癌细胞生长，以致严重危害人体的健康。

虽然从古代传统的经验出发，大宇宙—小宇宙所形成的理论，无疑带有较强的神秘色彩。但现代科学以最新的研究成果，也验证和解释了星球对人体会产生相当巨大的作用，两者的方法尽管不同，得出的结论却很相近，这也算是在向揭开这宇宙之谜的方向跨出了一步吧，尽管这方面的研究和成果还仅仅是个微乎其微的开始，可是能将这么两个相距几亿光年远的物体联系起来，找出它们之间的作用点，总也是个伟大的、极其艰难的开始。

寿命：寻求长生的秘密

固然有的年轻人，在十几岁、二三十岁时就去世，甚至像匈牙利的路德维希二世，十四岁发育成人，十五岁结婚，十八岁头发已白，二十岁时就显示出高度衰老的征象。但是也有很多人，活到一百多岁，仍然精力充沛，健康强壮如常。历史记载的有些长寿的事例是非常有趣的。

1654 年，达尔曼尼亚克红衣大主教路过街上时，见一位年已八十的老人在哭。他不免奇怪，问他到底出了什么事。老人回答说，因为他的父亲打他。惊奇之余，大主教特地前去他家，终于见到一位已有一百一十三岁而仍旧非常健壮的老人。老人向红衣主教解释说，他打儿子是因为儿子对祖父不尊敬，从祖父跟前走过时没有叩头。最后，主教又见到了一位一百四十三岁的另一个老人。

法国人彼埃尔·德弗耐尔是三个儿子的父亲，他们正巧生于三个不同的世纪：大儿子生于 17 世纪的 1699 年，第二个儿子生于 18 世纪的 1788 年，第三个儿子生于 19 世纪的 1801 年。

亚诺什·罗文和他的妻子萨拉在匈牙利的一个小村子斯特拉多瓦共同生活了一百四十七年，亚诺什一百七十二岁，萨拉一百六十四岁。在他们夫妇生活的晚年，这个家庭引起人们普遍的关注，荷兰驻维也纳的大使专程去拜访了他们，并订购了他们的画像。这张画像连同他们的结婚证书后来在英国找到。亚诺什和萨拉都死于 1825 年，这时，他们的儿子也已经一百一十六岁了。

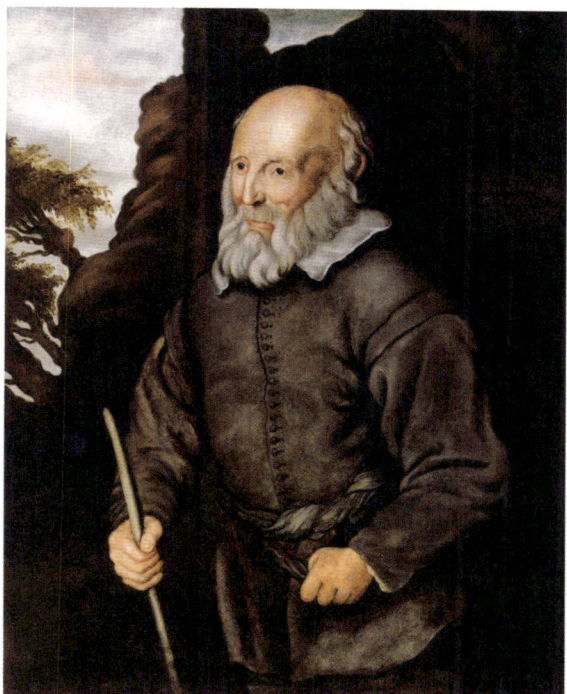

托马斯·帕尔

英国的托马斯·帕尔活到一百五十二岁都一直在乡间过着艰难的农民生活。他历经九个王朝，曾结婚两次，第一次是在八十八岁，第二次是在一百二十岁。他因长寿而被召进王宫。大概是因为第一次来伦敦，大城市污浊的空气和突然高档的生活，使他没有几天就死了。大医学家威廉·哈维解剖了他的尸体，没有发现任何衰老的迹象。

如果将《圣经》里的人物也计算在内，那就更加不可思议：因为里面说到亚当及其后裔，个个都活到堪称奇迹的年龄。他们依次是：亚当九百三十岁，塞特九百一十二岁，以挪士九百零五岁，该南九百一十一岁，玛勒列八百九十五岁，雅列九百六十二岁，以诺三百六十五岁，玛士撒拉九百六十九岁，拉麦七百七十岁……而且个个都在高龄之年生下儿子，该南是在七十岁时生玛勒列，诺亚在五百岁时生闪、含、雅弗，以后还继续生儿育女。西方人历来认为《圣经》是真实的历史记录，而不是虚构的文学作品。他们相信，纵使《圣经》里的年代计算法不同于今日，可能一年没有三百六十五天，但这些人的长寿，是完全可能的；他们认为诺亚和闪一定有长生不老的办法，只要找到这种方法，自己也就可以青春永驻。

寻求长生是人类一切诱惑中的最大诱惑。有史以来，人类一直希望自己长生，并且做过种种的尝试，有些尝试所用的方法，真是奇特又古

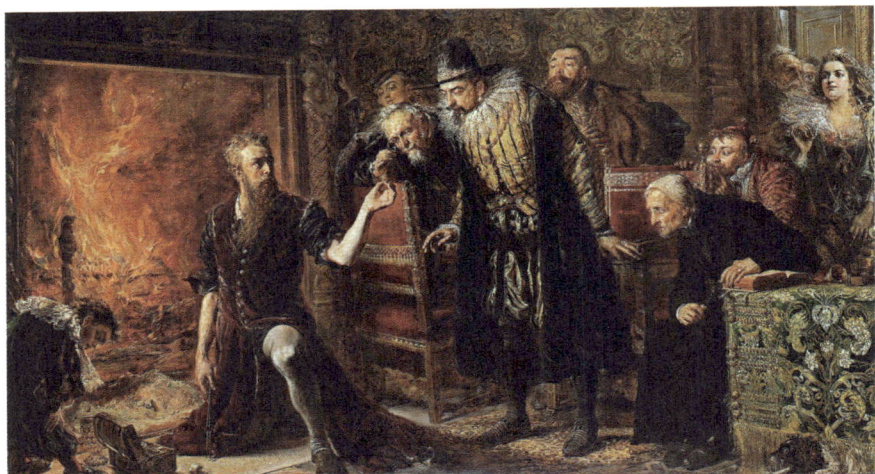
一部 1867 年的炼金术著作中的图片

怪。古代的埃及人，为了延长生命，提出每月催吐和经常出汗；古代的中国人认为，持久地喝女人的奶，可以延缓衰老；古罗马和中世纪的人相信，与少女和儿童、青年密切交谊，有助于老人保持青春；中世纪又有用儿童的血来沐浴，或将青年人的血输入老人体内，以此来获得长寿……以后还有服用炼金术士的"哲人之石"和通过"动物磁性"的形式来传递"宇宙力"等方式，以期"返老还童"，等等。在这些尝试中，炼金术士的幻想和技艺是被应用得最广的。

炼金术（Alchemy）是起于 12 世纪拉丁欧洲的一个名字。考古未曾发现在古代的中美洲，如阿兹特克人、玛雅人中间出现过炼金术的证据，只有在古代的中国、希腊和穆斯林地区，才有较多的证据。

中国的炼金术起始于何时，已经很难考定了，相传起始于黄老。道书说，黄帝访泰壹赠以金丹九颗，帝与诸人分食；后帝又由浮丘得炼丹之法，求鼎静炼，丹成乘龙飞升，云云。又说老子亦因获得金丹液的秘诀，才修炼成仙。战国时代，最盛行长生不老之术。身为帝王，享尽富贵福禄，难求者唯有不死。因此，秦始皇就派方士徐福带童男童女数千入海寻仙，求不死之药。至西汉初，便兴起人工炼制神丹之术，并深得王公贵族的支持。到了唐代，这种方术达到全盛时期，至宋时才逐步衰

40

落。在这漫长的年代里，著名的炼丹家有西汉的李少君、东汉的魏伯阳、晋代的葛洪等人。《史记》载：

> 少君言上曰："祠灶则致物，致物则丹砂可化为黄金，黄金成，以为饮食器则益寿，益寿而海中蓬莱仙者乃可见，见之以封禅则不死，黄帝是也。臣常游海上，见安期生。安期生食巨枣，大如瓜。安期生仙者，通蓬莱中，合则见人，不合则隐。"于是天子始亲祠灶，遣方士入海求蓬莱安期生之属，而事化丹砂诸药齐为黄金矣。

葛洪是这样解说金丹的作用"原理"的：

> ……夫五谷犹能活人，人得之则生，人绝之则死，又况于上品之神药，其益人岂不万倍于五谷耶？夫金丹之为物，烧之愈久愈化愈妙，黄金入火，百炼不消，埋之毕生不朽。服此丹药，炼人身体，故能令人不老不死。此盖假求于外物以自坚固，有如脂之养火而可不灭，铜青涂脚入水不腐，此是借铜之劲以捍其肉也。金丹入身中，沾洽荣卫，非但铜青之外傅矣。

葛洪还一心规劝世人"求问长生之法"，并详细论述了万物变化的原理和炼丹的种种方法。因为在葛洪看来："凡草木烧之即烬，而丹砂烧之成水银，积变又还成丹砂，其去凡草亦远矣，故能令人长生。"

的确，像传说中魏伯阳、葛洪这样长生不死、羽化成仙，怎不诱惑人呢。

相传魏伯阳与弟子三人入山炼丹。炼成之后，先试之犬，犬死；伯阳自己服过后也立即死去。有一弟子亦来服了，同样倒地而死。另外两人见这模样，说："作丹，求长生耳，服之而死，焉用此为？"便想离开。正在这时，伯阳突然从地上跳了起来，并用神丹纳入死去的弟子和犬的口中，很快，人与犬都活转了过来。又说葛洪隐于广东罗浮山，临死时坐至日中，死后颜色如生前，躯体也十分柔软，举尸入棺时，轻如空衣，因而被认为已尸解得仙。魏伯阳著有《周易参同契》一书，是中国有关炼丹术书籍中现存最古老的秘本。葛洪的《抱朴子·金丹》也是中国古代有关炼丹的重要著作。

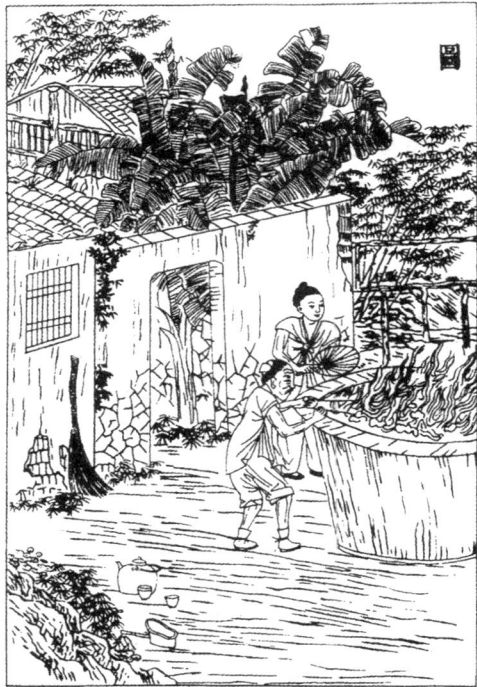

中国古代的"炼丹"

实际上，所谓"炼丹"，无非是以铅、硫、汞等为原料，加热成为某种合金，其中最受推崇的是人造朱砂及铅汞混合氧化物。可见，说能将铅、硫、汞等这些东西变为真金或者仙丹，都是不可信的。这一点，古代也已经有人看出来了。

医学家陈藏器就曾指出：

> 久服神丹，其说盖自秦皇汉武时方士流传而来，岂知血肉之躯，水谷为赖，可能堪此金石重坠之物久在肠胃乎？求生而丧生，可谓愚也已！

《唐史》载：宪宗时，裴潾上《谏信用方士疏》，说"……借令天下真有神仙，彼必深潜岩壑，唯畏人知。凡候伺权贵之门，以大言自炫奇技惊众者，皆不轨徇利之人。岂可信说而饵其药耶？夫药以愈疾，非朝夕常饵之物，况金石酷烈有毒，又益以火气，殆非人腑脏之所能胜也"。但是帝王求仙心切，因而对炼丹的方士万分宠幸，对批判炼丹的

42

人则严加打击。历史记载，汉武帝就拜李少君为文武将军；而裴郏则遭贬官。

只是探求长生毕竟是人类的一个共同愿望。希求在"冶炼"中，使一种物质通过化学或生理变化，不但能给人增进财富，还能使人长寿和永生，由患病变为健康，由年老变为年轻，甚至能脱离凡人的地球而进入超自然的存在，成为神仙，谁不神往呢？看看1606年的一部西方炼金术著作中，一位炼金术士的自述：

> 吾乃大地飞翔各处之老龙，能父能母，能老能少，能强能弱，能生能死，能现能隐，能软能硬，能降于地，能升于天，能高能低，能轻能重，吾能让天然之所有，均发生变化，颜色、数量、大小……无不变化，吾乃太阳之宝石——最贵重之宝石，依吾之能，便可点铁成金。

炼金术的目标正是如此。炼金术不仅在中国很发达，还是一种世界

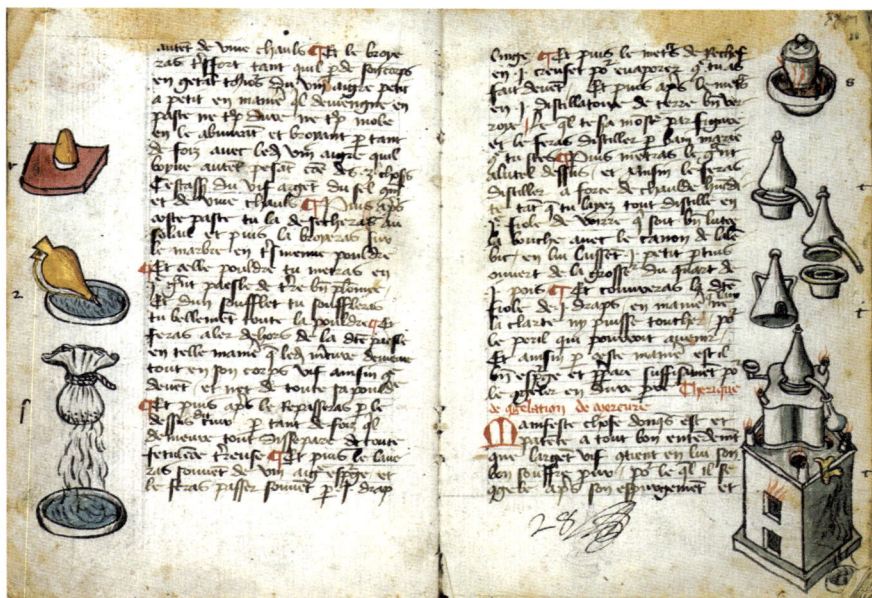

中世纪的炼金术著作

43

性的技艺。这一技艺虽属于冶金学，与医学甚至宗教也联系密切。

在世界古国印度产生于公元前 1500 年至公元前 1200 年的最古老的宗教文献《吠陀》中，就已经有有关黄金和长生之间联系的模糊论述；公元前 4 世纪至公元前 3 世纪，孔雀王朝建立者月护王的宰相所著的《政事论》（Artha-sastra）（梵语意为"国王的利益手册"）也提到了炼金术。到公元 8 世纪，炼金术真正开始了。和中国的情况相近，制金并不占重要地位，炼金术士们追求的是制药，长生才是他们的主要目标。

中古时代，阿拉伯的炼金术，融合了中国的炼金术和古希腊的炼金术，在公元 9 世纪至公元 10 世纪进入黄金时代。阿拉伯最著名的炼金术士贾比尔·伊本·哈彦（Jabir Ibn Hayyan，约 721—约 815）被认为是"炼金术之父"，他和第二位大师、波斯名医阿尔-拉齐（ar-Razi，约 854—约 925）的著作对日后西方的炼金术都有极大的影响。

西方的炼金术可追溯到希腊化时期（前 323—前 30），最早、最可靠的代表人物是佐息摩斯（Zosimos）。佐息摩斯大约生活在公元 350—420 年，只有少量著作流传下来。佐息摩斯相信，存在着一种物质，它能够立即魔术般地使金属出现人所企望的变化。他对这种物质的称呼，经由阿拉伯，传入拉丁语系，叫作"Elixir vitae"（仙丹，或叫长生不老药），最后叫作"mercurius philosophorum"（"哲人之石"或"哲人之蛋"），即炼金术士们惯常所说的"非石之石"，也就是类似于中国所说的"能令人不老不死"的"上品之神药"——"金丹"。

另一位炼金术士，活动于公元 3 世纪的赫米斯（Hermes Trismegistus）是埃及的教士。作为一切有用的技艺的发明者，赫米斯受到普遍的尊重，被看作与埃及的月神有沟通，后来慢慢地被神化为"三倍大神赫米斯"（the Thrice-greatest Hermes），以至于他的名字，最后就直接演变成为"炼金术"（the Hermetic Art）。

炼金术士相信，"炼金术"，就是将贱金属，即"劣质"的、"有病"的金属，通过精馏、提纯，变为贵重的金银；因为这种精馏、提纯是一道经由死亡、复活而完善的过程，它象征了从事炼金的人的灵魂由

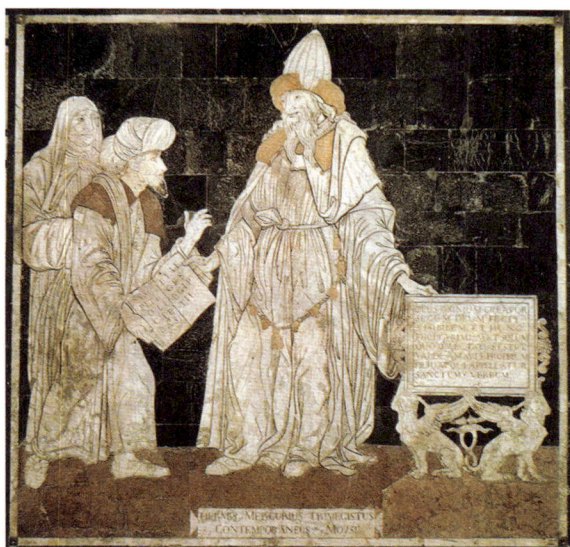
锡耶纳教堂马赛克图描绘的赫米斯

死亡、复活而完善，所以，他炼出的"金丹"又能延年益寿、提神强精，并能使他获得享福的生活、高超的智慧、高尚的道德，改变他的精神面貌，最终达到与造物主沟通的境界。所以，对他们来说，制金反而不被看成最重要的，而制药则是他们所属意的。不用说，这样

的目标实际上是无法达到的。炼金术士也明白这一点，因而从各方面来做出"说明"。例如，一部炼金术著作解释长生之难求说："由于它是人世间一切幸事中的幸事，所以我认为它只能由极少数人获得，这些少数人是通过上帝的善良天使的启示而不是个人的勤奋才获得哲人之石的。"而且对服用"金丹"从而治病长生的方法，也故意说得非常玄妙。有一部炼金术著作写道：要将炼成的"哲人之石"融化在盛了白酒的银制器皿中，然后让病人于午夜之后一点点地喝下；如果此病仅一个月，病人第二天当会康复；要是病程已逾一年，十二天内也会康复；若病程更长，每晚喝服，一个月里亦会康复。"如能信念真诚，始终照这样于初秋和初春持久服用，就经常会有理想的健康，一直能活到如哲学家们所说的上帝应允的那一天为止。"至于关键的怎样达到与上帝沟通的境界，炼出"金丹"，这就语焉不详了。佐息摩斯、赫米斯等炼金术士的有关炼金术的著作中，不但叙述神秘、文字难以理解，还都夹杂着很多隐语和祈祷语，令人无法理解。其中有一首著名的神秘赞美诗是常常被人引用的：

宇宙，倾听我的声音；地球，敞开来吧；让众多的水通向于我；树木，不摇晃。我要赞美至高的上帝，一切合一。让天国开启，和风轻拂；让我以一切的才能，来赞美一切合一。

尽管如此，由于长生的诱惑力，直到用化学方法制金的可能性被科学证据否定的 19 世纪之前，炼金术一直都有广阔的市场，甚至像艾萨克·牛顿（Isaac Newton，1643—1727）这样的大科学家都认为，通过实验来制取黄金，是值得去干的。另一位著名的比利时化学家扬·巴普蒂斯塔·范·海尔蒙特（Jan Baptist van Helmont，1580—1644）也对此深信不疑。还有西方的不少国王，也与中国的那些皇帝一样，一心希望通过炼金术使自己达到长寿永生。如英国国王亨利六世（1421—1471）、法国国王查理七世（1403—1461）及查理九世（1550—1574）、瑞典国王查理十二世（1682—1718）、普鲁士国王腓特烈·威廉一世（1688—1740）、腓特烈·威廉二世（1744—1797），都是炼金术的忠实信徒。其中特别有趣的，像英国的伊丽莎白女王（1533—1603），对炼金术士约翰·迪（John Dee）真是宠幸得无以复加，甚至特许他在宫中从事炼金术程序。在号称"炼金术的中心"的布拉格，神圣罗马帝国的皇帝鲁道夫二世（1552—1612）把炼金术士迈克尔·梅尔（Michael Maier）特封为伯爵，虽然此人神秘的、寓言式的著作，用现代权威学者的话来说，"是以异

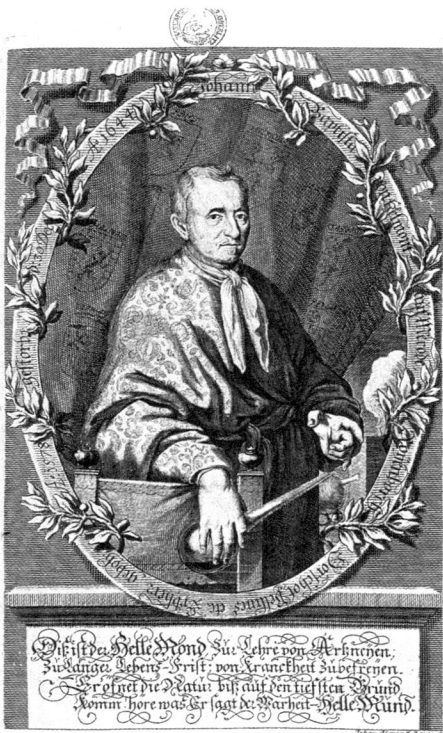

比利时化学家海尔蒙特

常费解的文体而出名的"。

直到近代化学的出现，才使人们对制金的可能性产生了怀疑，至于把制出的丹丸当成能够返老还童的"仙丹妙药"，多数人就更觉得是不可思议了。到了 17 世纪以后，炼金术遭到了批判。18 世纪起，炼金术转向了宗教的目的，出现了一种"秘传"的炼金术，不同于原来"公开"的制金技艺。

炼金术的希望破灭了，但是长生的梦想仍然在人们的头脑里萦回，种种希望返老还童的试验仍是不断。1889 年，产生了新的希望，这就是布朗-塞加尔那轰动一时的一次最有代表性的自体实验。

夏尔-爱德华·布朗-塞加尔（Charles-Edouard Brown-Sequard，1817—1894）是著名的法国生理学家和神经病学家，还是内分泌学和神经生理学的先驱。

布朗-塞加尔生于印度洋上一度由法国统治、后来属于英国领地的毛里求斯岛，父亲在他出生之前就已去世，母亲是法国人，塞加尔是沿用母亲的名。因为家庭经济困难，他小时做过店员；在获得通讯硕士之后，于1846 年进入巴黎医学院。毕业后，尽管穷得可怜，仍然决心从事科学研究，以行医来维持生活。1852年起，他去美国的费拉德尔费亚旅行讲学，在此期间，得以与美国总统丹尼尔·韦伯斯特第一夫人的侄女结婚。回巴黎后，在圣雅克街建立起一个小小

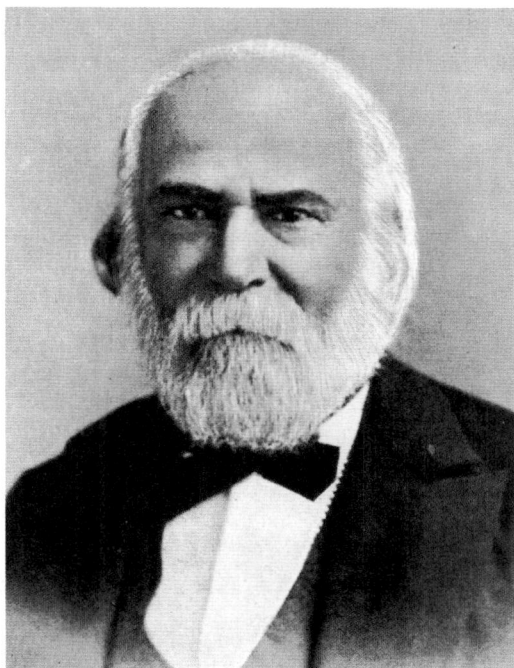

布朗-塞加尔

的实验室，研究人和动物的生理现象。

1869 年，布朗-塞加尔曾对人体的性腺制造精子和分泌睾酮两项基本功能进行过切实的研究，认为人的机体的衰老过程，是与性腺的消退同时发生的，从而产生出一个迷人的想法：能不能用性腺的有生命活力的产物来使人类衰老的机体返老还童。他当时还曾做过试验，将精液注入动物的动脉或静脉，希望据此来证明自己这想法的正确可行，但结果都没有成功，每次总是导致动物的死亡。二十年后，到了 1889 年，这位绝不因遭受失败和挫折就轻易放弃理想的科学家仍念念不忘返老还童的梦想。这位为达到目的急不可耐的七十二岁的老人想，既然无法在动物身上实验，那么就不妨做一次人体实验；由于动物实验证明这样做有死亡的危险，于是，医学人道主义的思想就阻止他考虑对别人做这样的实验，而决心在自己的身上进行。

布朗-塞加尔将狗、兔子的性腺摘下来，随即，趁鲜活的时候，掺上少量的水，将它捣碎，滤出液汁。随后用这种浸膏一立方厘米对自己的大腿做皮下注射，好多天都这样，每二十四小时一次。由于注射后出现疼痛，有时甚至痛得难以忍受，他接受别人的建议，对制作浸膏的方法做了些改变。他将动物杀死，立即摘出性腺和性腺邻近的附属器官，捣成薄浆，加上一汤匙甘油，过八个小时之后，又添加三汤匙蒸馏水，搅动后加以过滤，获得十分透明的液汁来注射。后来他又改掺经过煮沸的海水，因为这样做后，注射起来便只有非常轻微的疼痛了。也有报道说，布朗-塞加尔用的是豚鼠或绵羊的睾丸，先捣碎，然后掺水过滤，再对自己做腹部皮下注射的。

1889 年 6 月 1 日，也有说是 5 月 31 日，布朗-塞加尔在巴黎科学院主持的巴黎生理协会大会上报告了他这次自体实验的结果。他兴奋地说：

> 4 月 8 日，我已经满七十二岁。原先，我一般的情况都是极为良好的。但在近十一二年间，却一年年渐渐地坏下去了。到我开始给自己注射的前些时候，我已经不得不在实验室工作半个小时就只好坐下来了……有时候，我真是精疲力竭……就

48

极想睡觉……这样的情况已经持续了好多年。

但是开始注射以后的第二天，特别是第三天，一切都不一样了。我最低限度也恢复到了我多年前才有的那一股精力……

我现在能够不必使劲，也不必有意想这样，就能几乎是跑步上下楼梯，像我六十年前的时候那样。我用测力器（量力器）测过，我的肌力无疑是增大了。例如，在开头的两次注射之后，我下臂的肌力跟以前的情况相比，增大了六七公斤……脑力劳动，现在对我来说，比过去的几年间要轻松得多了。我在这方面已经补偿回了我的全部损失。

我好像重新又感觉到我的一部分青春。

我像四十岁时那样年轻……

与其说布朗-塞加尔的这个报告激动人心，还不如说是他报告中所说的事实本身实在太令人鼓舞了。完全可以想象，布朗-塞加尔的实验不光引起了广大公众的极为广泛的注意，连这方面的有关专家也都被吸引过来了。一时间，他的报道不但轰动全国，还受到全世界的热烈欢迎，激起学者们对内分泌腺的巨大兴趣。一下子，布朗-塞加尔在国际学术界就获得极大的声誉：虽然在他之前已经有人研究过内分泌现象，而且"内分泌"这个名词也是别人——著名的法国生理学家、实验医学的奠基人之一克洛德·贝尔纳（Claude Bernard，1813—1878）创造的，但人们一致认为，是布朗-塞加尔真正开创了"内分泌学"这门有趣的、极富吸引力的现代新学科，并把他做这次报告的 1889 年 6 月 1 日定为内分泌学诞生的日子；大家还想到，由于布朗-塞加尔的功绩，"返老还童"的梦想将以辉煌的一章记入医学史、生理学史、人类学史和人类生活史。

可惜好景不长。不到几个月，布朗-塞加尔的情况仍然跟以前一个样，而且衰老得更加快。因为睾丸浸膏之类虽然也可以作为滋补的药剂，或者暂时可以振奋一下老年人的机体，但终究不能解决延长生命的问题。五年后，即 1894 年，七十六岁的布朗-塞加尔就死了。

布朗-塞加尔的实验最后是以失败结束了，不过没有人会嘲笑他对科学、对理想的执着精神。因为这位巴黎医生的自我实验，在生理—医学史上给人留下了难忘的情景。科学史家评价说，他的实验可以说是激素疗法的第一次有计划的认真尝试，显示了一个有理想的科学家的开拓精神。布朗-塞加尔作为法国三大生理学家之一而被记入科学史。

不错，不论是"长生不死"或是"返老还童"，都只是美好的幻想，但尽可能延长生命也不是不可能的。据最新报道，至今世界上最年老的人是黎巴嫩的阿里·穆罕默德·休赛，有身份证明，他生于1862年，现有五代后裔、九十三个子孙。以前认为最长寿的法国老妇珍妮·卡尔曼比他小一岁。关于怎样才能长寿，科学家也说法不一：生活豁达，心胸开阔，婚姻美满，家庭和睦，早起早睡，注意饮食，劳动锻炼，饲养宠物，等等等等；有学者甚至认为，是否长寿是由人机体内的抗癌因子所决定，其他因素都微不足道。但是这些说法真正与长寿老人的情况一对照，难免又都有例外，到头来，哪一条也说不好。例如，有些长寿者从不锻炼，有些甚至还抽烟。

炼金术不可能使人长寿已经为事实所证明。早在17世纪初，英国剧作家本·琼森在他的喜剧《炼金术士》（1610）里就嘲笑过那些在炼金术的诱惑下自欺欺人的受害者。19世纪著名的炼金术士玛丽·安妮·阿特伍德说得很风趣："炼金术是生命化学中一种借助于它使人类精神获得净化，最后终致分离的技艺……炼金术是哲学；它正是这种哲学，是'天之智慧'（Sophia）在心灵中的发现。"性腺激素也只能在一定程度上改善人的生理状况，而不可能使人长生不老。从1996年"克隆"出多莉羊开始的"克隆"人的可能性，由于从伦理等方面的考虑受到包括世界卫生组织在内的各方谴责，不过即使真的"克隆"出人来，也不可能在新的"克隆人"身上，使体细胞拥有者获得永生，因为原人和"克隆人"不论环境、经历、秉性、教养都不可能一样，他们是两个人，何况多莉很快就显示出早衰现象，且已于2003年死亡。

1956年4月，意大利西西里岛的卡塔尼亚有一位叫安特尼娜·达密珂的少女，那年十五岁，原来身高近一百五十厘米，可是突然不过两三个月，不但缩短到一百厘米，而且随着形体的不断缩小，口齿也越来越不清楚，最后变得像一个两三岁的孩子了。科学家认为，人体衰老是由于体内蛋白质合成的减少，最后蛋白质起了质的变化的缘故。对安特尼娜所做的检查表明，蛋白质虽然迅速减少，但并没有起质的变化，因此不能认为她是迅速衰老，而是一种成长转逆现象，是垂体激素起的作用。这是一种病状，还是"返老还童"？这个千年难遇的事启发当时的一些科学家，他们认为如果能研究清楚垂体的结构及其作用，并进一步从研究人体内激素成分的变化着手，弄清成长转逆的机制，也许有可能实现"返老还童"的诱人梦想。可是半个多世纪过去了，有关这方面的研究，仍旧没有一点新的音讯，"返老还童"仍然是一个无法实现的幻想。1999 年，又传来一条信息，说有一位叫梅克洛顿的美裔德籍免疫学家发明了一种"储存"人体寿命的银行，具体做法是从人处于青春成熟期的最发达的胸腺中提取一部分细胞，在冰箱中储存起来，待到

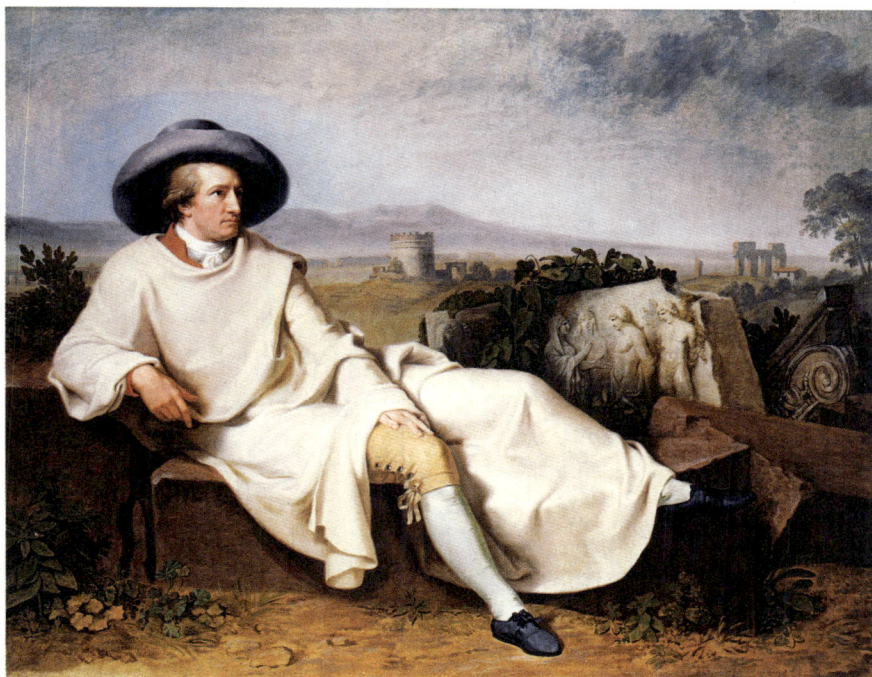

蒂施拜因的绘画《歌德在坎帕尼亚》

老年时再取出，注入已退化的胸腺内，据说这样就可以重新焕发青春。已有一些渴求长寿的人来参加储存。这位免疫学家在说到他的第一个储户德瑞娜和苏珊娅姐妹时声言："她们将是下个世纪最长寿的老人。"但是对这一类似于布朗-塞加尔的想法，还没有其他科学家敢于来附和。

看来，延缓和防止早衰，最好的办法仍然是正常的生活。德国大诗人约翰·沃尔夫冈·歌德在他的伟大巨著《浮士德》中生动地批判了炼金术士们"异想天开的寻思"："把自己关在黑丹房里/根据无穷无尽的配方/把相克者混在一起/他把红狮（红色氧化汞），那个大胆的求婚者/跟百合（白色盐酸镁）在温水中交配/然后烧以烈火，将它们二者/从一间洞房（曲颈瓶）逼到另一个室内（接收器）/于是，多彩的年轻女王（哲人之石）/就在玻璃器中生成/丹药已经炼成，病人依旧死亡/有谁被医治，却无人过问……"而真正在现实中延缓衰老的办法，正如歌德在这部诗篇中说的：

> 不要医生，也不要魔术：/你可立即前往田间/开始耕耘，开始挖土/要把你的身心关在/极狭隘的范围里面/吃的东西非常简单/跟家畜同过家畜生活，自收之田/由自己施肥，别认为有失身份/这是最好的良方，定然/使你八十岁还保持青春！
>
> （钱春绮译）

这比任何"返老还童"的药物都更为有效。人类只有通过遗传，在下一代的身上，使自己获得"永生"。

解剖：医学家——尸盗

在远古时代，人类为了生存而不得不与凶恶的野兽搏斗，常被咬伤，有时甚至有同伴被它们吞噬；或者面对闪闪发光的电击、喷薄飞散的火山以及震耳欲聋的雷声，被吓得无处逃躲。这种时候，人类往往会感到自己处在茫茫无际的天地中间，是多么的孤单、多么的渺小，于是不免会思考：在广大的自然界和宇宙中间，自己是怎样一个角色？

"人是怎样看待自己的？"这种思考自古以来一直持续到文明社会，持续到现代。

在天文学出现之前，古代的人显然是因为最初看到一些偶然的巧合，所以渐渐地相信，星宿决定了并且预示着人事的进程。日出和日落立刻就使世界呈现巨大的差别，月亮的圆缺与潮水的涨落竟然与女性的经期也是那么的吻合，难道别的星辰都只是无所作为地闪烁吗？他们相信，星辰的移动、闪光，必然会影响着人间，它们是"肉眼能看见的神"。活动于公元前 6 世纪的古希腊哲学家和生理学家阿尔克迈翁（Alcmaeon）有关人体是世界构造的缩影的观念，不但是古代多数人的共识，在现代的某些用词上，也还可以看到这一观念留下的某些痕迹。例如"Atlas"（阿特拉斯）这个名字，是希腊神话中的提坦巨人之一，曾参加反对宙斯的战争，因此遭到惩罚，被判将天空高高举起。人体脊椎上的第一节骨头——寰椎，在解剖学上就叫作"Atlas"，它负起或者说是顶住、举起头盖骨——天空。又如把人的"喉结"叫"Adam's apple"，意思是"亚当的苹果"，把人内耳里的"迷路"叫"labyrinth"，是克里特岛上那个幽禁半人半牛怪的"迷宫"等等，都是希腊神话里的名词，都把人体的器官看成诸神世界里的对应物。

虽然如此，在古人的心目中，人体毕竟还只是一具躯壳，它的形式和构造并不重要，重要的是它在宇宙中的位置。同时，古人对人的尸体，还存在矛盾的双重心理，一方面对死亡有一种庄严之感，同时又觉得它是污秽不净的，是不应该去抚摸的。这些观念自然大大地影响人对自己躯体构造的了解。他们大多只是以动物的躯体构造来推断人的躯体构造，觉得这样得到的知识已经足够了，不再需要考虑是否去打开人体。因此，在古代，可以说，一般都是对动物进行解剖，以致一直没有产生过人体形态的解剖学。动物解剖是常常进行的，据说，被认为"古代知识集大成者"的亚里士多德就曾经解剖过五十多种动物。跟随他的足迹，许多医生也把解剖看成只是对动物解剖，作为自己毕生研究的事业，亚里士多德活动的亚历山大城很长一个时期内都成为研究解剖的中心，各方的学者都云集到了那里。

罗马医生加伦（Galen，129—199）出生于小亚细亚的帕加马（Pergamum），父亲是著名的建筑师。帕加马距离爱琴海大约十五公里，屹立在高山之上，为希腊化时代阿塔利德王朝的都城，古希腊世界的文化中心之一，还是雅典娜神庙和宙斯祭坛的所在地，希腊医神阿斯克勒庇俄斯神殿就在这神庙里。

加伦十七岁开始学习医学，随后去士麦那（Smyrne），再慕名来到亚历山大城。亚历山大城有一所大学和一家博物馆及世界上最大的图书馆，在这里，产生过数学家欧几里得、物理学家阿基米德、天文学家托勒密、医学家希波克拉底和解剖学家赫罗菲拉斯、埃拉西斯特拉塔等伟大人物。不过大多已经去世，只有托勒密当时还健在。

加伦在亚历山大城逗留了五年，觉得除了算术和地理，很少有什么使他感兴趣的。这样，在做了十一年的医学研究之后，二十八岁时回到帕加马，任决斗场的外科医生。在这里，他有机会观察和研究角斗士受伤后伤口内的情形，同时做过一些解剖和生理研究，当然也不是人体解剖。他第一次做的解剖实验是把一只猪的喉神经切断，使它不能叫出声

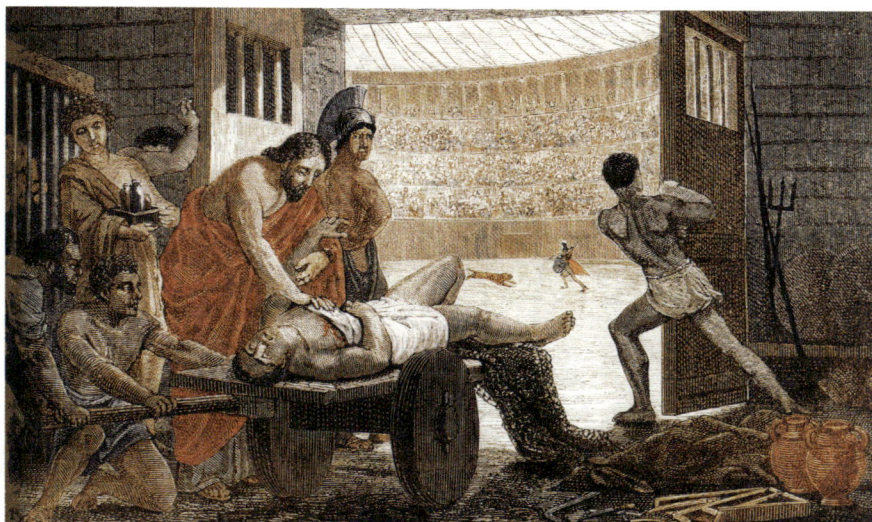

《名人生平》中的绘图描绘加伦在医治角斗士的伤

来。公元 164 年，加伦回罗马尝试他的运气。对哲学的爱好和向后来继承王位的斯多葛派哲学家马可·奥列里乌斯（Marcus Aurelius）学习，使他在这座都城的高层圈子里产生了很大的影响，并很快在罗马获得成功，成为皇帝的御医，同时在上层阶级和贵族人士中行医，经常能出入皇帝的宫廷，被认为是罗马最重要的人物之一。过了三年，他去了一次帕加马，两年后奉诏回罗马任皇帝的首位御医。他在罗马待了很多年，写作、讲学和照看皇太子、未来王位的继承人康茂德。在康茂德于 177年继承王位后，加伦继续任他和他的继承人塞普蒂米乌斯·塞维鲁的御医。在一生的最后几年，加伦还广游各地，并重新回过一次帕加马，最后大概死于西西里。

据加伦自己说，他曾写出有关哲学、数学、文法和法律方面的著述一百二十五卷，医学著作四十三卷。这些作品大多已经散失，仅保存了他的真迹八十三卷，伪作四十五卷，可疑作品十九卷，残片十五篇，注释十五段。如今尚存的医学著作仍然还有二百五十万字之多。历史上，还没有一个医生写过那么多的。有如神学家信奉教会神父的教导，人们都对加伦无比崇敬，都喜欢称呼他克劳狄乌斯·加伦（Claudius Galen），意思是"英明的加伦"。在加伦之前或他之后都没有一位医生在医学史上有过像他那么大的影响。

加伦的解剖学知识主要体现在他的著作《论人体各部位的用途》和《论解剖程序》中。从这两部著作可以看出，加伦对骨骼、肌肉都曾做过细致的观察，并辨认出七对颅神经，区分

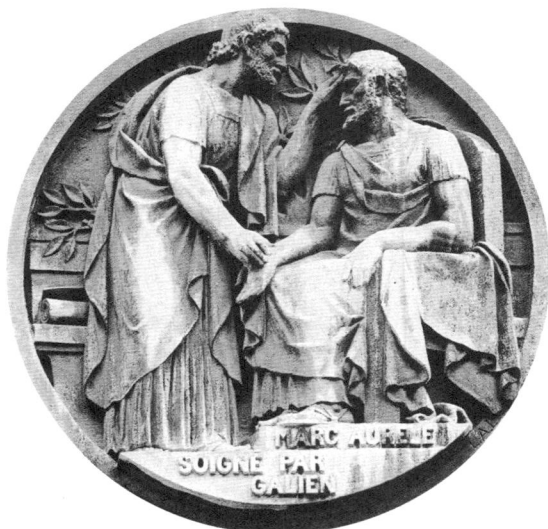

徽章上刻画的加伦为奥列里乌斯皇帝治病

了动静脉，等等。但从这些作品中也可以看出，他没有解剖过人体，他的解剖都只是根据动物，特别是猪、猴子。他主要是用猴子做外体解剖，用猪做体内解剖，然后把解剖中的发现应用于人体解剖。他自己也毫不隐瞒地承认，他的这些发现是来自"近似于人类的其他动物"。不用说，他的著作中的解剖学知识与人体的实际情况不可能一致。但是差不多一千五百年来，生理学界和医学界都把加伦看作"解剖学之父"，认为他的解剖学是一位绝对正确的圣人的完美著作。后来的人们，尤其是那些从来没有做过解剖的阿拉伯和中世纪的医生，他们坚信，有加伦的经典著作在，解剖已经完全没有存在的必要了，因为加伦了解一切并做了描述，他的范本足够供他们应用。至于偶尔发现加伦的描述与人体的实际情形有什么不相符，他们相信，那是因为千百年来，人类在退化，使人体发生了变化，因而不再与加伦时代的理想人体一样了，这当然不是加伦的错。

基督教的观念，大体上说并不十分阻碍解剖人体。在基督教看来，人的肉体与灵魂是完全对立的，灵魂是将来升到天国之后与神同体的高

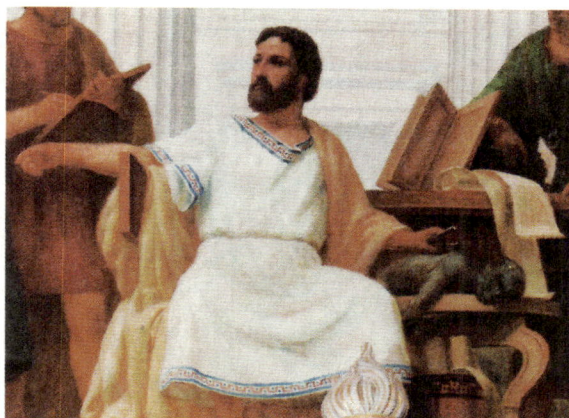

索尔加多的绘画：加伦解剖动物

尚部分，肉体则是尘世的下贱部分，它只是一个人欲的躯壳，根本不值得思念和重视。因此，在基督教统治下的欧洲，对人体解剖，总的来说要比以往放松。

活动于意大利北部博洛尼亚的医学家蒙迪诺（Mondino de Luzzi，1275—1327），于1315年偶然在历史上第一次对人体做了一次公开的解剖实验，并于次年写出了一部《解剖学》。此书直到1478年才印出，成为生理学史和医学史上的第一本解剖学专著。在博洛尼亚任教授的贝伦加里奥·达·卡尔皮（Berengario da Carpi，1460—1530）就比较自觉地追随蒙迪诺，把很多时间都贡献给了解剖学，解剖了数百具人体。此后，从事人体解剖的人渐渐多起来了。而且从14世纪起，在创建于11世纪、医学系也已有一二百年历史的博洛尼亚大学的公开提倡下，解剖尸体甚至渐渐成为各所大学的一门课程。但是这样一来，问题也跟着出现了。

"十字军东征"（第一次1096—1099，第二次1147—1149，第三次1189—1192，第四次1202—1204）时，有些骑兵、步兵在途中死亡。为了能将他们的尸骨运回葬于十字军故乡的土地上，把死者的躯体加以肢解和烹煮，一时成为一种习俗。这习俗一直沿袭了下来，引起教会的注意。意大利教皇卜尼法斯八世（Boniface Ⅷ，1294—1303年在位）总觉得解剖人体是一件不怎么自然的事，因为它违反上帝、否认意志。于是他在一次训谕中，便以"ecclesia abhorret a sanguina"（教会怕血）为由，禁止人体解剖。他声称，任何人胆敢肢解人体，均将被革除教籍。教会的权力是非常大的，教皇的训谕和警告，甚至使蒙迪诺都害怕了，他表示只好放弃研究某些骨骼，"以免罪孽更为深重"。不过后来在各方的强烈要求下，禁令又有所放松。尽管如此，解剖和处理尸体仍旧得非常小心，甚至不得不偷偷摸摸地借助黑夜在暗地里进行，因为它毕竟是被教会禁止过的事。于是人们就常常能够

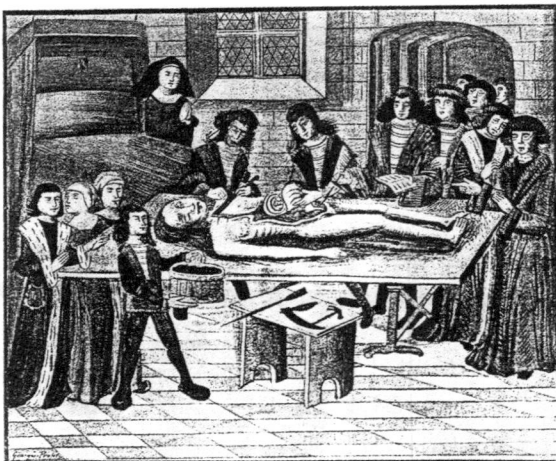

中世纪的解剖

看到一幕幕这样的情景：在充满神秘气氛、被想象中的魔鬼势力所笼罩的中世纪，在那些建有大学或医学院的城市或市郊的墓地上，经常出现一些神秘的人影。这些人披一条被单，把身子裹在里面；脸上戴了面具，远远看去，跟幽灵极为相似。他们东窥西视，唯恐被人发现，偷偷地将刚刚建成的坟墓掘开，或者暗暗潜入墓地附近暂时搁放尸体的小礼拜堂……不要认为他们是那些盗取金银首饰等陪葬物的盗墓者。这些尸盗，是要去盗窃刚刚入埋或等待入埋的尸体。他们往往还在深夜出现在绞刑架前面，去盗窃日里被绞死在架上的罪犯。实际上，这些干出如此可怕行径的"亵渎神圣的人"，都是一些由教授带领来的大学医学院学生，他们需要尸体来研究人和人的器官，亲身了解人类机体的构造，检验古罗马医学权威加伦所断言的有关人体结构的正确性。

不错，从法律的角度来看，这些医学生都属于"盗尸者"。许多中世纪的手稿上都记载着他们因盗尸而受到严厉的惩办。但他们却是力图摆脱愚昧和轻信的科学信徒，是可尊敬的解剖学家。他们是知识、科学和真理的热烈追求者。因为那个时候，解剖实践的机会实在是太少太少了，不像今日的医学院，学生一开始就有解剖课。那时的医学生要在读过两年其他课程之后才允许参与解剖，而且规定每人在大学期间只能参

58

加两次男尸解剖和一次女尸解剖，每次解剖，同时参加的学生不得超过二十人。因此，一个怀有上进心的医学生，只要是有志于将来做一名好医生，尤其希望成为优秀的外科医生的人，仅仅依靠在校听到的这么点以动物替代人的"解剖知识"，是十分可怜的，他们非得自己另外再做解剖，尽可能多获得一些亲身参与的解剖实践。可是解剖的材料哪儿来呢？偷盗是被禁止的，偷盗尸体也属盗窃。于是，在意大利北部博洛尼亚那所欧洲最古老、最有名的大学之一博洛尼亚大学（University of Bologna）于1405年独立成立医学系时，医学生们只好向自己推选出来的校长违心地宣誓，他们一定要以"真诚不欺"的手段来获取可做解剖的尸体。当然一边这样宣誓，一边仍然继续盗尸：谁能说为了科学的目的不"真诚"？但是这样为了科学也是一种冒险：不但要冒被当作盗窃犯之险，还得因宗教信仰的关系而经历灵魂的冒险。

类似的盗尸情景，不仅在博洛尼亚，别处也同样发生。在加拿大的蒙特利尔（Montreal），那段时间，当地的《新闻报》（The News）就曾报道过，说有一个星期里，"有些小镇和小村子举报，地下纳骨所被砸，尸体被窃。有时靠侦探帮助，亲属也能找到尸体，但多数情况下，尸体都被藏起来了，没有上手术台，直到搜查过去"。

实际上，除了医生之外，还有许多大艺术家也在竭力设法通过盗尸来做解剖实验。因为他们懂得，若是对人体的骨骼、肌肉没有切入的了解，便不可能用画笔和花岗石再现真实的人体。文艺复兴时期的伟大天才列奥纳多·达·芬奇

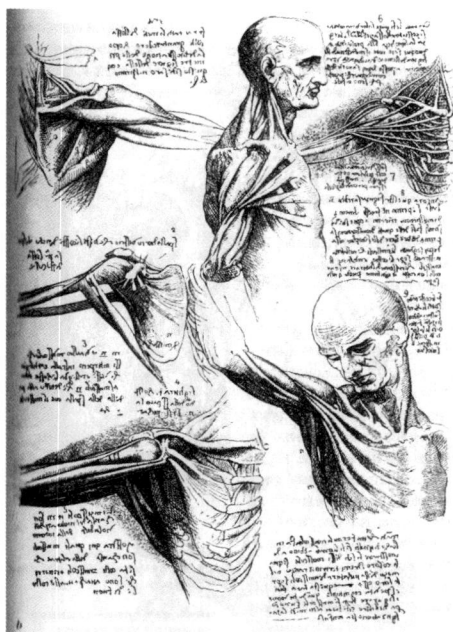
达·芬奇的解剖图

（Leonardo da Vinci，1452—1519）曾不无骄傲地声称他自己曾经解剖过"十具以上人体"。另外，15 世纪伟大的雕刻家和文艺复兴初期的写实主义创始人多那太罗（Donatello，1386—1466）显然是第一个从事系统解剖学研究的艺术家，安东尼奥·波拉约洛（Antonio Pollaiuolo，1431—1498）是第一个对人体肌肉公开进行实验研究的意大利画家和雕刻家，还有阿尔布莱希特·丢勒、米开朗琪罗、拉斐尔、丁托列托、提香等，他们的艺术创造，是那么的真实，栩栩如生，无不得益于亲身参加解剖。为了解剖，他们常常亲自去野地里盗尸。所以达·芬奇要说，他们这些艺术家和解剖学家之所以能取得成功，是有赖于他们的耐心、坚毅，特别是对艺术的热爱，及"在深夜与可怕的尸体相处的胆识"。人体解剖对早期的解剖学，甚至对艺术的发展都产生了重大的影响。

可以想象，那些为探究人体自身秘密的解剖学家的工作是何等的艰苦，科学的解剖学也正是在这样艰苦的背景下产生的。在这些不怕艰辛、不辞劳苦并具有无比勇气的解剖学家中，安德烈·维萨里是最值得称道的。

安德烈·维萨里（Andreas Vesalius，1514—1564）生于尼德兰布鲁塞尔的一个医学世家，他的曾祖父约翰内斯是勃艮第公爵大胆的查理的女儿、神圣罗马帝国皇帝马克西米连一世的妻子玛丽的私人医生；他的祖父埃伯哈特也是一名宫廷御医，写过一篇评述阿拉伯医学家腊泽斯和古希腊医学家希波克拉底的文章；他的父亲安德烈是神圣罗马帝国皇帝查理

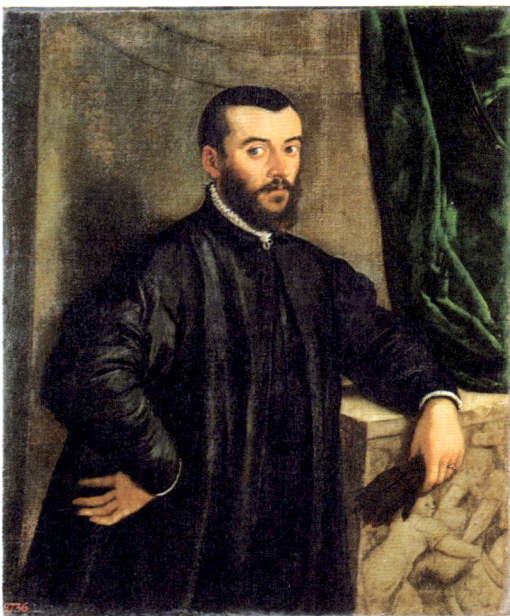

扬·卡尔卡画的维萨里像

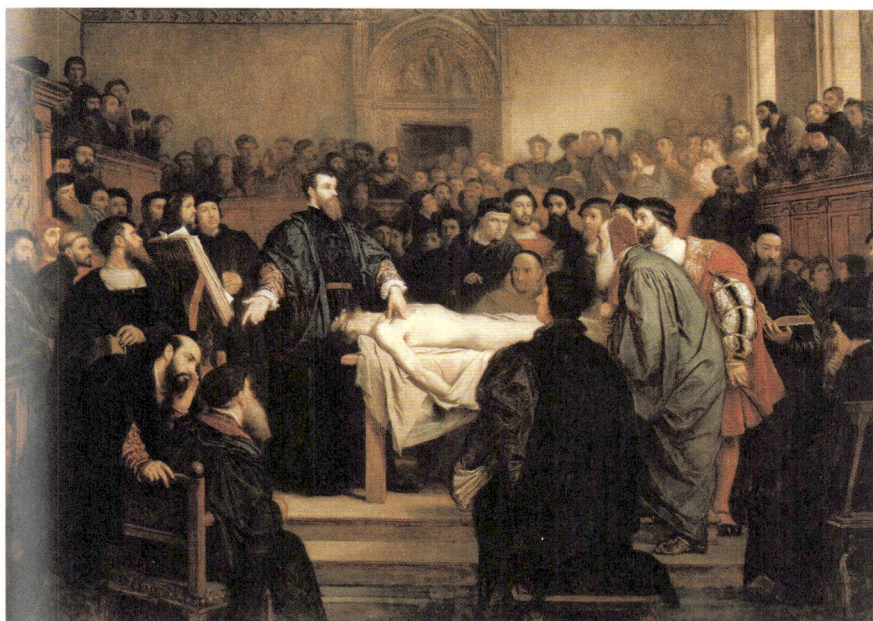

维萨里在帕多瓦

五世的药剂师。可以想象，维萨里家族在医学界具有多大的名望。受到家庭的教育和丰富藏书的熏陶，维萨里从小就立志长大后做一个著名的医生。

在维萨里的家，能看到一个山头，那正是处决死囚犯的场所，相信维萨里幼年时一定常常见到尸体被鸟类啄得剩下骨头，帮助他对人体的观察。少年维萨里的天性也是对解剖小鼠、大鼠、猫、狗等动物感兴趣，这兴趣一直持续到他以后毕生从事的解剖工作。

十七岁那年，维萨里去了布拉班特省的城市卢万，进了创办于1425 年的比利时第一所大学卢万大学，然后去巴黎大学学医。巴黎虽然受到欧洲文艺复兴运动的冲击，出现新思潮，但是旧传统的影响仍旧很深。巴黎大学的雅可布·西尔维乌斯（Jacobus Sylvius）和约翰·昆特里乌斯（Johann Guintarius of Andernach）都是著名的解剖学教授。昆特里乌斯是一位优秀的古典学者，他热烈追随加伦，曾将加伦的著作从希腊文译为拉丁文。西尔维乌斯的宏大名声使他像一块磁石，吸引着全欧洲的学生，他经常在教室里向多达四百人讲授解剖学。

一间教堂式的课堂，教授端坐在高坛上，面对坐在下面长凳子上的学生，朗读加伦的教材，一个字也不加改动。作为实例，由从事外科的理发师或刽子手来解剖狗或者猴子，以解剖这些动物来类推人类躯体的部位。尸体很容易腐烂，不论讲课或解剖都只能匆匆进行，学生没有时间提问，也不允许提问，更不允许怀疑挑剔。因为西尔维乌斯作为一名著名的古典学者，他严肃地宣称，加伦的解剖学是一贯正确、绝无错误的，任何知识的进步，都不可能超越加伦的叙述。西尔维乌斯的这种观念，使他后来必然成为解剖学革新家维萨里的一名反对者，而严厉抨击维萨里在著作中竟然不尊重永远正确的加伦。

法国和神圣罗马帝国发生战争后的 1537 年，维萨里回到卢万，为医学生们新开公开解剖课。不过他在卢万只逗留了几个月，就去了威尼斯，遇到跟从大画家提香学画的同乡约翰·斯蒂芬·范·卡尔卡（Johann Stephan van Kaikar）。同年他又去了威尼斯西面、巴奇格莱恩河畔的帕多瓦大学，在这里，经过两天的考试，他以优异的成绩获得了医学博士学位，并应聘担任该校的外科学和解剖学教授。担任教授后，维萨里完全将新的观念赋予解剖学。他不把搬讲加伦解剖学作为自己的职责，并且改革旧的习惯做法，摈弃理发师做解剖助手，而自己亲自动手解剖。第二年，他的《解剖图谱六幅》（*Tabulae Anatomicae Sex*）出版。此书的图，三幅是他自己画的，另外三幅在他授意下由卡尔卡画出，虽然所画的图，比以往的要精美，但因为尚缺乏解剖实践，不论画的内容，还是说明的文字，明显都受到加伦思想的影响。不过慢慢地，在一系列的工作中，维萨里获得深深的感受，渐渐开始成熟起来了。

维萨里参加西尔维乌斯和其他教授的解剖课时，见主讲的教授和医生本人只是根据加伦的教条照本宣读，自己从不动手解剖，而动手做解剖的则是根本毫无解剖知识的理发师之类的人，讲授的所有知识都是他自己从未研究过的东西，却又不让学生提出疑问。他深感在如此荒谬的场合里，学生所能获得的教益，"还不及卖肉的屠夫可能教给医生的"。而他们引为经典的加伦解剖学又如何呢？

1536 年，维萨里二十二岁，应邀协助昆特里乌斯编写一本有关加伦解剖学摘要的书，使他有机会再一次对加伦的解剖学进行全面检验。在此前后，他常常去坟地寻觅人的零碎骨头，带回家里，蒙起眼睛，或者在黑夜里估摸辨别，使自己眼睛不看也能摸得出骨头所属的部位。他比较加伦的描述和真实的人体骨骼后，更加相信加伦所做的完全是动物的解剖，对人体构造根本不了解。他感到加伦的错误对后世产生的不良影响实在太大了，就连他自己的《解剖图谱六幅》也充塞着这种错误。他感触很深，觉得不能再这样模糊下去了。

维萨里实在是通过异常艰苦的代价，才获得这一深切的感受和知识的。

在卢万和巴黎期间，维萨里经常亲自去设法寻求解剖材料。不论是酷热的夏日，还是严寒的冬天，他经常与两三个学生一起，在深夜里偷偷来到城市的郊外，寻觅荒芜的坟茔和无主的墓地，然后掘开这荒冢，盗取坟内的残骨；或者趁更深人静之际，独个儿出去，把绞刑架上已经腐烂不堪、发出恶臭的尸体放下来，割下有用的肢体，包起来藏在大衣内带回家；然后彻夜工作，研究人体秘密。1536 年，维萨里曾记载他的一次这类"冒险"经历：

> 因战争爆发，我从巴黎回到卢万。在那里，我与著名医师和数学家杰马·弗里西乌斯出去散步，顺着乡村小径替学生找一些常能在这些地方见到的被处决囚犯的尸骨。突然，我见有一具像是加伦曾经说起的强盗的尸体，我猜想是鸟儿把它的肌肉都啄食得一丝不剩了，尸体上有几处还被火烧过，然后被绑在木桩上的。所以它的骨骼已经掉得零零落落，仅是以韧带使肌肉的两端连将起来。尸体完全已经干瘪，没有一处显得滋润。这可真是我意想不到的良机。于是，我请杰马帮忙，爬上木桩，把它的股骨从髋骨上卸下来。但我卸的时候，将肩胛骨和手弄脱落了，而这手的手指骨，还有膝盖骨和一只脚，原来就已经没有了的。我这样经过几次，才偷偷将腿骨和臂骨运了回来……我真是多么想得到这些尸体的骨头啊，因此我才深夜独个儿在那么多的尸体中间，爬上木桩，毫不犹豫地把自己想要的东西卸下来，先是运到较远的某处藏起来，等第二天，再把它一点一点地从另一个城门运回家里。

维萨里就这样，将一块一块的尸骨积起来，凑成一副完整的人体骨骼，加上另一副猿猴的骨骼可以用来作为比较，不仅有助于他的解剖教学，还使他决心据此编写出一部不同于加伦解剖学的全新的解剖学教材。

维萨里的这部著作《人体构造》（*De Humani Corporis Fabrica*）于1543 年完成，这年他二十九岁，由出版家、他亲密的朋友约翰内斯·奥坡瑞努斯在瑞士的巴塞尔出版。

一部让人了解人体构造的著作，解剖图是极为重要的，仅用文字来说明人体的部位和器官，往往不但说不明白，有时甚至越说越模糊。维萨里决心要在自己的这部著作中，以最精确的解剖图来显示他亲眼所见、亲手确认的人体器官。他物色了最好的美术家画插图，又请最有才能的威尼斯雕刻工为他复制，做成了三百多幅解剖图。意大利的威尼斯以前曾经出现过印刷业的繁荣，但维萨里觉得如今那里的印刷标准已经有所下降。而莱茵河畔的巴塞尔是瑞士和欧洲人文主义和宗教改革的中心之一，印刷条件更为优越，对印刷质量的要求也更高。于是他不辞辛劳，把沉重的手稿和制好的铜版（也有说是木版），通过陡峭泥泞的山路，用驴子驮过阿

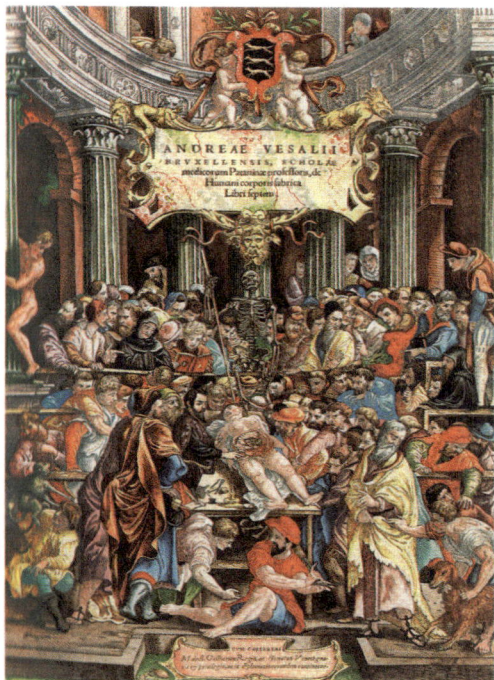

《人体构造》扉页的画

尔卑斯山的高峰，他也亲自去了那里，具体安排和指导此书的印刷出版。

《人体构造》于同年的 8 月出版了。那是一部六百四十六页的对开本巨册，附有三百幅层次分明的精美解剖图，这些插图就是今天看起来，也仍然具有强烈的感染力，好像可以窥见人体内部的具体构造。书扉页上的那幅图画具有非常重要的意义，因为它描绘的是维萨里 1540 年在帕多瓦解剖教室所做的一次公开解剖实验，最典型地反映了维萨里平时的解剖情景：解剖教室是一间椭圆形的希腊式的建筑，教室里挤满了学生和其他被吸引来的人。在画面的正中位置，解剖桌上躺着一具女尸，卷发短须的维萨里正站在桌旁，态度自然地在进行破腹解剖，并一一讲述腹内的器官状况。女尸上方悬着一具直立的骨架，是用来跟活体做比较的。女尸的下方是两位理发师，以往都由他们做解剖，如今是维萨里讲授解剖知识并亲自动手解剖了，他们只好在那里替教授磨刀。画

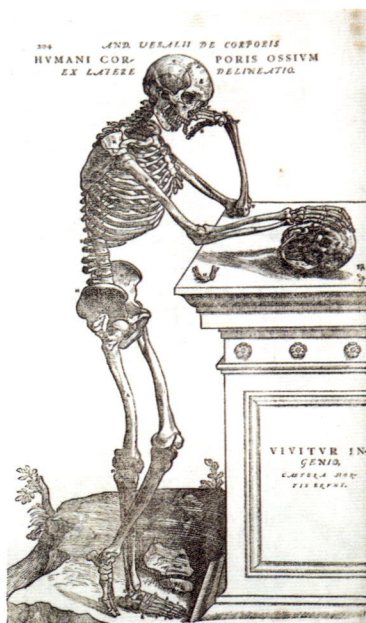

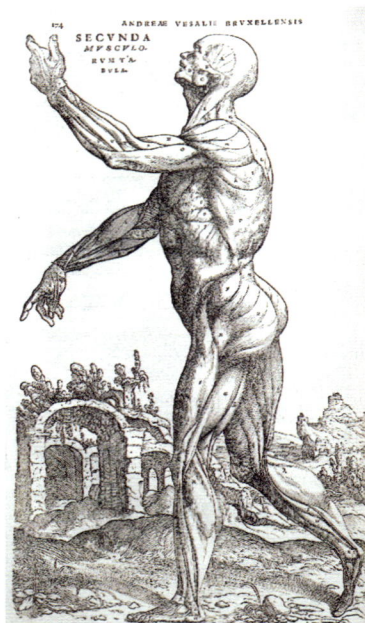

《人体结构》插图之一　　　　　　　　　《人体结构》插图之二

面上方正中五根圆柱排列成行的地方，挂着一块横幅，上面用拉丁文
写着：

帕多瓦医学院教授布鲁塞尔安德烈·维萨里著人体构造
七卷。

这就是当时通行的长长的书名。

《人体构造》按骨骼、肌肉、血液和脑等九个系统进行详细的解剖
描述，很多地方修正了加伦解剖学的错误。对此，维萨里在书的"序
言"中做了这样的说明：

我这里并不是在故意挑剔加伦的错误。我肯定加伦是一位
大解剖家，解剖过很多动物。但他没有解剖过人体，因而产生
了不少错误，在一门简单的解剖学课程中，我能指出他不下二

百处的错。不过我仍是尊重他的。

当然，有些人体部位，因为维萨里自己也没有亲身做过解剖，以致仍然未能完全摆脱加伦传统的影响。不过尽管如此，《人体构造》对人体的构造在这么大的程度上做了真实可见的描述，就使宗教所宣扬的灵魂—肉体的关系失去了依托，它的革命性是显而易见的，因此也就必然会遭到攻击。教会和医学界的保守势力竭力攻击作者违背《圣经》和加伦的教导，完全是疯子，是"两脚驴"，是科学的叛徒和人体的罪人，使维萨里感到无比气愤。但保守势力非常强大，对他的迫害也越来越重，最后，维萨里不但不能再进行人体解剖，连大学教授的讲座也没有能够保住。遭此打击后，维萨里绝望之余，烧毁了历年来的著作、手稿和札记，于1544年离开帕多瓦，去了西班牙，先是做国王查理五世的御医，随后担任宫廷御医和国王军队的外科医生。维萨里在皇宫里的晚年生活是平静的，但是就在这时，宗教势力也仍然不肯放过他。据说有一次，一位自称在旁亲眼看到维萨里解剖的人，见维萨里在解剖一位西班牙贵族的尸体时，打开死者的胸腔后，死者的心脏还在跳动，于是便声称维萨里用活人解剖、杀人致死。宗教裁判所据此判处维萨里死刑。后由于国王腓力二世的干预，总算免于死罪。但为平息宗教方面的情绪，经维萨里本人同意，让他去耶路撒冷朝圣，忏悔自己的罪孽。可惜在1564年维萨里归航时，途中不幸遇险，死于地中海的赞特岛（Zante）。

科学是以真理作为检验标准的，科学并不屈从于某种势力。在维萨里结束了他悲剧性的一生后一年，1565年，《人体构造》印了第二版，不到半个世纪，此书已经被人们普遍所接受，成为欧洲医科学校的通用教材。维萨里的解剖工作具有划时代的意义，科学史把解剖学分成为维萨里前—维萨里时—维萨里后三个时期。在维萨里之前，解剖仅是为了解决例如疾病或者刑事案件上的某一个具体疑难问题而进行；维萨里使解剖成为了解人体正常生理机制的科学；在维萨里的宏观解剖以后，由于显微镜的发明，开创了微观解剖的新时期。可是今天，且不说是一般的人，医科大学生恐怕都很少了解解剖史上的这个艰难历程了。

血液（一）：发现循环的代价

　　古希腊的亚里士多德（Aristotle，前384—前322）是一位古代知识的集大成者，科学史家评价他说，在他死后好几百年里，都还没有一个人能像他那样对人类的知识做过如此系统的考察和全面的把握，并且取得那么伟大的成就。但是与此同时还应该指出的是，他的考察，有时也得出了错误的结论，他在生理学方面的研究就有一个明显的例子。在《动物的构造》一文中，亚里士多德写道：

　　　　如果我们感觉不到某些生物有什么奥妙之处，但对具有哲学倾向而慧识又足以能探求出其因果关系的人来说，即使是这些形声毫不惊人的虫豸，也能向他们泄露那创造它们的自然的匠心……整个生物世界都在向我们表达着自然的奥妙，每一生物也向我们表达着自然的奥妙。在自然的最高级的创作中，绝没有丝毫胡乱之处，一切都引向一个目的，自然的创生和组合的目的就是形式的美。

　　亚里士多德这段话的本意与他总体的思想是一致的，就是要表明，对事物的完美解释不仅应当考虑到物质和"动力因"，同时也应当考虑到它的"终极因"，即事物的存在和产生，"一切都引向一个目的"。问题是，他这种把包括人在内的所有事物的构造和功能，都归之于至高无上的神按照他的目的而创造出来的哲学观点，尽管也是古代希腊人的普遍的思想，同时又是西方深信上帝创造世界、创造人类、创造一切的基督教世界的共同心理，实际上却是一种"目的论"偏见。因为生物学、生理学、人类学方面的科学研究证明，事物都是进化的产物，而不是神的创造。但是亚里士多德的权威，和基督教文明的土壤，使他的这一思想，对整个的西方文化，从它的根本倾向直至所有内容，都产生了非常巨大的影响。

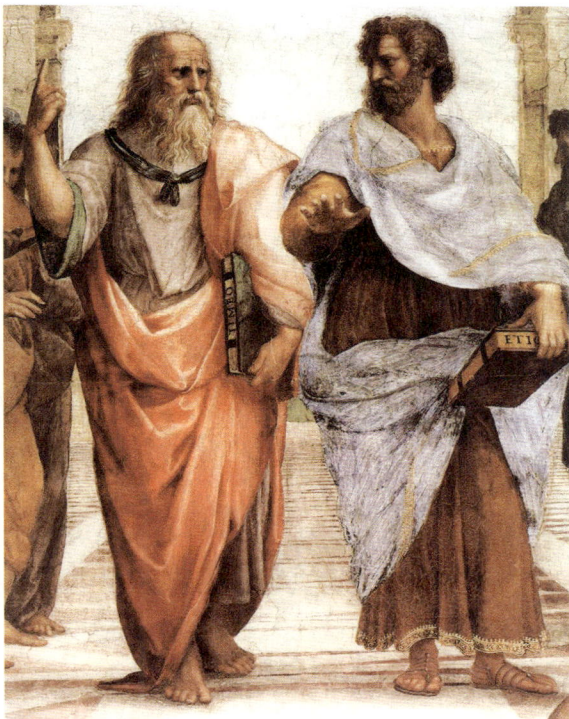

亚里士多德（右）和柏拉图

在人的生理器官和作用机能中，心脏是最受到人类本身注意的。心脏位于人体的中心，永远不停地跳动，有时轻微得几乎不让人觉得，有时又跳动得十分剧烈，直到死时才停息下来。因此，它的重要性和神秘性无疑早就引起人的重视。当在战争中伤及胸腔、内腹裸露，或解剖动物和死囚犯，见到这颗像水泵一样跳动的殷红肉块时，都会激发人对它进行研究。遗憾的是，由于神学"目的论"思想的影响，使得最早的有关心脏机能的研究成果，走向了歧途。

古罗马的医学家帕格曼的加伦在古代科学史上，是一位重要性仅次于希波克拉底的医学家，在医学和生物学上有许多新的发现和著述。加伦生活于基督教发展的初期，基督教思想的熏陶和亚里士多德的影响，很自然就使他在生理学尤其是对心脏的研究上，明显地表现出这种"目的论"观点。

　　加伦真诚相信超自然的"造物者"的存在，在他的著作中，"神""造物者""自然"这类词语出现的频率是最高的，他甚至明确宣称，他研究自然的目的就是要解释"造物者"的完美；他还相信神就鼓励人们去研究事物，因为这样有助于"显示他（神）的作品的完美"。加伦在《身体各部位的功用》（*De Use Partium*）一文中这样说过：

　　　　我思考过，崇敬神的最佳方式并不是献给他难以计数的牛犊或焚烧肉桂，而是在我对神的智慧、力量和善初有些了解之后，让其他的人也都能知晓。

　　加伦便是怀着这种崇高的使命感来从事他的生理学研究的。

　　加伦主要是通过解剖动物，尤其是臾猴，来推论人体的构造。他对动物的骨骼、肌肉做过细致的观察，还描述了心瓣膜，区分了动静脉，把希腊的解剖知识加以系统化。加伦就这样，通过他对动物的解剖和观察，来解释人体的构造和功能如何显示出是神的至高无上的杰作；至于未能观察到的东西，他则根据"目的论"的思想，以臆测和想象来给予填补。加伦生理学说中关于血液循环的理论，最尖锐地表现出这一点，对后世的影响也最大。

　　加伦的生理学基础是他的"元气"学

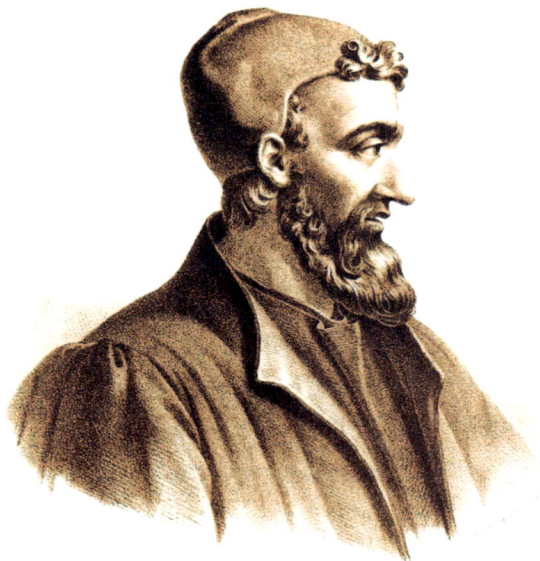

加伦

说，他认为人体各部分都神秘地贯注着不同种类的"元气"，它们对血液循环起到至关重要的作用。他是这样解释的：人摄入的食物经过消化之后，从肠子里一直进入静脉血管，再从血管来到脉管系统中最重要的器官肝脏，在肝脏内变成血液，并和富有营养的"天然元气"（spiritus naturalis）相混合。而后，一部分血液经过静脉管流入身体各部位，并从同一条通道回到心脏，像潮汐似的涨落不已，象征着神的另一伟大创造——希腊和它的第二大岛埃维亚岛之间海水的鼓荡。其余的血液，则经过心隔膜中一条不可见的细管，由心脏的右边流到左边，在那里与肺吸入进来的空气相混合。靠了心脏的热力，血液带上了"生命元气"（spiritus vitalis），随后，这种比较高级的血液又通过脉管在身体的各部涨落，使全身的各种器官能够发挥它们的活动功能。到了大脑之后，这种活力血液便生出"动物元气"（spiritus animalis）。加伦认为动物元气是纯粹的，它不和血液混合，只是沿着神经流动，其功能就是促使运动和人体各种高级功能的实现。

事实是，血液循环包括体循环和肺循环两个完整的循环。左右两心室节律性的收缩和舒张，使心脏产生唧筒似的作用。体循环是动脉系统以相当高的压力将血液自左心室输送到全身的器官组织。这又称"大循环"。接受大循环血液的肺循环是低压循环，指的是右侧肺动脉、肺毛细血管和肺静脉的"小循环"。由此可知，加伦对血液循环的解释离真理是很远很远的。

对于加伦的这一理论，几百年里，已经多次有人表示怀疑，从而产生出对心脏血液循环比较正确的认识。伊本·阿尔·纳菲斯（Ibn al-Nafis，？—1288）是 13 世纪生活在大马士革的一位阿拉伯医生，拉丁作家都叫他安纳菲斯（Annafis），他写过一部"医学大百科"和至少十二本医学著作。安纳菲斯在一本评注 11 世纪阿拉伯医学家和哲学家阿维森纳的书《阿维森纳解剖学评述》（*Commentary on the Anatomy of Avicenna*）中，首次描述了肺循环。安纳菲斯发现，在左右心室之间，并没有加伦所说的什么"细管"。他正确地指出，血液必须经过肺才能从右心到左心，驳斥了加伦的观点。意大利解剖学家蒙迪诺·德·卢齐在对动物和人体的解剖实践中，已感到加伦的理论不符合实际，怀疑血液大概是心脏流入肺的。还有一人是维萨里的学生、16 世纪意大利的解剖学家和外科医生里阿多·科隆博（Matteo Realdo Colombo，1516？——1559）。科隆博先是于 1543 年继维萨里任帕多瓦大学的外科学教授，随后历任比萨大学和罗马的萨皮恩大学的解剖学教授。他也许仅写过《解剖学》（*De re anatomica*）这么一本书，此书是在他死后的 1559 年出版的。在这本书里，科隆博记述了他的一个伟大的发现。科隆博是对伊本·阿尔·纳菲斯的发现毫不知情的情况下正确地描述了肺循环的。他指出："说是两室之间有一个膈膜，认为血液是通过这里从右室流入左室的。这可是大大的错了，因为血液是通过肺动脉被送至肺部，掺和了空气之后，然后经肺静脉流入左心室的。"科隆博甚至还说道，血液是在舒张期流入心脏，于收缩期从心脏排出。

但是由于加伦是古代解剖学的权威，加上这理论正符合基督教思想，因此，一千多年来被奉为经典，科隆博的发现就很自然地被湮没在这基督教思想的汪洋里了。伊本·阿尔·纳菲斯的观点同样也直到 20 世纪他的著作被发现才为西方医学家所知晓。这两人有关肺循环的研究的重要性一直没有引起人的重视。

但是，差不多在与科隆博同一个时候，对加伦的"目的论"的迷信受到一位西班牙医生的挑战。只可惜，在当时那样一种历史条件之下，这人只能成为一位科学的殉道者，最后带着他论述血液循环的伟大著作上了火刑柱，演出了科学史上异常激动人心的一幕悲剧。

米凯尔·塞尔维特（Miguel Serveto y Reves，1511—1553）生于西班牙北部那瓦尔省的都台拉，幼年时全家就迁居邻省萨拉哥撒东北的维尔纽斯。

在完成了普通教育后，塞尔维特离开萨拉哥撒，去他母亲的故国法兰西。来到这个呼吸可以比较轻松的国家后，塞尔维特先是在图卢兹待了一段时间，随后又回到西班牙，应召做了查理五世听忏悔神父弗朗西斯坎·胡安的书记，并有机会跟随朝廷游历德国、意大利等地。

长期的海外生活和严谨的好学精神使塞尔维特阅历深广、学识渊

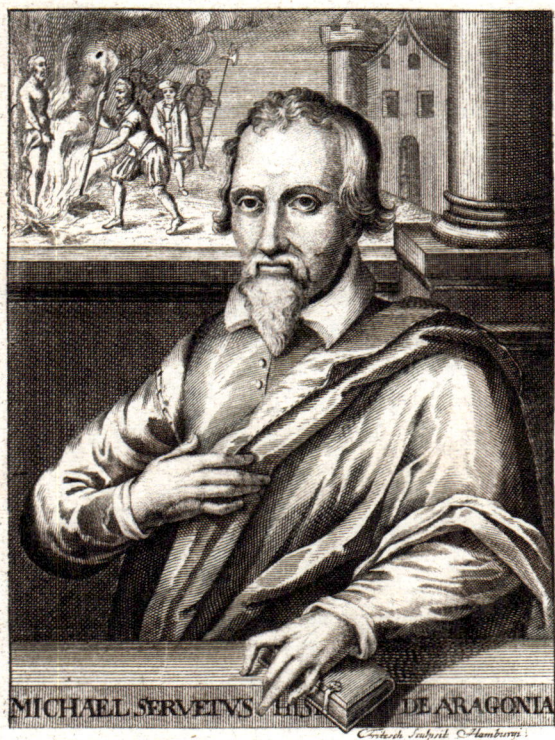

塞尔维特

博，最后成为一位多才多艺的学者，在神学、法学、哲学、天文学、数学、占星术，尤其是医学、生理学方面都有突出的贡献。塞尔维特研究《圣经》，理解它文本的教义和各种版本的诠释，不放过每一个句子甚至每一个字。这位从小就阅尽人间社会的青年，思索早期教会的状况，并拿来与他所目睹、所了解的周围的宗教社会的一切相对照，他的脑子越来越为种种疑团所包围。他觉得，基督朴素的学说，与后来许多对这一学说断章取义的诡辩和专横偏执的歪曲，存在着多么大的差异啊。这使他产生疑惑甚至反感。1531 年，塞尔维特耗尽全部储蓄，自己负担费用，出版了《论三位一体的谬误》（De Trinitatis Erroribus）一书，第一次公开揭露了流行的宗教传统教条。塞尔维特指出，"任何对三位一体的讨论都得从人开始"，而上帝也不过是一个人，"《圣经》里所讲的基督，完全像一个普通人""表现出的也是一个普通人的人性"。可是，他说，后来各种对《圣经》的注释，大多都不符合最初的《圣经》原来的内容，甚至用语都是些含糊不清、模棱两可的诡辩。因此他得出结论说，基督教关于圣父、圣子、圣灵的所谓"三位一体"的原理"既不能通过逻辑来确立，也不能用《圣经》来证明，事实上是难以置信的"。

塞尔维特就这样大胆地也是冒险地宣明了自己的观点。关于此书，当年就有人预言，说"这位无神论者会被切成片片"，因为他所指责的恰恰是天主教和新教都一致承认的。于是，很自然的，《论三位一体的谬误》立即遭到了禁止。塞尔维特深知自己不能在这个地方待下去了，于是用了一个假名"维尔纽夫的米凯尔"来到法国。

塞尔维特在里昂的特莱策兄弟印刷所做校对时，因为优异的拉丁文知识被主人看中，受命以拉丁文翻译古希腊天文学家托勒密的《地理学》。第二年他又迁居巴黎。一位很有声望的巴黎医师钱皮埃，很喜爱书籍，他自己也写过几本书。《地理学》的注释使塞尔维特有可能与他认识，随后两人结下了深厚的友谊。钱皮埃引导塞尔维特研究医学。可能是获得他的资助，塞尔维特进了巴黎大学医学院，与安德烈·维萨里在同一个实验室工作。在解剖学的研究中，塞尔维特发展了解剖技能，并在实验解剖中对一些传统的观点展开了争论。

完成医学教育后，塞尔维特留在巴黎行医，使他在流亡的生活之后获得"一片面包"和暂时的安宁。这个时候，他写过一本题为《蜜糖》的药物学小册子，还讲授地理学和占星术。在那个时代，不论在官方或公众的心目中，都认为通晓未来是属于上帝的，巴黎的占星术公会怀疑塞尔维特在从事被禁止的司法占星术。于是，塞尔维特又不得不逃离巴黎，最后回里昂做校对。在这里，不久，一位维也纳的大主教接受他做自己的私人医生。

大主教宅院内十二年的生活，表面上看来是安定无忧的，但这位伟大的思想家和怀疑论者的内心，却一直没有忘失激烈的思考。只是有保障的生活，毕竟能使他得以继续探索，终于在1553年，他写出一部新著，在法国南方的一座小城维埃纳秘密出版了一千册。根据当时的传统习惯，此书的书名很长，叫《基督教的复兴，或呼吁教会全体使徒，恢复其固有教义，恢复对上帝、对救世主基督，对复活、洗礼，还有对领受主的食物之认识，最后为吾人敞开天国，尔后得以摆脱不信神的巴比伦，人道的敌人及其同谋定被消灭》。不过一般都只用前面的几个字来称呼，叫《基督教的复兴》（*Christianismi Restitutio*），也有意译为《恢复基督教义的本来面目》的。这是一部为反驳当时教会现行教条学说而写的论战性的巨著。在作品中，塞尔维特试图把意志和科学统一起来，所以有科学史家认为，在这部著作中，科学革命和新教徒的改革已表现出最直接、最密切的结合。显然是基于对神学"目的论"的怀疑，塞尔维特在论述圣灵和再生两者之间的关系时，还描述了他对人体血液循环的发现。这是十分值得注意的。

完全与加伦的理论不同，塞尔维特指出，人体"吸入的空气"在肺中与血液混合，使血液具有了"鲜红的色泽"，这血液使左心室与右心室相通。

> 不过这种通达并不像通常所认为的，把整个的心分隔了开来。来自右心室的这种纯净的血液是通过别种美妙的配置……从肺动脉流入肺静脉，它与肺静脉中的空气混合，再通过呼出的空气排去烟垢（即二氧化碳）……最后随着这一器官的舒张而被压进左心室。

塞尔维特非常明确地说道，这种通达是"在肺内完成的"，而且血液和空气也是在肺内，而不是在心内完成这混合；"事实上也是在肺内，而不是在心内，血液才获得鲜红的颜色"。

塞尔维特自己也深知，这样描述肺循环过程，就意味着直接向加伦的"经典"提出了挑战。他甚至大胆到明白无误地声称："如果有谁把这些情形与加伦所写的那些做一比较……他就会彻底弄清一个事实，那是加伦所不了解的。"很明显，这是一句极富战斗性的话语；而反对加伦的学说，就等同于反对上帝造人的"目的论"，这是会动摇教会的统治基础的。因此不难理解，无论是天主教还是新教，都会认为此书的观点是"异端邪说"。于是，这部著作也遭到了禁止，连作者都成了受怀疑的人，书上的署名"米·塞·维"便成为暗探们研究调查和需要严加追逐的对象。

塞尔维特以前在法国行医时认识了约翰·加尔文（Jean Calvin,

1509—1564）。这个法国人因为宣传新教，在祖国受到迫害，逃亡瑞士，1536 年起长居日内瓦，创立加尔文派宗教公会，使日内瓦成为一个宗教和政治合一的神权共和国。他像一个专制君主那样，对市民的生活实行一种宗教裁判所那样的监督，男男女女动辄受到责难和惩罚，有的是由于稍微不守安息日制度，或是穿了不合适的服装，梳了不合适的发式；有的是由于听道

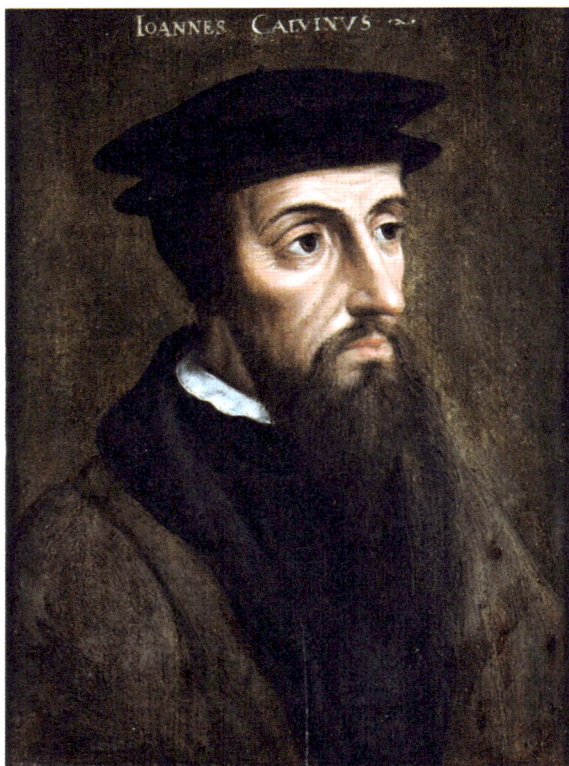

约翰·加尔文

时发笑，或是平日和礼拜天不到教堂去；有的是说了轻率的话语或者可以被解释为非难当局的只言片语。对于不同意他的观点的人，加尔文更是极其仇恨，要对其进行残酷的迫害。

塞尔维特在《基督教的复兴》出版前曾将部分手稿寄给加尔文，还寄去一份附录，列举加尔文的种种过失和错误。只有像塞尔维特这种在政治上如此幼稚的人，才会认为与加尔文通信解释《圣经》，是科学上的意见分歧和学术上的论争。可加尔文是不会这样看问题的。他被塞尔维特的意见深深地刺痛了，气愤到了极点。他曾在给一个同伙的信中发誓说："若是塞尔维特有朝一日来到我城，我定不让他活着回去。"现在时机到了，加尔文授意他手下的人以信件和手稿作为罪证，向维也纳的天主教当局告密，使他们弄清了《基督教的复兴》一书那个一直未能查

76

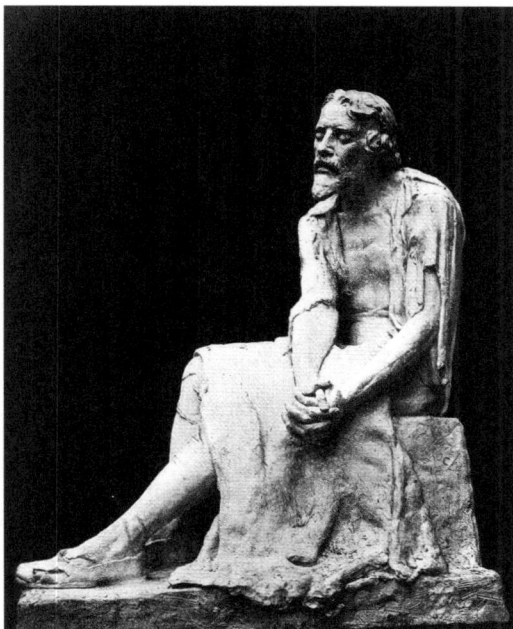

法国的塞尔维特纪念雕像

明的化名"米·塞·维"的作者即"维尔纽斯的米凯尔·塞尔维特",于是立即将塞尔维特逮捕。

在狱中,塞尔维特作为一位医生,曾为难友们治病。在同情者的救援下,他逃脱了囚禁,来到意大利南部的拿波里。在逃离后的第三个月,他途经日内瓦,住了一个月,正想离开时,在一座教堂里被一直监视着他的加尔文的爪牙认出而再次被捕。当时许多人都感到非常奇怪,塞尔维特为何如此的不明智,会跑到加尔文的日内瓦去。后来证明,他是试图在这里联络一些知识分子继续与加尔文论战。

加尔文亲自审讯塞尔维特,指控他"变节""背叛",咒骂他的著作是一部"有煽动性的书",全是"狂妄的恶魔的异端邪说"。塞尔维特坚决予以回击,因而不得不在十分困苦的条件下等待判决。他在狱中给加尔文写了信,一面重申自己固有的信念,同时又据理力争,希冀获得人道的待遇和判决。塞尔维特还曾要求加尔文:"让我们各走各的路吧!请原谅,把我的书稿还给我。"但是加尔文回答他的只是一次又一次的嘲笑和挖苦。他答复说:"请回想一下,十六年前,在巴黎,我曾竭力劝说你转到我主一边。如果你那时到我们这里来了,我会尽力使你跟神的全体善良的仆人和解。你既然攻击我、指责我,如今你可以向主祈祷宽恕,你不是辱骂过主,想要推翻在他身上所体现的三位一体吗?"

这个案件被认为值得引起伯尔尼、巴塞尔、苏黎世和沙夫豪森四个瑞士新教城市的注意,应该听取它们的意见。在此过程中,虽然有一些加尔文的反对者试图营救塞尔维特，但都没能成功。虽然当时新旧教派的斗争十分激烈，但两派对异教徒和本派中持异教观点的"异端"，都进行空前残酷的迫害。塞尔维特在神学和医学上的观点和信念，对这两教都属特别危险的"异端"，于是，加尔文获得了胜利。塞尔维特不止一次地受到宗教法庭的审判之后，又遭民事法庭审判，最后以"传播危险异教""生活不合伦理""扰乱公众安宁"的罪名，被宣布犯了异教罪。为此，据《圣经·约翰福音》中的一段："我是真葡萄树……你们是枝子……你们若不常在我里面，就像枝子丢在外面枯干，人拾起来，扔在火里烧了。"——处以火刑。

这是一种极其残酷的刑罚。一个异教徒被判火刑后，如果有"服罪"的表现，那么可以先被绞死，然后再焚尸，以示"人道"；如果已经逃亡，也要画出他的像来烧掉。塞尔维特被判火刑后仍坚持自己的信仰，不受诱劝，拒绝背弃自己的观点，于是于 1553 年 10 月 27 日在日内瓦被活活烧死。他的著作《基督教的复兴》也同时被焚毁，七十年后才找到幸存的三本。这是现存的文艺复兴时期最珍贵的书籍之一。今天，一本留在维也纳，一本藏巴黎，一本藏爱丁堡。这部名著后来以拉丁原文和德文重新印刷。

塞尔维特原来希望离开宗教裁判所火刑凶焰漫天的西班牙，去找一个能够呼吸自由空气的地方从事科学研究。但是他那自由叛逆的进步学术思想使他仍旧逃不脱那个时代追求真理者的共同厄运。这厄运使血液循环的科学发现推迟了七十五年，直到 1628 年，才最终由英国医生哈维基本完成。

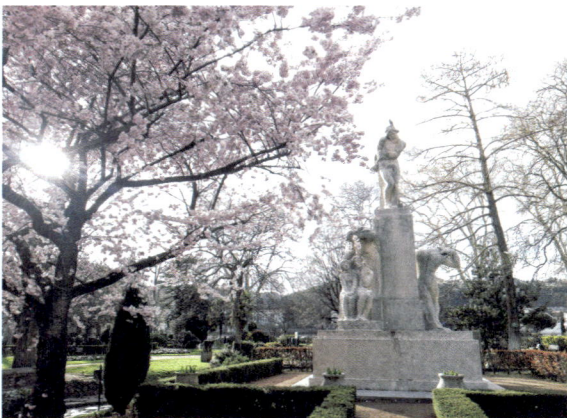

维也纳的塞尔维特纪念塑像

威廉·哈维（William Harvey，1578—1657）生于肯特郡的福克斯通，父亲托马斯·哈维是一个拥有跨国企业的富商。五个兄弟中，威廉是唯一对经商不感兴趣的，其他几个和他们的父亲一样，事业非常繁荣，有能力支持和造就他们的这个兄弟。

哈维从十岁起被送往坎特伯雷的国王学校（King's School）接受正规教育，那里严格规定："无论是谁，不管在学习或游戏中，除了拉丁文和希腊文，不得使用其他语言。"这使哈维从年轻时候起，便对这两种古老的语言极为熟稔。接受过基础教育后，哈维在十六岁那年被录取入剑桥大学的以著名的人文主义者和内科医师约翰·凯厄斯的母校和他自己的名字命名的"冈维尔和凯厄斯学院"。多年来，在欧洲，解剖是被禁止的。但是在哈维就读期间，凯厄斯学院每年都有两具死刑犯的遗体供解剖学教学之用。这一方面使哈维有机会观察了解人体的生理构造，同时他在解剖的过程中也不时听到和体会到学者们为解剖科学所遭遇到的种种艰难险境。毕业后，哈维去国外游历了五年，大部分时间是在意大利的帕多瓦大学学医。

帕多瓦大学（University of Padua）创建于1222年，不但是意大利历史最悠久、声誉最高的学府，还是16、17世纪欧洲最著名的大学之一。当时，在欧洲的各个大学中，帕多瓦大学不但在法学、科学、医学、哲学的研究上，学风是最自由的，还聚集了很多的大学者，最著名的如近代科学的奠基人伽利略·伽利雷就在这里教授数学和天文学，声名卓著的外科医生和解剖学家吉罗拉莫·法布里休斯（Girolamo Fabricius）也在这里教授外科学和解剖学。特别在医学方面，帕多瓦被看作欧洲的医学中心，每年都要吸引多达五千名外国学生来这里学习。哈维就直接受到法布里休斯的教导。

在此之前，哈维无疑曾听说过不少有关血液循环的空谈，使他特别注意生理学上的这个问题，并在获得必要的知识之后开始重视和进行这方面的实际研究。而法布里休斯的教授和他在《论静脉瓣》一书中首次对静脉的半月瓣的明晰描述，很可能是直接影响哈维日后发现血液循环的一个因素。哈维晚年曾对化学家、尊敬的罗伯特·波义耳说起过，正是当他体会到这种瓣膜具有将血液单向引流回心脏的作用后，他才对法布里休斯的解剖学有进一步的理解。医学史家认为，是法布里休斯的这一描述，为哈维关于血液循环的论点提供了十分重要的依据。

哈维于 1602 年 6 月获得了帕多瓦的医学博士学位，带着授予他的传统上只有医师才可佩戴的勋章与佩饰回到英国，同年，在被授予剑桥大学的医学博士不久，与伊丽莎白女王和詹姆斯一世御医朗斯洛·布朗博士的女儿伊丽莎白·布朗结婚。在申请参加医师协会（The College of Physician）立即被批准后，他便开始在伦敦开业行医。

哈维个子不高，甚至说得上矮小，圆圆的、橄榄色的脸，卷曲的黑色头发，黑皮肤，眼睛也是黑色的，极其晶亮，锐利有神。据说，他是属于胆汁质的个性，总是处于兴奋状态，精力异常充沛，根本就坐不住，思想的激荡甚至夜里也经常使他无法入睡，平时说话举止麻利，还喜欢随身带一把短剑，并常常神经质地将它抽出抚弄一番。

自从开业和随后受聘为圣巴塞洛缪医院的助理医师以来，哈维的业务一直十分兴旺，他在医院里有来自温莎皇家御猎场的木柴烧壁炉取暖，吸引了很多病人，包括一些社会地位很高的患者，最有名的有大法官弗朗西斯·培根。他还"全年每周一天"为穷人治病。以后，哈维又成为詹姆斯一世、查理一世的御医和许多贵族的私人医生。他与查理一世夫妇关系非常密切，经常陪他们外出游览，在参加国会派与王党间的内战中，他还曾保护过两位年轻的王子。

哈维是一个研究型的临床医师。在治疗病人的同时，他深入钻研人体生理学。这方面的成功，使他于 1615 年被任命为皇家医学学会的"伦利系列讲座"讲师。这项讲座是约翰·伦利爵士和考德威尔医生为改善外科学和解剖学的教学和科研而于 1582 年设立的，挑选最有威望的会员，每星期讲演两次，每次一小时，三刻钟用拉丁文讲，一刻钟用英文讲，并选择在午餐前后解剖人体。1616 年 4 月 16 日或 17 日，一个春光明媚的早晨，十点钟，一大批不寻常的客人被吸引到伦敦阿曼大街内科医生协会的新解剖剧场，听一位新人做本学年第二次的伦利系列讲座，这就是哈维的第一次讲座。对这次讲演，当时的记录写道：

"威·哈通过心脏的构造验证，血液是经肺持续流入主动脉的。……他用结扎的方法验明血液从动脉流经静脉。这就证实了，是由于心脏的跳动，才引起血液在循环中的持久流动。"这段记录实际上就是哈维有关血液循环这一观点的摘要。哈维当时那份用拉丁文和英文混合写成、笔法很难辨认的讲稿1876年在大英博物馆重新发现。十二年后，1628年，哈维的详细描述血液循环的著作《动物心血运动的解剖研究》（*Exercitatio anatomica de motu cordis et sangui nisinanimalibus*）在美因河畔的法兰克福由威廉·费泽尔公司出版。

关于为什么面对加伦的权威，还要研究人体的血液循环，哈维自己曾表示："我的义务是一个有教养的人士应有对真理的热爱和率直。"他叙述了自己怀着这样的心地发现血液循环的经过，说他起初是考虑是否真的存在一种血液循环的运动，后来在实践中，发现情况正是如此，最后他甚至"目睹了靠了左心室的作用流入动脉管的血液被发布到全身和身体各部分，如同靠了右心室的作用流入右肺动脉管的血液流经两肺一样。然后它经过静脉管，沿肺静脉回到左心室……"，认为"这样的情况也许可以叫作循环"。

哈维的《动物心血运动的解剖研究》是献给查理一世的作品。他把国王比作人体的心脏，是一切力量和力能的中心与源泉。他声称，"对于一位国王来说，了解自己的心脏，不会是无益的"。这本通称《心血运动说》的书，篇幅虽然不大，仅七十二页，但由于他所达到的重要观念，并不是靠的思辨，也不是依靠先验的推论，而是包含了作者多年来对人和动物活体的一系列的步骤，每一步骤又都是根据利用解剖方法对心脏所进行的观察，用他自己的话来说，是根据"反复的活体解剖"。因此，是可信的。此书被认为是到当时为止"所曾写出的最重要的医学著作"。

只是在当时那个环境之下，像这样一部挑战加伦权威理论的著作，它的命运是不可能平静的。情况的严重，哈维自己也已有所预料。他曾说，当时"我不仅害怕会招致几人的妒恨，而且想到我将因此与全社会为敌，不免不寒而栗"。事实的情况也正是如此。哈维后来在1649年这样回忆说：

> 自从我的血循学说问世以来，几乎没有一天不使我听到有
> 关我发现此事的好好坏坏的消息。这个娇弱可爱的孩子，受尽
> 折磨和诽谤，认为我这个由书写哺育出来的胚胎根本就不该降
> 生人世。

年轻时就与哈维结交朋友的约翰·奥伯利（John Aubrey）写过一
部叫《略传》（*Brief Lives*）的书，记述了不少名人的事迹。在这本书
中，奥伯利曾这样记载哈维当时的遭遇：

> 我曾听他说起他有关血液循环的书的出版，说起他在开业
> 中的深深的感受，还说到他被愚民看作脑子有毛病，而且说所
> 有的内科医生都反对他的观点并且嫉妒他。……但是大约经历
> 了艰难的二十或三十年，最后他这观点被全世界各个大学所
> 接受。

《心血运动说》出版后，来自巴黎、威尼斯和莱顿等地反对和攻击
的信件和文章潮水般地涌到哈维的写字台上。攻击出自各个方面，教会
宣称他违反了《圣经》的教条，宣布他的观点是"异端邪说"；虔诚信
仰宗教的病人以为他神经不正常，或者是发了疯，他们可以宽恕一个害
人的无能的庸医，但不能容忍一位正统开业医生的非正统观点，于是都
远远地离开了他，不再请他看病了。神学家是科学的天然的敌人，哈维
可以不予理睬，对于愚昧的群众，哈维也能忍让。值得注意的是，有不
少的反对者是著名的哲学家、医师和解剖学家。例如著名的数学家和哲
学家彼埃尔·伽桑狄，也是一位神学博士和教士，他坚信自然界的和谐
便是上帝存在的证明。他以及威尼斯的埃米利奥·帕里萨诺、纽伦堡的
卡斯帕·霍夫曼、帕多瓦的约翰·维斯林、乔万尼·德拉·托雷等人，
都纷纷反对哈维，愤怒谴责哈维将上帝那么多"津津有味的信条"和

纲领破坏殆尽。巴黎的詹姆斯·普里姆罗斯（James Primrose）是一个苏格兰侨民的儿子，在最严格的盖伦学派中间受的教育，他迫不及待地在 1632 年，仅仅用了十四天时间，以旧的观点，写出一本反对哈维的书，被认为是一位盖伦主义者以光明正大兼卑鄙肮脏的手段来攻击这一新学说的一个范例。这种围剿式的文字如此之多，竟使哈维的同事亚历山大·雷德在他 1634 年、1637 年、1638 年一版再版的《解剖学手册》里，都根本不敢提一提哈维这一伟大的发现。那个时候，大概只有哈维的学生和朋友乔治·恩特爵士写的一篇支持血液循环的专论。

在反对派中，巴黎大学是一个重点。在这里，不但有一个叫盖伊·帕坦的要人，竟然断言哈维的学说"荒谬、无益、虚假、捏造、悖理而且有害"，尤其是大学医学院的院长让·里奥兰（Jean Riolan，1577—1657）是反对哈维的一个最重要的人。

里奥兰曾与哈维一起在帕多瓦大学读书，当时是巴黎大学最有经验的一位内科医生，路易十三王太后的主治大夫，还被称为人体解剖之王，但却坚持旧的观念。里奥兰受他父亲的教育，把希波克拉底和加伦看作一切智慧的源泉，他毕生的努力就是"要看着加伦的医学保持完好"。里奥兰相信加伦是绝对不会错的，他坚持说，要是今日发现的解剖事实真的有什么不符合加伦的描述，那只能是因为自加伦时代以来，造物主的工作已经有了变化，不可能据此就说是加伦错了。

里奥兰遵从这样一个信条：持久的反对即可获得某种不朽。于是，于 1648 年出版了一本《解剖学手册》（Enchiridi Anato micum），此书把血液循环明确限制于身体的某几个特定部位，以维护加伦的血液通过心膈循环的旧观念。里奥兰将这部新著的一个献本送给哈维，意思是清楚的：需要《心血运动说》的作者表态。哈维也感到有答复的必要。只是 1649 年 1 月 27 日，查理一世在与国会的斗争中失败，被特设的高等法庭作为暴君、叛国者、杀人犯和人民公敌判处死刑，于 30 日上了断头台。哈维为此心情异常沉重，但是他还是克制住自己的情绪，给里奥兰写了两封重要的信。在信中，哈维对他的这位老相识，言辞是极其殷勤有礼的，但是在循环这个原则上，态度是坚决的。哈维非常机巧地讽刺里奥兰所坚持的理论，至少已经陈腐了二十一年；明确告诉里奥兰，在血液循环的问题上，自己不能同意他的观点。后来，从1651年至1657他去世的那一年，哈维又给里奥兰写了八封信，继续与他展开辩论。哈维严肃地指出，并不是里奥兰耳聋目眩，看不到明显的事实，也不是他不熟悉解剖学或者没有经验，里奥兰像他的同时代人一样懂得解剖学，甚至比他们更好，而是他不愿意看到显现在他眼前的真理。确实，据说里奥兰至死一直坚持自己的观点，不允许对加伦的见解做任何的改变。他被认为是因为有哈维的答复而提高了身价的人物之一。

这样，大约经历了艰难的二十年或三十年，情况渐渐开始发生变化。到了这个时候，更具权威的呼声掀起来了。神圣罗马帝国皇帝斐迪南二世的宫廷医生戴恩·尼尔斯·斯坦生（1638—1686）、巴黎科学院的莱蒙·德·维圣斯（1641—1715）、德国耶拿大学的教授维纳·罗尔芬克（1599—1677）、荷兰莱顿大学教授法朗西斯科斯·西尔维斯（1614—1672）、当时公认是西斯敏斯特和伦敦最著名医师的理查德·洛厄（1631—1691）等人都支持血液循环的学说。广泛流传、轰动欧洲的《一个医生的宗教信仰》一书的作者、英国医生托马斯·布朗（1605—1682）甚至把哈维的这一发现看成比发现美洲的意义都要大，使哈维的观点得到了普遍的承认，最终"为全世界各个大学所接受"，加伦的神学"目的论"则被人们所摈弃。而巴黎大学的里奥兰和帕坦等人，也只落得人们的耻笑。法国伟大的剧作家莫里哀（Moliere）在他的著名喜剧《假病人》（*Le Malade Imaginaire*）（或译《没病找病》）中，对那个不学无术又不肯努力的医生迪亚弗瓦吕斯，作了尽情的讽刺，说他无论做什么事，都按照他父亲、那个固守传统的老医生的榜样，"总是毫不动摇地相信先人的意见，从来也不明白和听取本世纪发现的理论和经验，比如说血液循环和类似的意见"，跟里奥兰和帕坦一个样。

哈维没有子女，去世时留下遗嘱把产业捐赠给皇家医学院，用于"发现和研究自然的秘密"。的确，血液循环的秘密，还需进一步揭示。生理学家们原来都以为，动脉把血液输送到肌肉里去，再由静脉从肌肉里把血液收集回去。在复式显微镜于 1590 年发明后的 1661 年，马尔切罗·马尔皮基（Marcello Malpighi）应用这一先进技术，发现了器官分支的末端是一些膨胀开来的空气管，在这些空气管的表面上是动脉和静脉。于是，弄清楚了："血液之所以能分散于周身，是由于血管的多重弯曲。"

今天，当人们了解了血液循环整个过程的时候，不由不怀念一千多年来那么多的医生和生理学家的艰辛劳绩，特别是塞尔维特，竟在这项研究中为破除神学"目的论"而牺牲了生命。如今，在日内瓦沿着哲学大街向玫瑰大道转弯处，可以见到一座塞尔维特纪念碑，加尔文日内瓦的后世居民们就是以这种形式，来向这位殉道者表示敬意。

血液（二）：影响深广的"体液"决定论

文艺复兴时期人文主义的代表威廉·莎士比亚跨越中世纪的黑暗，怀着对人类和现实世界的强烈的爱，热烈称颂人："多么高贵的理性！多么伟大的力量！多么优美的仪表！多么文雅的举动！在行为上多么像一个天使！在智慧上多么像一个天神！宇宙的精华！万物的灵长！""是一件多么了不起的杰作！"可是在科学家用化学分析的眼光来看，实在是煞风景，这件"了不起的杰作"，不管哪一个，帝王将相也好，平民小子也好，都不过是由一些极为简单的物质所组成，只是在比例上有些极其微小的差别而已。

说起来，人类可是经历了数千年的岁

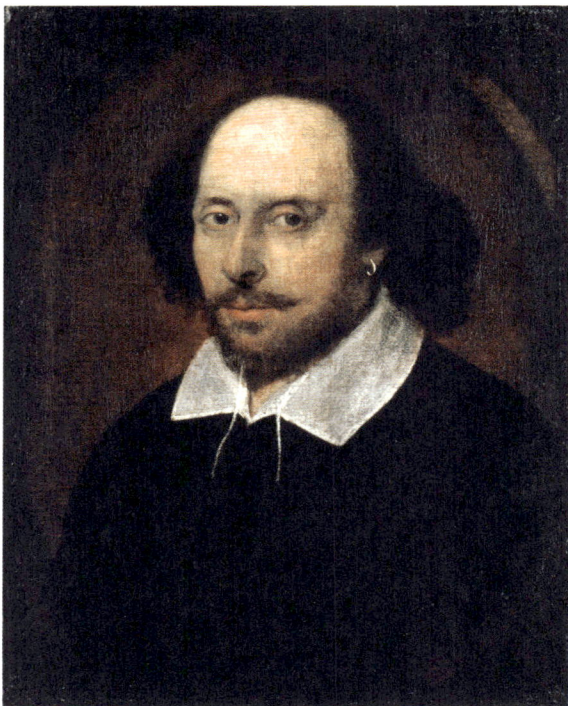

威廉·莎士比亚

月，才达到这样的认识。在此以前，最早的时候，人都相信自己是从虚无缥缈的某个灵魂转化过来的。《圣经·创世记》描述上帝创造人，当然是属于唯心的臆说；但明确写到是"用地上的尘土造"，则是物质的，透露出唯物的萌芽。古代不少唯物主义的科学家和哲学家也都从这一角度来认识自然界的物质和作为物质的人的。

在西方，小亚细亚爱奥尼亚学派中的泰勒斯（Thales，前 624？—前 547）最先假定整个宇宙是自然的，这当然就摆脱了非物质的臆测，把超自然的神怪排除在人类起源的范围之外了。不过泰勒斯认为这起源是从空气、土、水，经由人和动植物的身体，然后复归于空气、土、水，形成这么一个变化的循环。他的弟子阿那克西曼德（Anaximander，前 611？—前 547？）则相信，人是从鱼腹里产生出来的，而鱼和别的动物都是海里产生出来的。他们坚持的都是这么一种单一元素的观念。

不同于爱奥尼亚哲学家这种自圆其说的循环说，以毕达哥拉斯（Pythagoras，前 584？—前 497？）为代表的毕达哥拉斯学派认为，任何生命物质都由土、水、气、火四者所组成，并据此切入到对人体成分的认识。毕达哥拉斯学派提出，土、水、气、火四种元素都有一种特性：燥、冷、热、湿；是这每种特性，形成了人体的四种体液（Humours）——血液、黄胆汁、黏液和黑胆汁，血液的特性是热而湿，黄胆汁是热而燥，黏液是冷而湿，黑胆汁是冷而燥。由毕达哥拉斯学派做系统表述的这种"体液"学说，从公元 5 世纪起开始影响医学，到希波克拉底时期达到了完善。

在希波克拉底以前，医生们在实践中发现，一个人的发病，往往与摄入食物有关，而常常当病人有液体从躯体排出之后，他的病情也就随之得到了改善。这一观察的结果，使医生们相信人的疾病与身体内的液体有关。

处在希腊医学登峰造极时期的希波克拉底（Hippocrates，前 460？—前 370）是古希腊最著名的医学家，以他为代表的柯斯（Cos）学派吸收前人的认识和理论，最终使由毕达哥拉斯学派所表述的古希腊人的宇宙观和医学家们的这一看法成为完善"体液"学说的两大来源。

希波克拉底学派相信"体液"是从人体本身的血管中分离出来的，是血液的有机组成部分。当血液上升到人体的高部位时，最先出现的是鲜红、均匀的液体；其余的，下面部分变成透明的黄色液体；底部是暗红色，几乎是黑色胶状的；表面则有一层薄薄的、鲜红明亮的血液。这就是他们所认为的血液、黄胆液、黑胆液和黏液四种"体液"的来源，并相信这四种"体液"的比例和平衡情况决定了人的存在、人的本性

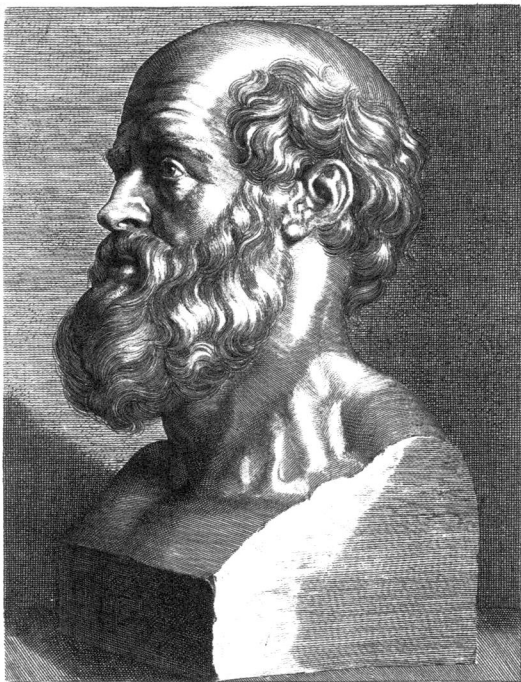

希波克拉底

及人的健康状况、心理素质和气质个性。例如疾病的出现就会使暗红色的"体液"分离出一层淡绿色的薄膜来。在希波克拉底写（事实上并不是他一个人所写）的《论人类的自然性》第四节，这样说：

人体内有血液、黏液、黄胆液和黑胆液，这些要素决定了人体的性质。人体由此而感到痛苦，由此而赢得健康。当这些要素的量能互相适当结合，并且充分混合时，人体便处于完全健康状态。当这些要素之一太少或过多，或分离出来不与其他要素混合时，人体便感到痛苦。因为当一种要素析出单独存在时，不仅使它停留的地方患病，而且必然泛滥成灾，由于集聚太多而引起疼痛。事实上，当某种要素流出人体的量超过应有的限度时，造成的空虚也使人疼痛。同样，若由于元素析出在

体内漂移造成某一内脏空虚，则如上所说，人会感到加倍疼痛，因为流出和流入的地方均感疼痛。（赵洪钧等译文）

总的说，在希波克拉底及其学派看来，健康是由于体液的结合和谐（crasis 或 eucrasis），患病则是由于体液不调（dycrasis）。食物是非常重要的，各种食物之中，都可能含有血液、黄胆液、黏液和黑胆液的成分，医生的责任就是帮助大自然调节人体的"体液"。

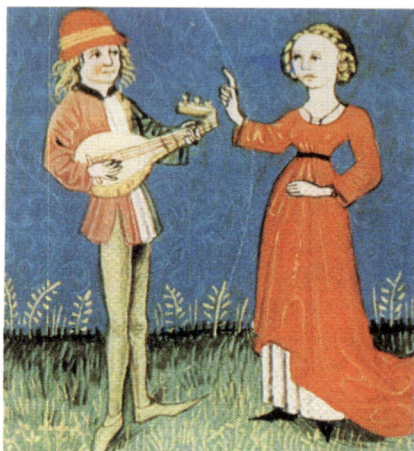

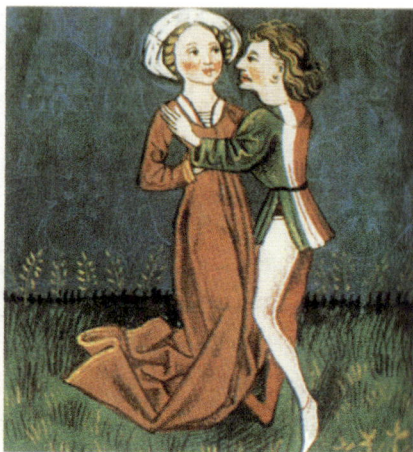

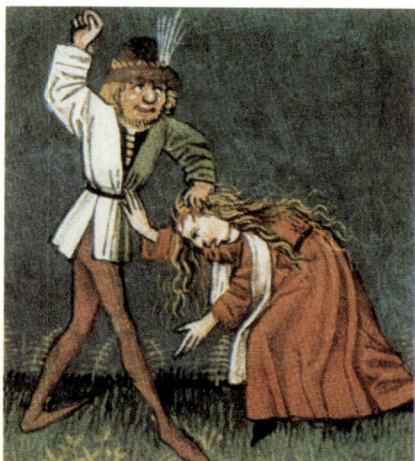

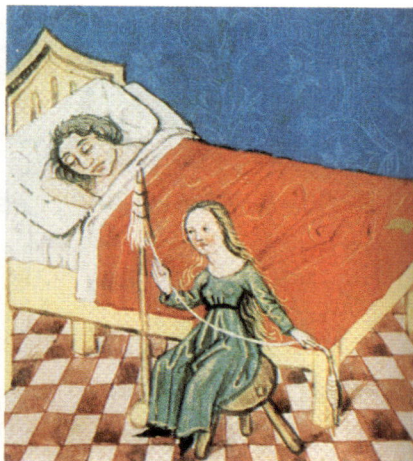

画作描绘四种"体液"的性格特征

希波克拉底学派的这一理论，通过罗马的名医加伦传至整个地中海世界、米索不达米亚和西欧，一直影响人类的历史。到了中世纪和文艺复兴时代，人们还很相信血液、黏液、黄胆液、黑胆液四种体液分别与火、水、气、土有关，而且同时要受到各个星球作用的影响。他们相信木星和金星会对血液起作用，月亮则会对黏液起作用，火星会影响黄胆液，土星会影响黑胆液。那时的人们不但因袭毕达哥拉斯学派的传统，认为人体的构造、健康和疾病状况都决定于四种体液的组合，还更深一层地把气质、情感、行为和个性特征都与这四种体液联系了起来。这一学说的信仰者是这样认识的：在人体的四种体液组合中，如果血液过盛，此人就属于多血质气质；若是黏液、黄胆液、黑胆液这三种体液过盛，那么这些人便分别属于黏液质气质、胆汁质气质和抑郁质气质。他们认定，多血质气质的人一般都性格活泼、乐观、温柔、仁爱；他们满怀希望，贪求享受，但为人轻信，遇到挫折也容易灰心失望、郁郁寡欢，认为这种气质常常是王子和恋爱的幸运儿所固有的。黏液质气质的人，特点是平静、冷漠，不易激动，怯弱胆小，愚钝呆笨，倔强执拗，好色淫逸，其中受到金星作用的，被认为是妇女、儿童和淫荡子所固有，受到月亮作用的则是属于傻子和蠢子所固有的。胆汁质气质的人骄横急躁、鲁莽易怒、气量狭窄、嫉妒任

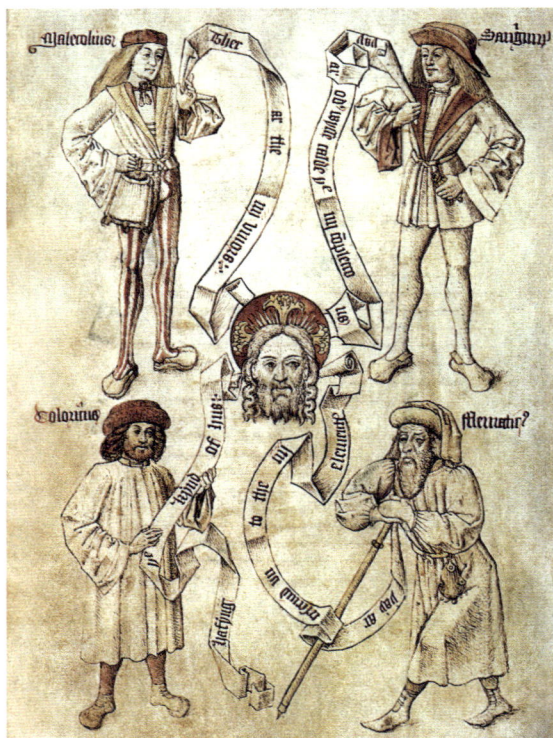

15世纪手稿中描绘的体液图

性、报复计较，其中受到太阳作用的，是统治者和任性女子所固有，受到火星作用的则属士兵、酒鬼和爱喧闹的人所固有。抑郁质气质的人总是郁郁不乐、心情沮丧、冥思妄想、情绪反复、喜怒无常、尖酸刻薄，甚至往往患躁狂抑郁性精神病，等等。

英国当代著名作家安东尼·伯吉斯（Anthony Burgess）在他写的《莎士比亚传》中指出，在从 1558 年到 1603 年伊丽莎白女王在位的这个时期，"'体液'一词正变得时髦起来"。这"时髦"不只是指有关四种体液和它对人的气质、个性的影响，被一般人当作看待他人习气的指导思想，流行于平日的言谈上，还被广泛地表现在文学艺术中，这两者相互影响，使"体液"学说流行得更加广泛。

19 世纪著名的瑞士学者、研究文艺复兴时期文化的权威雅各布·布克哈特（Jacob Burckhardt）不相信"体液"学说。看到史料中有关的记载，他十分遗憾地指出，说文艺复兴时期在认识和揭示丰富完整的人性时，非常流行一种"常常和迷信星宿的力量相结合的四种体液的学说"。但是作为一位史学家，他的责任是如实转述当时的史实。于是就在他的《意大利文艺复兴时期的文化》中，读者也就看到这一学说的影响力，说是有一个有能力的观察者，他原来认为教皇克莱门七世是"具有一种抑郁的性格，但由于医生们认为这个教皇具有一种多血质和胆汁质的天性，他就屈服于医生的诊断"。又，他说法国的加斯敦·德·弗瓦将军，是拉文纳的胜利者，是一个很有影响的人物，但是在所有历史学家写的有关他的著作中，人们读到的都是"他是一个具有黏液质的人"，布克哈特对此不免"觉得可笑"。这就使布克哈特不得不感叹"体液"学说的深入人心，甚至认为"这些概念可能在个人的心理上是难于根除的"。

既然文艺创作是描绘和表现人的性格和心灵的，"体液"这一被普遍用来观察人体的流行学说自然会在创作中反映出来，最具代表性的例子就是，这时候，一种被文学史家看成"与本·琼森的名字密切相关"的所谓"体液喜剧"（Comedy of humours）的戏剧形式颇为风行。

生于伦敦一个牧师家庭的本·琼森（Ben Jonson，1572—1637）虽然从未进入过大学深造，但他读了很多书，而且二十四岁开始当演员的实际锻炼，为他成为一位剧作家打下了基础。他独立写了十八部戏剧，还写过其他作品，受到国王詹姆斯一世的青睐，颁给他年俸，使他实际上成为英国的第一个桂冠诗人，而且在英国文学史上首次在生前出版"文集"，可见他的地位之高。

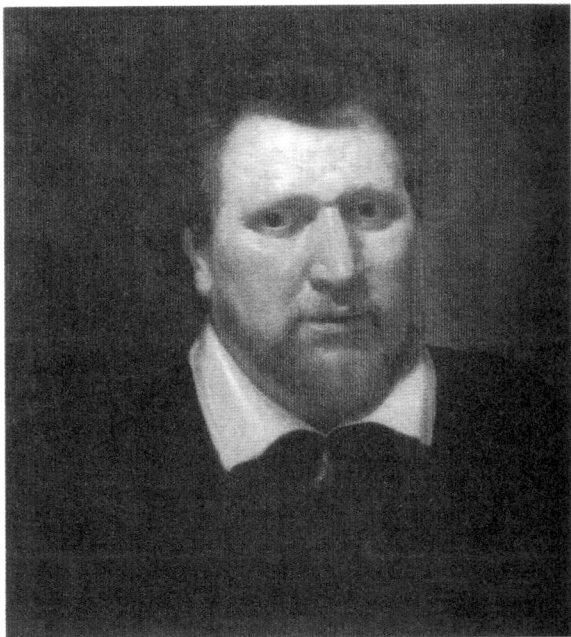

本·琼森

本·琼森于 1598 年上演一部按照古罗马剧作家普劳图斯的创作方式，即人物性格类型化的方式写成的喜剧《人人体液和谐》（*Every Man in His Humour*）。在这部剧作中，他让四个主要角色分别体现四种体液和气质，第一次用了"体液"这个词。第二年他又怀着类似的心理写出了《人人体液失调》一剧。在《人人体液失调》（*Every Man out of His Humour*）的开头，琼森就引出三个人——阿斯帕、科达托斯和米蒂斯。在他们第一次出现时，他们中的一人偶然地说到"humour"（体液）这个词，于是阿斯帕立即接上解释此词的含义，说："当某种独特的品质/支配了一个人/使他的一切感触、心境和精力/汇成一股潮流/这种品质则可真正被称为气质。"本·琼森说，这就是"Humour"——"执着于心的情感"或"情绪"，并相信正是它支配着人的情感和行为。这代表了本·琼森对"Humour"的认识。在后来剧情发展中，科达托斯和米蒂斯没有起什么作用，实际上，这两个人物在全剧中仅仅像是合唱队的成员。阿斯帕则被描绘成一个"体液"失调的赌徒形象，说他

92

穿一身杂色的衣服，帽圈上插了三根鸟兽的颈毛，拖一双一码长的鞋子，是"最最滑稽可笑的"。剧作家通过阿斯帕之口，说我们表演的舞台是那么的广阔，在上面可以看到时代的缺陷；并声称要以不屈的胆识，无所畏惧地去揭露这类纨绔子弟，狠狠鞭笞这种没有教养的人，解剖他们的每一条神经和肌腱，等等。

本·琼森被公认是伊丽莎白时代和随后的詹姆斯一世时代仅次于莎士比亚的剧作家，他有关"体液"的理论和实践所产生的影响可想而知。

另一位与莎士比亚生于同一年的克里斯托弗·马洛（Christopher Marlowe，1564—1593），也是英国的一位重要的戏剧家。

鞋匠的儿子马洛还在剑桥大学读书的时候，就开始写戏。可惜三十岁那年一次与人口角，被对方刺死。他的剧作虽然不多，但内容热情奔放，充满浪漫主义色彩，革新了中世纪的沉闷僵死的戏剧。

马洛的《马耳他的犹太人》是根据当时关于一个犹太人的传闻和土耳其人进军马耳他岛的事迹写成的。剧作描写马耳他总督、基督徒法内斯强迫一位富有的犹太人巴拉巴斯纳贡，去支付土耳其人过期很久的索款。犹太人拒绝捐献。法内斯辩解说，马耳他一向很讨厌藏身于此的犹太人，于是，他就决定，让巴拉巴斯或者皈依基督教、保留一半财产，或者保留犹太教、失去一切，两者任选其一。与别的犹太人不同，巴拉巴斯不选前者，宁愿一无所有，他谴责马耳他的爵士们都是伪善者。剧作的其他部分都写巴拉巴斯的复仇：设计杀害了一批人，甚至自己的女儿和她的情人，又勾结土耳其占领者，使自己成为总督，然后设法陷害土耳其头子。剧本里的事件复杂而混乱，达到情节剧的高变，几乎成了一出滑稽剧。看得出来，马洛完全是以抑郁质气质赋予这个主人翁的，最后甚至安排他变成一个憎恨人的狂躁精神病人，自己堕入预设的沸镬中。人们还会感到，这个巴拉巴斯与莎士比亚的著名剧作《威尼斯商人》中的典型人物、同是抑郁质气质的夏洛克十分相似：巴拉巴斯爱他的女儿胜过任何东西，除了他的钱财。他的声嘶力竭的喊叫："哦，女儿！哦，银子！哦，我的上帝！"多么像夏洛克听到女儿在热那亚一个晚上花去八十块钱之后的惊叫："你把一把刀戳进我心里！我再也瞧不见我的银子啦！"另外，马洛创作的被公认是英国最初的真正悲剧的《铁木儿》，和另一部被认为奠定了戏剧中心理分析的剧作《爱德华二世》，也是按照"体液"学说的原理来写的。剧作家让前一个主人翁——那个狂妄傲慢、不可一世的征服者铁木儿具有胆汁质的气质，他凭着强

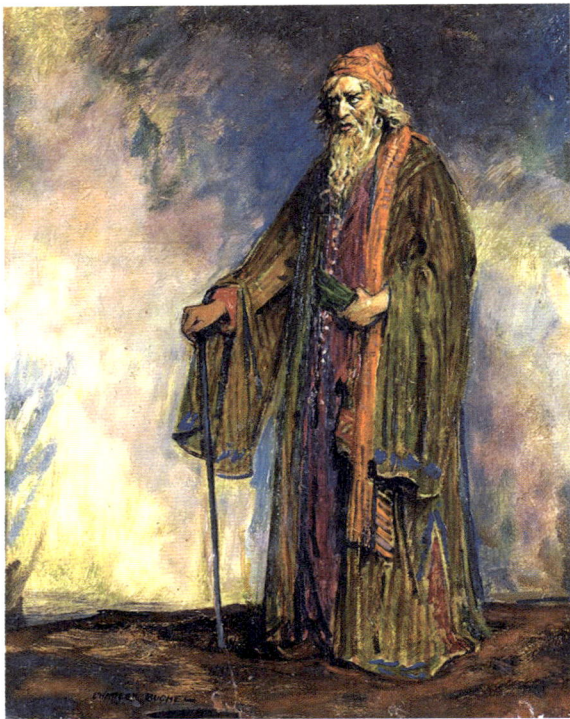

《威尼斯商人》中的夏洛克

烈的意志以及盖世的武功征服世界；安排后一个主人翁轻信宠臣，结果失去了王位，并遭杀害，就是因为他少了一种作为一位国王所不可缺的胆汁质气质，而多了一种秉性软弱、反复无常的黏液质气质。批评家指出，马洛的创作为莎士比亚和詹姆斯王朝的剧作家开辟了道路，说明他的影响之大。事实上，将"体液"理论用于戏剧创作并不只是由于某一个伟大剧作家的影响，而是人们对人的性格理解的共识。当时的一位剧作家和大批评家约翰·德莱登在论文《悲剧批评的基础》中就严肃地声称："性格是由许多原因形成的，它们可以靠脸色来区别，例如胆汁质的和黏液质的；或者根据性别、年龄、气候、人物的品质，他们面前的处境来区别。"

　　这种"体液"理论，对伟大剧作家威廉·莎士比亚（William Shakespeare，1564—1616）及其创作的影响也非常之大。

莎士比亚生活在"'体液'一词正变得时髦起来"的这么一个时代环境和戏剧环境中。那个时候，对大宇宙影响人体小宇宙的信仰已经弥漫西欧和整个英国国土，成为一种风气。莎士比亚曾在《李尔王》里，通过葛罗斯特的庶子爱德蒙，这样形容当时的情形：

> 人们最爱用这一种糊涂思想来欺骗自己；往往当我们为自己行为不慎而遭逢不幸的时候，我们就会把我们的灾祸归怨于日月星辰，好像我们做恶人也是命运注定，做傻瓜也是出于上天的旨意，做无赖、做盗贼、做叛徒，都是受到天体运行的影响，酗酒、造谣、奸淫，都有一颗什么星在那儿主持操纵，我们无论干什么罪恶的行为，全都是因为有一种超自然的力量在冥冥之中驱策着我们。明明自己跟人家通奸，却把他的好色的天性归咎到一颗星的身上，真是绝妙的推诿！我的父亲跟我的母亲在巨龙星的尾巴底下交媾，我又在大熊星底下出世，所以我就是个粗暴而好色的家伙。

尽管爱德蒙在说这些话的时候，语气是在批判人们的这种"糊涂"信仰，可这也真实地反映了当时的一股风气，何况他还特别提到一件事，说自己在前天读到一篇预言，声称在某个日食月食之后，将要发生

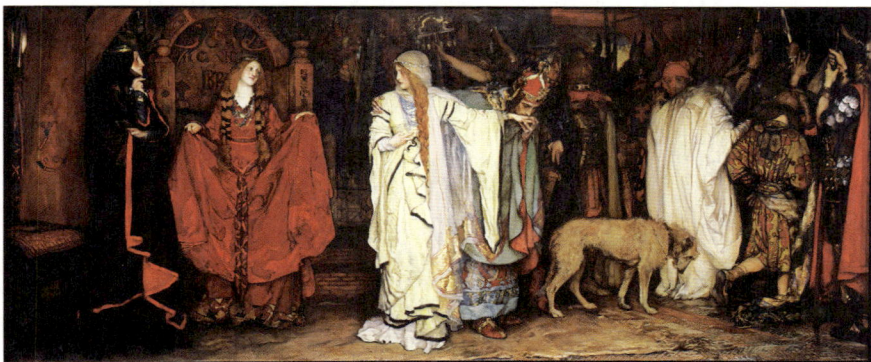

《李尔王》中的一个场景

什么事情，最后他发现，"所预言的事情，果然被他说中了"，这就使他不得不怀疑世间许多事情，诸如"父子的乖离、死亡、饥荒、友谊的毁灭、国家的分裂、对于国王和贵族的恫吓和咒诅、无谓的猜疑、婚姻的破坏"等等是否与星辰有关，甚至不得不长叹："唉，这些日食月食果然预兆着人世的纷争！"使听他话的人也认为他正是这一学说的信仰者。

莎士比亚也是这样。莎士比亚从传统和前辈那里受到这方面的影响，耳濡目染，自然而然会对星象和"体液"坚信不疑，并在创作中运用得非常熟悉。在好多剧本中，莎士比亚都写到星座对"体液"、气质方面的作用。在《无事生非》里，阿拉贡亲王唐·彼得罗的庶弟唐·约翰的侍从康拉德，自称他自己"是土星照命的人"。在《亨利四世上篇》里，威尔士亲王与约翰·福斯塔夫爵士对话时，一个说："呃，我说，乖乖好孩子，……让我们成为狄安娜的猎户，月亮的嬖宠；让人家说，我们都是很有节制的人，因为正像海水一般，我们受着高贵纯洁的女王月亮的节制……"另一个随即回应，说："你说得好，一点不错，因为我们这些月亮的信徒们既然像海水一般受着月亮的节制，我们的命运也像海水一般起伏不定。"表明这两人都是多么的相信月亮对人的性格所起的作用。在《奥赛罗》中，伊阿古形容凯西奥酒醉之后打架时，说那是因为"好像受到什么星光的刺激，迷失了他们的本性"；苔丝德蒙娜也相信灼热的阳光会把多疑善嫉的气质从人的"身上吸去"。还有，在《哈姆雷特》中，莎士比亚甚至写到这位丹麦王子曾对伶人提到一个满头假发、大摇大摆在舞台上乱叫乱嚷的胆汁质气质的滑稽角色，等等。

《麦克白》里的邓肯曾说："世上还没有一种方法，可以从一个人的脸上探察他的居心。"可是他的妻子麦克白夫人却明明白白地告诉他："你的脸，我的爵爷，正像一本书，人们可以从那上面读到奇怪的事情。"实际上，信仰"体液"学说的莎士比亚自己倒是更相信这位能干女人的话的，相信从人的脸上可以窥察出他的"体液"。在《裘力斯·恺撒》中，当勃鲁托斯向恺撒报告，说"一个预言者请您留心三

96

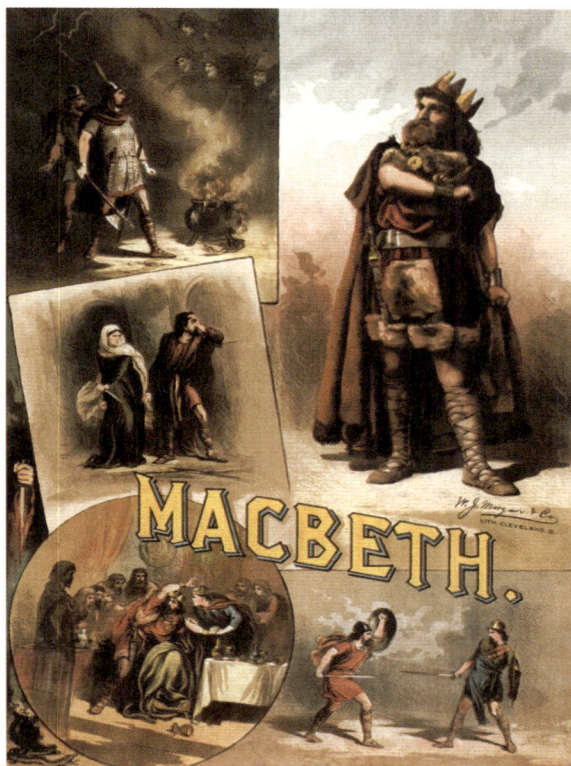
《麦克白》中的几个人物

月十五日"这个后来证明是他被刺杀的日子时，恺撒就说："把他带到我的面前，让我瞧瞧他的脸。"恺撒相信从他的脸上会看出他的为人。事实是，恺撒对凯歇斯，就是根据他的脸来做出评价的。恺撒对安东尼说："我要那些身体长得胖胖的、头发梳得光光的、夜里睡得好好的人在我的右边。那个凯歇斯有一张消瘦憔悴的脸；他用心思太多；这种人是危险的"，"像他这种人，要是看见有人高过他，心里就会觉得不舒服"。恺撒这几句话正是典型的"体液"学说的用语。而勃鲁托斯同样也是以"体液"学说的用语来评论凯歇斯的，说凯歇斯这个属于多血质气质的人"是一个喜欢游乐、放荡、交际和饮宴的人"。与此相映成趣的是，在《安东尼与克利奥佩特拉》中，莎士比亚描写安东尼说："是我杀死了那个形容消瘦、满脸皱纹的凯歇斯，结果了那发疯似的勃鲁托斯的生命。"

莎士比亚不但十分敬佩马洛的创作，在自己的一系列作品中，颇有称颂之语，还多次引用他的词句；他甚至还曾怀着浓厚的兴趣，在本·琼森的《人人体液和谐》一剧里扮演过一个角色。莎士比亚饶有兴趣地将"体液"理论用于他伟大的悲剧创作，取得了很好的效果。

在个性心理学获得如此重大进展的今天，人们可能会怀疑，这种所谓的"体液"学说，很少顾及家系遗传、年龄发育、环境影响等多种因素，仅以四种"体液"来确定个性的依据，缺乏科学性。但是在当时，这一学说的提出，应该说是对个性研究的一个重要进展。首先，"体液"学说是从人的本身出发的，它把人当作现实存在的物质躯体，而不是当成不可捉摸的神灵，因此更贴近现实人的思想认识；特别是，这一学说对个性的解释，并非出于自我施加于感官印象上的脱离具体经验的认识，而大部分是以希波克拉底学派（Hippocratic school）及另外一些医学家坚实的临床观察为基础的，因此，在相当程度上比较合乎实际。不难理解，它会一千多年来为作家、心理学家和一般人所接受。加德纳·墨菲和约瑟夫·柯瓦奇在《近代心理学历史导引》中就说道，著名希腊传记作家普鲁塔克（Plutarch）在写作《希腊罗马名人比较列传》时，对希波克拉底的"体液"学说，"可能利用了很多"，他的著作"都是根据那些往往同主要躯体属性相关联的主要动机来表现个性典型的"，不但从总体上按照"体液"学说的精神实质，而且在具体的描述上，也常常按照这一学说的尺度来选择和猜测他笔下的那些军人、立法者、演说家、政治家的心理言行，可以说是最早、最直接接受"体液"学说的作家。

1858 年，曾经解剖过一万具尸体的德国病理学家和人类学家鲁道夫·菲尔绍（Rudolf Virchow）在前人研究的基础上，发表了划时代的著作《细胞病理学》（*Cellular Pathology*）。菲尔绍此书的基本论点是"细胞来自细胞"（Omnis cellula a cellula），指出人体是由彼此平等的细胞组成的细胞王国，疾病的出现，首先并不是发生在人体的整个器官或组织内，而是发生在细胞内。这一理论获得生理学家和医学家的认同，打击了甚至推翻了占统治地位的"体液"病理理论，并使"体液"影响人的个性的说法也失去了支撑点。但是"体液"理论的影响仍然不易消除，对这一理论的持久信念一直延续到现代。威廉·C. 丹皮尔在《科学史及其与哲学宗教的关系》中说：甚至直到"今天，我们在形容朋友脾气时，还要使用四种'体液'的术语"。像"多血质的"（Sanguine）、"水星的"（Mercurial）等不少"体液"学说中的专门术语，都

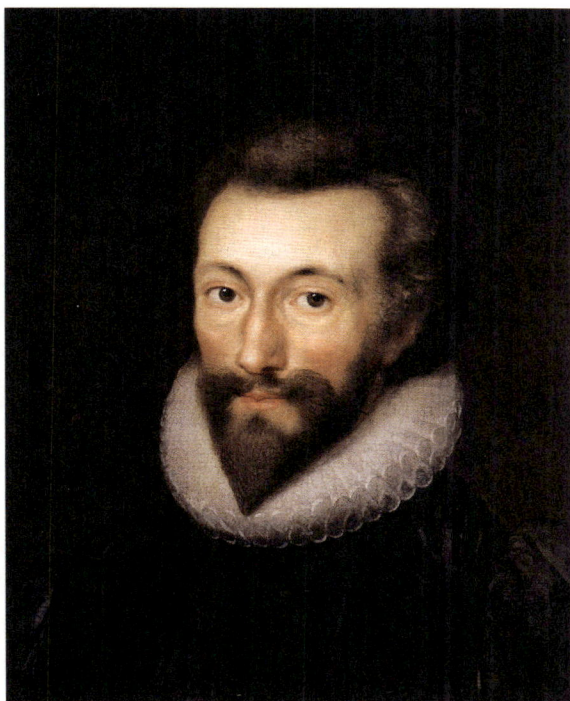

约翰·多恩

已经融化成为今天日常生活中一般性的个性用语"乐观的""机敏活泼的",另外如"胆汁质""黏液质""多血质""抑郁质"等术语,也常常在人们的书面和口头上流传。17世纪著名的英国玄学派诗人约翰·多恩(John Donne,1572—1631),出生于伦敦一个富有的天主教家庭,后皈依英国国教,并晋升为王室牧师;剑桥大学还奉国王之命,授予他神学博士学位,甚至升至圣·保罗大教堂的教长。但是改信新教后,多恩的内心充满了矛盾与怀疑,终日思考着自己的灵魂是否能够得救,于是生活潦倒,情绪抑郁,对女性多有怀疑,还想到自杀,所写的诗作也大多是悲观、死亡、神秘的主题。对这个被视为"大怪才"的人,甚至在三百年之后的今天,许多传记作家和理论家在创作和研究他的时候,还仍旧把他看作一个典型的抑郁质气质的人。"体液"理论的生命力可谓强盛!

血液（三）："体液"学说与莎士比亚的悲剧

  在论及西方文学最伟大的成就——希腊文学时，首先想到的是古希腊的戏剧，因为它比当时其他文学艺术形式都更有力地提出了人类本身在宇宙中的处境和遭遇这个人们最关心的问题。希腊悲剧作为悲剧史上的第一个高峰，它表现了人与神之间，实际上就是人与人之间和人与环境之间的冲突，被认为是人与命运的冲突；悲剧中的英雄虽然在冲突中死亡，但是悲剧情节的壮烈，人性的崇高，风格的雄伟，始终震撼着人们的心灵。两千年来，希腊悲剧的光辉一直在爱琴海滨闪烁不灭，不但古罗马文明所到之处，即使是重视艺术表现人生悲苦的文艺复兴时代，也无有达到如此境地之悲剧，直至英国的伊丽莎白时代，因威廉·莎士比亚的天才，才足以与此相比，甚至某些方面还超过了它。

  如果说一出莎士比亚的悲剧可以称作是一个把身居高位的人引向死亡的异乎寻常的灾难的故事，古希腊悲剧表现的也是这样的故事。莎士比亚的悲剧超越古希腊悲剧的地方在于，它在注意表现戏剧性的同时，还特别重视刻画人物的性格，在注意表现外在斗争的同时，还特别重视揭示人物内在的冲突。在莎士比亚的悲剧中，人们可以强烈地感受到，苦难和灾祸是不可避免地来自人们自己的行为，而这行为的源泉又是他们自己的性格。

  古代希腊人的悲剧观，根据亚里士多德在《诗学》中的总结，是认为"情节乃悲剧的基础，有似悲剧的灵魂；'性格'则占第二位"。事实上，黑格尔指出，"性格就是理想艺术表现的真正中心"。因而，

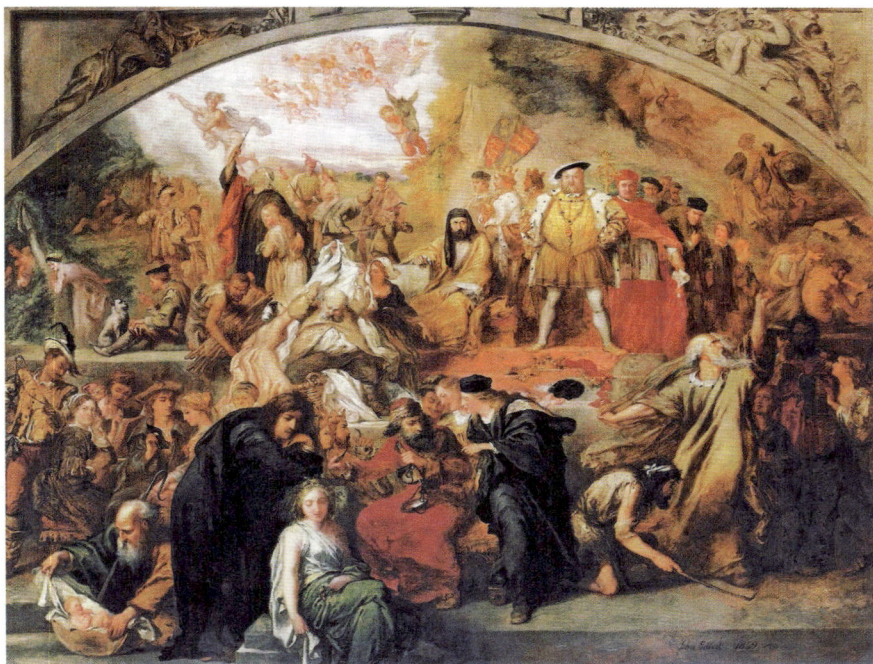

19世纪大画家约翰·吉尔伯特创作的《莎士比亚和他的人物》

古希腊的悲剧，即使发展到了顶峰，像埃斯库罗斯、索福克勒斯、欧里庇得斯这三大悲剧作家的悲剧，表现得更多、更充分的也是人与人两种形体之间或者人与非他力所及的力量之间的斗争，属于悲剧冲突类型中比较原始的冲突。悲剧演出时面具的运用，剧作家无法突破的宗教观念以及悲剧的神话题材和命运主题，也都不能不影响人物的脸谱化、类型化，难以跨越神性的束缚，使人物的性格局限于两种极端的个性类型——不是善便是恶，不是好人就是坏人，总之是不脱离天神和恶魔的内胎，而且这性格往往又固定不变、没有发展。而莎士比亚笔下的人物，他们的性格既有它的丰富性，又有它的完整性和独立性，同时还有性格特征之间的相互联系；它不是一成不变的，而有其合乎逻辑的发展过程，甚至如18世纪的莫里斯·莫尔根在论文《论约翰·福斯塔夫爵士的戏剧性格》中说的，连"气候和脾性都是要施加它们的影响的"，因而莎士比亚的人物都是"每一个单独的人"，甚至是同一类性格中的

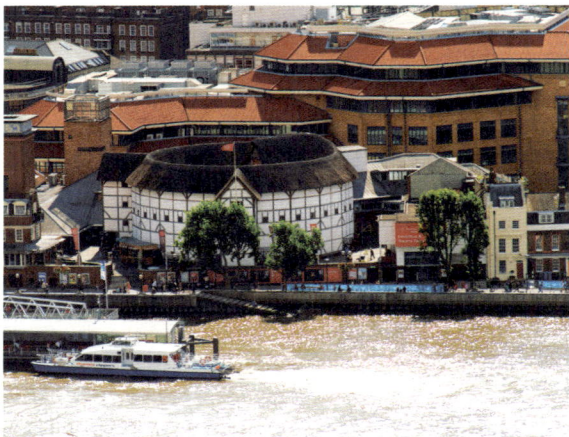
泰晤士河南岸莎士比亚的"环球剧场"

"每一个单独的人",让人感到如俄国批评家维萨里昂·别林斯基所言,这"每一个人物都是生动的形象,里面没有一点抽象的东西,都好像没有经过任何修改和变更,整个儿从日常生活现实中撷取过来似的"。另外,还可以看到,莎士比亚刻画人物的性格,在理论上还受惠于古代希腊医学家希波克拉底学派的有关四种"体液"的病理理论,这在莎士比亚剧作家生涯鼎盛时期的十年间(1599—1609)的悲剧创作中,表现得最为明显、最为突出。莎士比亚对于"体液"学说的运用,表现在他的几乎全部的悲剧创作中,都非常强调主要人物由于"体液"的失调而形成的四种气质特征,以致影响到整个悲剧情节的发展及最后灾难的发生。

多数读者和批评家都爱把《泰特斯·安德洛尼克斯》看成莎士比亚的第一部悲剧,虽然在此以前的《理查三世》也是以主人翁的毁灭收场的,人们因为丝毫也不能从这个完全被否定的人物的毁灭中引起怜悯和同情,因而就宁愿摈弃伊丽莎白时代主要以结局来划分悲喜剧的标准。但是从悲剧的要求来看,《泰特斯·安德洛尼克斯》作为莎士比亚的早期创作,不论思想、艺术都不成熟,显得有些粗糙,甚至幼稚。舞台上出现的,有如一手策划这一系列事件的艾伦所承认的,不过是"暗杀、强奸、流血,黑夜的秘密、卑污的行动、奸逆的阴谋和种种骇人听闻的恶事",可以说纯粹是情节剧,而缺乏真正的性格冲突。《罗密欧和朱丽叶》是莎士比亚的第二部悲剧,自然仍旧也免不了早期作品所共有的不足之处,即冲突多是外在的。经过若干年之后,开始创作《裘力斯·恺撒》,特别是从创作《哈姆雷特》到《奥赛罗》,一直连续到

《李尔王》《麦克白》《安东尼与克利奥佩特拉》《科利奥兰纳斯》，莎士比亚的创作终于达到成熟，迈上悲剧创作的高峰，虽然期间的《雅典的泰门》在艺术上要略为逊色一些。剧作家应用"体液"学说表现悲剧人物的性格，也是始于《罗密欧与朱丽叶》，而止于《科利奥兰纳斯》。

在莎士比亚的所有悲剧中，没有一个像《罗密欧与朱丽叶》那样，具有这么浓厚的喜剧意味和抒情风格。罗密欧一出场，就给人以浪漫喜剧的印象：一个陷入单恋的痛苦之中，悲哀而忧伤的男主人翁。他遇到挫折就郁郁寡欢，但本质是一个愉快、乐观、满怀希望的人。当他邂逅朱丽叶之后，就又充分表现出他多血质个性的主要面了。而朱丽叶一死，又立刻变得忧伤而沮丧。爱情充满了罗密欧的全部生活，是他生活的一切，他的情感完全为爱情所支配、因爱情而转移。如果这些都是罗密欧多血质气质的典型表现，那么朱丽叶则是一个典型的胆液质气质的人。她不像十四行诗中的那种优雅无言的女主人翁，不是顺从男子感召的消极被动的对象。这个天真、活泼的十四岁的少女，聪明、机智、坚强、果断，是一个能够热烈追求爱情、敢于为爱情而斗争的相当成熟的女子。一个沉湎于爱情中的真诚少女，急切、任性、易动感情，是朱丽叶的最大的个性特征。除了这两位主人翁，剧本中的另外两位主要人物，不易动情的班伏里奥属于黏液质气

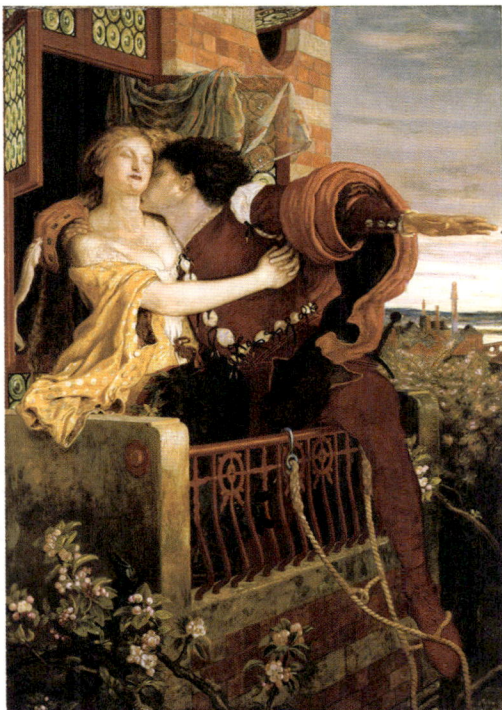

罗密欧幽会朱丽叶

质，"个性如烈火"的提伯尔特属于胆液质气质也是十分明显的。

但是问题是，在这里，推动悲剧情节发展的并不是这些因体液作用而形成的人物个性，而是一连串纯粹偶然的外在事件。凯普莱特完全偶然地将邀请参加宴会的宾客名单交给了一个不识字的仆人，仆人又完全偶然地找到了班伏里奥；班伏里奥正劝说他的朋友罗密欧找一个新的迷惑，以治疗其单恋罗瑟琳的痛苦，于是罗密欧为一睹他所爱的人会如何在宴会上大放光彩，擅自进了仇家的舞厅，完全偶然地遇到了易动情的朱丽叶，于是情节得以进展，两位注定不该相爱的人爱上了。两个人最后的双双死亡，根源也不在于爱情本身。从这一悲剧来说，罗密欧不得不杀死提伯尔特，使悲剧向必然发展，原因是提伯尔特杀死了茂丘西奥，所以茂丘西奥的被杀是悲剧的中心。但这一事件的发生也差不多是起于偶然。另外的一些最后促成悲剧的事故，无非是劳伦斯神父的周密计划让信件被耽搁的偶然失误，并因这一耽搁使两个忠实的情人先后双双死去。因此，这个仿佛"出自天意的变故"的悲剧，并非由于主人翁的个性，也就是说，并不是他们的"体液"属性的关系。所以实际上，在《罗密欧与朱丽叶》中，莎士比亚对人物的"体液"与个性的联系和作用的表现，没有达到发展的必然。不过，尽管如此，看得出来，莎士比亚对"体液"与个性这两者间关系的信念是坚定的，他决心在他的悲剧创作中继续下去，终于很快就取得了成功。

与《罗密欧与朱丽叶》不同，《裘力斯·恺撒》没有爱情故事，也极少浪漫情调。在这里，悲剧的产生完全不是依靠一连串的偶然性事件，而是基于人物性格的必然，显示出剧作家对悲剧艺术有进一步的把握。这表现在，围绕两种政治力量的斗争而展开的全剧情节发展，主要人物的命运，都取决于"体液"对气质的作用。

根据经典的"体液"学说，黄胆液过多的胆液质的人，除了骄横任性、鲁莽易怒、好报复、甚机敏、多心计等个性特征外，外貌绝大多数都是脸色焦黄，形体消瘦憔悴。普鲁塔克就是依照这一学说来叙述刺杀恺撒集团的首领卡修斯·凯歇斯的。莎士比亚也袭用了普鲁塔克的观点，不但从总体上刻画凯歇斯的名利欲、聪明能干以及最后的自杀，甚

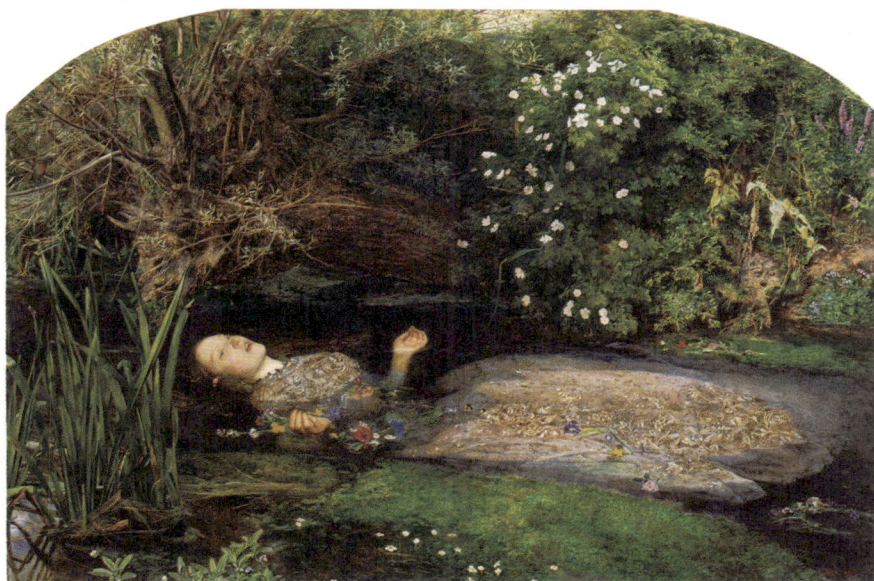

奥菲莉娅的自沉

至在描写恺撒注意凯歇斯的脸色这类细节上都很强调这"体液"的作用。

恺撒意志坚强，行动果断，但居功自傲，刚愎自用，目中无人，是一个可怕的专制独裁者。不过凯歇斯等人反对恺撒，则如安东尼说的，是"因为嫉妒恺撒"，而完全不同于勃鲁托斯的"激于正义的思想，为了大众的利益"。是因为他们自身缺乏力量，更无号召力，需得怂恿具有威望的勃鲁托斯加入他们的阵营。所以勃鲁托斯在剧中是一个关键人物。莎士比亚把勃鲁托斯的"体液"、性格作为悲剧突变的决定性作用力量，正是在悲剧艺术上抓住了要点，也在"体液"学说的应用上抓住了要点。

这是一个光明正大、人格崇高、一切为大众和国家利益着想的英雄人物，但为人轻信，往往犹豫动摇。这是他多血质气质所产生的最大的个性特征。凯歇斯很知道这一点，相信他这"高贵的天性都可以被人诱入歧途"，因而利用了它。的确，正是勃鲁托斯的轻信，先是导致了恺撒的死，后来又导致了他自己的死的悲剧。因为轻信，他识不透凯歇斯的花言巧语，听从了他的挑唆，参与了他们的刺杀阴谋，因他的威望而使他们的罪恶"可以像幻术一样变成光明正大的义举"，最后顺利完成了刺死恺撒的计划；也因为轻信，他同样识不透安东尼的巧齿俐舌、能言善辩，并宽容地允许其借追悼恺撒发表演说的机会，煽动起群众的情绪，并借群众的愤怒，使形势发生逆转，最后自己也因交战失败而伏剑自杀。这就完成了恺撒和勃鲁托斯两位崇高人物的毁灭的悲剧。

从人物的"体液"和性格来看，胆液质气质的性格是最活跃、最富戏剧性、最易激发情节冲突的。《奥赛罗》就是一出以胆液质气质的性格促使情节发展的悲剧。在这里，连次要的人物都是胆液质的：比恩卡为情人凯西奥那一条手帕而嫉妒，爱米利娅对男性所表现出来的自主性意识，都是属于胆液质气质的，甚至"世间最温柔纯洁的"苔丝德蒙娜在第一幕所表现的，不顾父亲的"悲哀怨恨"，违背他的意愿，完全超越社会常规，偷偷出走与她的偶像秘密结婚，甚至理直气壮地为自己的行为辩护，也颇有点像典型胆液质的朱丽叶。至于三个主要人物，正直的奥赛罗、好心的凯西奥和奸恶的伊阿古，尽管外表、内在是那么的截然不同，支配他们行为的却同样都是胆液质的气质，只是表现的侧重面不一样。

嫉妒是胆液质气质的重要特征，奥赛罗的致命弱点正是这"绿色的妖魔"。伊阿古嫉妒算学大家凯西奥被奥赛罗选中，做了他的副将，心中十分不满。但他是一名下层阶级的旗官，只

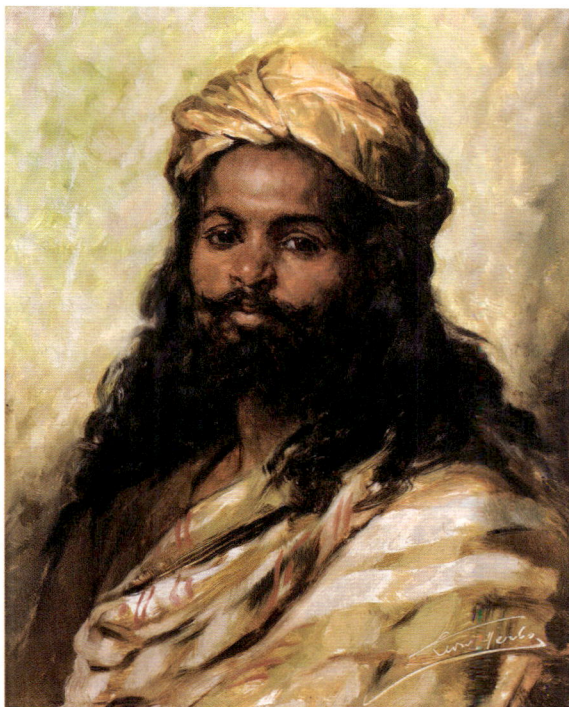

画家重塑的奥赛罗

好把自己的目的深深地隐藏起来，而用奇谲的诡计来对这两个人进行"黑暗的报复"。奥赛罗说自己在爱情上是一个不智而过于深情的人，又是一个不容易产生嫉妒的人，"可是一旦被人煽动以后，就会糊涂到极点"。他这个自我分析，合理地统一了他杀死妻子既是为了伸张正义，同时又出于嫉妒的矛盾。当他被伊阿古煽动得对妻子产生怀疑之后，爱情和信任便让位给了嫉妒和仇恨，并渐渐转化为复仇，占据住了他的思想不再离开，每推延一刻，就会变得愈加强烈。至此，苔丝德蒙娜的死与随着这死而出现的奥赛罗的自杀就成了必然。伊阿古的灵魂是丑恶的，感情是卑劣的，他不是那种"因为爱她，所以杀她"的人，他的满口脏话，说明他根本没有爱情可言，他只是出于嫉妒才要去毁灭自己无法享受的美。这个嫉妒一切的人甚至要杀一些次要的人，也有他的充分理由。整个戏剧都好像在受他的操纵。全剧很少有偶然性，也许除了

107

那条手帕的失落。由于男主人翁的持久不衰、愈演愈烈的嫉妒和鲁莽的胆液质气质，一切解释或验证，在事先都变得没有必要，这样才使悲剧的发展成为不可逆转的必然。

初看起来，《麦克白》仿佛是一部以宿命论的思想来支配剧情的命运般的悲剧，实际上，决定剧中人物命运的仍然是人物本身的气质和性格，自然现象只是对剧情和事件的发展起一定的促进作用。像《奥赛罗》那样，《麦克白》的悲剧，事件是单一的，但是人物的心理展示出一连串复杂的对立冲突，而且几个主要人物的"体液"，构成了悲剧发展的复杂的动因。可以这样看，悲剧是由黏液质气质的麦克白夫人、抑郁质气质的女巫、胆液质气质的麦克白和多血质气质的邓肯之间的纠葛造成的。

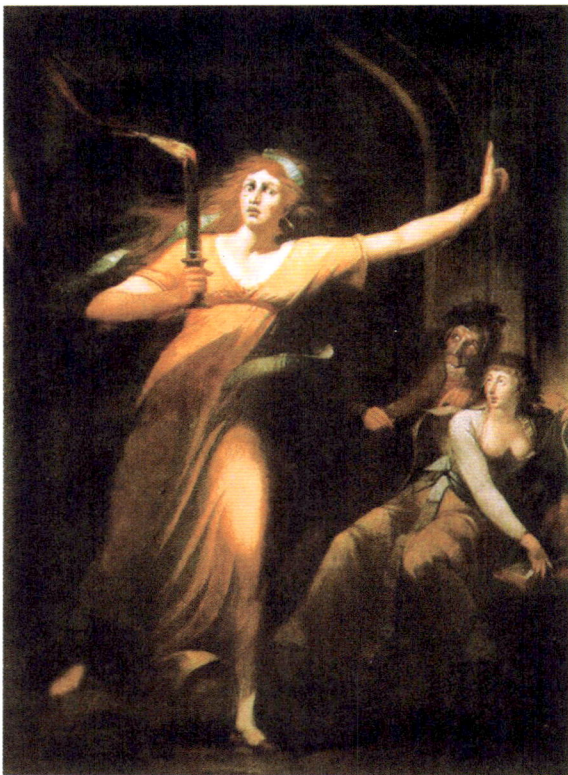

疯狂的麦克白夫人

麦克白原是一个立过功勋、拯救过国家的英雄人物，有善良、坦率、慷慨、大方的一面，同时他又有雄心，希望干一番大事业。从另一个角度看，他这种强烈觊觎权位的欲望，也是他的野心；加上焦躁鲁莽、优柔寡断的性格，就为他被诱惑、走上谋杀国王的犯罪之路，奠定了必然的行为基础。诱惑他犯这罪恶的是他的妻子和女巫两种主要力量。麦克白夫人是能够看着吮乳婴儿的微笑，摘下她的乳头，并把他的脑袋砸碎的一个女人。黏液质的凶恶、狠毒、残忍、大胆，特别是她的坚定、顽强、镇静的意志力量，使她面对自己的目的绝不退缩，算得上是一个伟大的坏女人。是她诱发了麦克白的野心，并教唆他如何使用险恶的手段去实现自己的野心。正在麦克白受到她的诱惑和怂恿，野心泛滥张狂之时，卑贱、邪恶的女巫那些闪烁其词的祝福和预言，就更刺激了他去为实现这野心而行动。这样，犯罪的条件成熟了，苏格兰国王邓肯的多血质的乐观和轻信，不懂得警惕和防备，自然就成了麦克白欲望的牺牲品。

如果说至此事件的发生，悲剧是一种诱惑的格局，那么在此事件之后，是一种涤罪的格局。麦克白杀死了宁静睡眠中的邓肯，同时也杀死了自己心灵的宁静，终于陷入深重的绝望和痛苦之中，只好把前途寄托在迷信之上。在众叛亲离中，不但麦克白坠入疯狂，他的特殊黏液质气质的妻子，一个兼有男性的胆液质个性特点的女人也同时发了疯。对麦克白来说，既然野心战胜了天性中的善良，毁灭和死亡倒是解除他善恶搏斗中极度绝望和痛苦的唯一途径。

像《奥赛罗》一样，《科利奥兰纳斯》也是一出胆液质的戏剧。情节冲突的主要方面，都是以胆液质的气质和性格为动因的。两立护民官出于自己那胆液质的野心，才煽动民众去反对科利奥兰纳斯；奥菲狄乌斯的胆液质性格充分表现在他的狂暴和嫉妒上；至于主人翁卡厄斯·马歇斯——科利奥兰纳斯，更是最典型的胆液质气质的人物之一。

科利奥兰纳斯作为贵族集团中的英雄人物，继承了贵族阶层的某些优良传统和品质。他性格爽直，无所顾忌，他作战勇敢，居功不骄，但是对自己显贵的家庭和身份所怀有的自尊、高傲甚至暴戾态度，牢固地存在于他的思想意识之中，强烈地表现在他的语言和行动上。在他看来，贵族专制政体是神圣的，市民不过是一些"盲目的""多头的群众"，服从贵族是理所当然的。他的这一高傲的天性正好被护民官所利用，就像伊阿古利用奥赛罗，成了他个人悲剧的根源。科利奥兰纳斯在军事上为罗马建立了伟大的功勋，赢得了国家对他的感激，但是由于他胆液质的骄傲和任性，他不会玩弄政治权术，他明白地表示，不愿为了被选为执政官而按照传统的规定，穿上粗布的外衣，向民众袒露自己身上的伤疤。纵使这样做了，也是以骄傲的心理、讥笑的语言，来请求民众的同意。这使他遭到了流放。出于胆液质的复仇特质，他投靠罗马的敌人伏尔斯人，带领他们攻打罗马城，后因母亲、妻子、儿子的恳求，才停止进攻，而促使双方议和，但为此被伏尔斯人斥为叛变。加上奥菲狄乌斯的嫉妒，认为科利奥兰纳斯那不屑于他的神气，使他无法忍受，相信只有科利奥兰纳斯的"没落才是我出头的机会"。因此，科利奥兰纳斯的被杀就成为不可避免的了。科利奥兰纳斯的悲剧就在于他的骄傲堕落到了自我主义之后的必然末路。

以上这几个悲剧的共同之处都是剧中的主人翁或主要人物，由于某种"体液"占据优势，而显示出他独特的气质和个性特征，引起人与人的性格和精神力量间的冲突，最后导致戏剧情节、人物命运和悲剧结局的必然发生和发展。但是莎士比亚相信，"体液"的组合并不是固定不变的，也是会有发展的。他在《哈姆雷特》中借主人翁的台词说过："习惯简直有一种改变气质的力量。"这就是说，因"体液"的比例不同而影响人的气质和个性的特征，也会因主客观的种种因素而发生变化的。在他的一些悲剧中，人们就可以看到，悲剧情节的发展和悲剧结局的必然发生，是由于主人翁本身"体液"的变化或他本身气质、个性的冲突而引起的。

《哈姆雷特》标志了莎士比亚悲剧艺术已经达到高峰。在这出具有宗教剧意味的复仇悲剧里，人物的性格推动了剧情的发展，导致了八个人在"奸淫残杀、反常悖理的行为、冥冥中的判决、意外的屠戮、借手杀人的狡计，以及陷入自害的结局"中一一死亡。

剧中的几个主要人物，性格都十分丰富、复杂。在这里，作用于性格的"体液"并不是都是单一的，而是多重发展的。对于主人翁哈姆雷特来说，忧郁无疑是他的主要性格特征，而温柔、仁爱等王子所固有的特征也不时表现出来。这位在德国人文主义中心威登堡大学受过新兴思想熏陶的青年，原来的性格是乐观的，心情是愉快的，言行是开放的；对世界和人类的美好希望，对朋友和下属的平和仁爱，对事物和动态的敏感和寻思，都表明他原来所拥有的多血质气质。但是父亲的突然被害和母亲的迅速再嫁，而且嫁给了这么一个杀害父亲的凶手，使他陷入了忧郁，引起他"体液"成分的紊乱和变化，最终导致了他气质的根本改变，从多血质气质变为以抑郁质为主的气质，终日沉湎在郁郁寡欢、厌世伤感之中，不过在一定的场合里，仍会表现出多血质的性格。国王克劳狄斯具有一种统治者贪婪狠毒的胆液质气质，慈爱的外表、阴险的手段都只是为了掩盖他狭窄的气量和报复的动机。但是另一方面，他的内心又常常流露出抑郁、沮丧等抑郁质气质，尽管他常常显耀他自己国王所特有的神性或"威权的手腕"，这从祈祷时的内心独白十是不难觉察出来的。除这两人外，波洛涅斯近乎老年抑郁质的性格，世故而刻薄；雷欧提斯急躁易怒，明显是胆液质的；黏液质的奥菲利娅，柔弱胆小，与朱丽叶完全不同；而霍拉旭，理智而头脑清醒，不尚空谈，不耽幻想，是一个体液平衡的理想人物……都是相当明显的。

《哈姆雷特》是一出罪恶的悲剧，它有如剧中一个人物所描述的"巨轮"，当巨轮轰然崩裂的时候，"轮辐上连附着无数的小物件""也跟着它一齐粉碎"。由于罪恶的机器的作用，哈姆雷特的被"粉碎"自然不可避免。但是操纵这架机器的克劳狄斯也由于自己的罪恶，遭到了明显的制裁，与雷欧提斯同样死于自己设计的毒剑；"爱管闲事"的波洛涅斯和"吸收君王的恩宠、利禄和官爵"的罗森格兰兹、吉尔登斯吞受到应得的惩罚，也是势在必行；奥菲利娅尽管是干干净净的，但处在这样一个罪恶的环境，这个顺从父兄压力的柔弱女子，也被牵进了行将崩裂的船上，被逼得丧失理智，终于毁灭；乔特鲁德对克劳狄斯的罪恶可能并无所知，但她对儿子的爱，使她决心对自己的罪孽负责，喝下了提供给儿子的毒酒。全剧剧情的变化和发展，影响着人物的"体液"和性格，人物的"体液"和性格又引发着剧情的变化和发展，形成一个连锁，在罪恶的皇室里两个家庭的成员中不断地起作用，直到满门绝灭。

《李尔王》算得上是内容最凄惨、最黑暗的剧本之一，在这个剧本中，人们可以看到，普遍存在着的意象都是跟人身上的极端痛苦联系在一起的，在这个悲剧中，甚至死亡给予观众的震惊都格外具有一种肉体的痛苦和恐怖感。

李尔王的悲剧自然有社会的原因以及例如两个女儿恶的本性这类外在的因素，但就其本质来说，则是由于他的性格和气质的内在主导作用。有如莎士比亚的其他悲剧作品，总是把全剧的情节发展的基础建立在人物的"体液"上面，剧作家把李尔王的悲剧，也建立在主人翁的"体液"之上，具体地说是建立在他的"体液"的变化之上。

李尔王在壮年的时候，是以胆液质占优势的气质为其性格特征的，这主要表现在他作为一位统治者所固有的君权思想以及骄横、任性的性格特点上，还明显地在他的老年时期有所表现，最突出的当然是他对待考狄利娅的态度：君权思想要求绝对权威的个性，使他对任何人的态度都表现出是非好恶标准的极端主观随意性，甚至已经发展到了刚愎乖僻的地步。到了老年之后，衰弱、孤独的抑郁质气质增强了他的抑郁沮丧和喜怒无常的性格。剧中的李尔王正处在胆液质的傲慢任性和正在增强的沮丧愚钝的抑郁质之间摇摆不定。因为君权主义、刚愎任性和极端的主观任意性，所以才会为表面现象所蒙混，虚伪的奉承被看成忠诚，正直无私反受到他的憎恶和打击。这种反常的思想使他受了欺骗，从而引起一系列的事件，使戏剧的情节向着悲剧的方向发展：李尔王陷入了两面受挫的境地，考狄利娅真诚的爱伤害了他的君权的自尊，虚伪的高纳里尔和里根冷酷无情地将他驱至狂乱的暴风雨中。于是，对人伦的无尽的悲哀，遭受的无边的苦难，心灵的极度的震动，使他的抑郁质增强到疯狂。到了这种地步，不管年轻善良的考狄利娅怎么希望拯救他，他即使自己没有缢死，也不可能达到目的，对他的心灵痛苦的唯一解脱就是死亡：他死于悲痛疯癫。

与李尔王的故事平衡的有关葛罗斯特的情节，他听信了私生子的谗言，放逐了亲子，后来在原野上受到装疯的亲子的保护，所表现的是与李尔王同样的悲剧情境，也是建立在人物的"体液"作用上的。

《安东尼与克利奥佩特拉》是以剧名中的两位男女主人翁的爱情贯串全剧情节的，但天才的莎士比亚的兴趣显然并不像以往类似题材作品

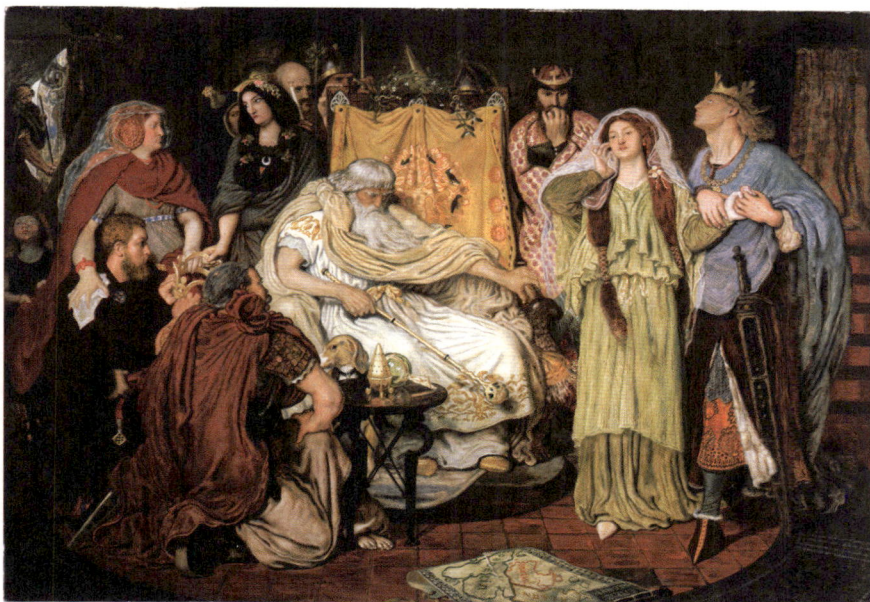

李尔和考狄利娅

的作者那样，不是歌颂英雄美人，就是谴责女色的误国。伟大的剧作家在这里要表现的是不同价值观念间的冲突，集中体现在安东尼主体内两种体液间的冲突。

罗马和东方的埃及，代表了截然不同的两种文明。罗马以军事制度、军人独裁而闻名，讲究服从、统率、耐性、坚毅是罗马帝国统治者、政治家和军人的个性特征；但对尼罗河畔的埃及富人来说，豪华奢侈、贪婪声色和纵欲淫逸才是他们的传统爱好和追求。在安东尼的身上，正奇妙地存在着以胆液质为代表的罗马精神和以黏液质为代表的东方文明这两种文明，两者的冲突使安东尼趋于个性的分裂，最后走向自杀。

安东尼不但是一位勇敢的战将，有战斗的荣誉感，还是罗马的领袖人物，有着统一天下的雄心。因此，在戏剧开始时，他的胆液质气质就很自然地占据了上风，使他一度从沉迷中清醒过来，考虑到罗马政治危机的变化，有可能造成不可收拾的混乱，终于下定决心，离开了克利奥佩特拉。但是安东尼是一个追求爱情、沉醉于淫乐的人，在这种人看来，生命的光荣就存在于一双心心相印的情侣的互爱和拥抱之中，这使安东尼纵使与奥克泰维娅结了婚后，也仍旧念念不忘"我的快乐是在东方"，要让自己的剑"绝对服从我的爱情的指挥"，——黏液质的气质总是要战胜那胆液质。这两方面时时刻刻在继续，他一方面不顾一切地爱着克利奥佩特拉，把全部时间都花费在与情人的寻欢作乐上；一方面又痛恨自己沉溺在这"无谓的温存里"，希望挣脱这副坚强的埃及镣铐，只是他每一次的挣扎结果，都只能使他们俩的舌头互相舔得更加热烈、更加缠绵。甚至克利奥佩特拉在那场决定命运的海上之战中临战逃脱，他也会因为被"迷醉得英雄气短"，而不顾战斗的胜负和自己的荣誉，像水凫一样追她而去，以致引起众心涣散，全军大败。胆液质和黏液质两种气质和两方面个性的冲突，越到后来越是激烈，甚至到了极端的地步，他对她是既恨又爱，正如德国诗人亨利希·海涅所指出的："她用诡计和谎言使他陷入绝望和死亡，……然而，直到最后一瞬间，他还是全心全意地爱着她。"这个个性的冲突—分裂，只能使安东尼的情感压过了理性，爱情压过了事业，只好求助于自杀，从而酿成了爱与死的悲剧。

尽管《雅典的泰门》的主人翁泰门，人格高尚，善良仁爱，光明磊落，正直无私，慷慨宽厚，豪爽大方，天真单纯等等，都显示了他的多血质气质的特征，但是这种气质的人的轻信无知，使他不分善恶，永不厌倦地向人倾注他的恩惠，终使他自己因此而家业虚空，仍得不到受惠者的一丝回报和同情。他原以为，他如此贫乏的境遇不但不是坏事，反而是他的幸运，因为正可以使那些以前不断获得他友谊温暖、跟在他后面匍匐膝行的朋友们有机会表现他们的友情，谁知这些人有如趋炎避冷的鸟，对他十分冷漠无情，这就使这个一贯过优裕生活的理想主义人物第一次面对无法想象的残酷现实，丧失了应有的忍耐力，经受不了这个打击。由于失去了心理平衡，"体液"组合发生根本变化，从温柔乐观的多血质转化为抑郁沮丧、喜怒无常的抑郁质气质。当泰门的理想破灭，对人的爱和仁慈失去了基础之后，他心中便充溢了对于人的仇恨，成为一位厌世者和愤世者，对人的温柔和赞美也就变成了讽刺和咒骂。这种极端的仇恨情绪，除了在语言中获得部分宣泄之外，他还希望让神惩罚人类，"把那城墙内外的雅典人一起毁灭"。这报复愿望仍旧使他得不到满足，仇恨反而越来越强烈，因之最后必然理智全丧，陷入抑郁质发展的必然之路——疯狂，并死于林间洞穴之中。所以，《雅典的泰门》中的主人翁的悲剧也正是人物本身的气质和性格造成的。

除泰门外，对剧中的另一位主要人物艾西巴第斯，莎士比亚也是按照胆液质坚韧刚毅、追求改革、敢于斗争的特性来表现的。

不错，在莎士比亚之前和莎士比亚时代，也有一些剧作家在运用"体液"理论来创作，但他们往往只是简单化地以"体液"作为人物的代表，凑成戏剧矛盾，因而使作品成为机械心理学的图解，剧中的冲突公式化，人物形象也逃不出脸谱化的模式。天才的莎士比亚的创作是以他对现实中性格丰富、复杂的人物所做的深入细致的观察为基础的，"体液"学说只是他把握人物个性的伦理参照和借鉴，所以他并不受四种"体液"——个性的局限。相反，通过他的应用，丰富了"体液"学说。如人们可以看到，在莎士比亚笔下，人物的气质、个性，既具主要特征，又有发展变化；既具共性，又有个性。像哈姆雷特、李尔王的"体液"——个性，就不是固定不变的；而《奥赛罗》中的三个主要人物，尽管同属于胆液质气质，但奥赛罗表现得缓慢而持续，"酗酒放荡的"凯西奥则爆发得快速也易竭，伊阿古又表现得诡秘而纠缠，都是"同一类性格中的每一个人"。可见，莎士比亚对"体液"学说的应用，并没有落入机械论的泥坑，倒是增强了他刻画人物上的科学性和性格逻辑发展的合理性。

呼吸：揭示"燃素说"的臆测

很早的时候，人们就认识到血液的重要，而且还知道，和血液一样，呼吸也是人的生命所不可少的：他们相信，人是因为摄取了食物，转化成血液，才得以活命，饥饿最终会导致人死亡；同时，人得依靠呼吸来维持这生命，因为他们发现，当人的鼻翼不再翕动、外面的空气不再在此进出之后，人就已经死了。另外，他们还感到，血液流动和呼吸空气两者之间很有些相似。他们不止一次地亲身体验到，杀戮牺牲祭祀时，鲜血流到手上，是温热的；自己或者他人被野兽咬伤或在战斗中受伤后，流出的血也是温热的，有时还冒着气。可是人死了之后，血液就不会流动，躯体随着也冰冷了。空气也是这样。呼出的空气是温热的，有时还像烧烤食物时冒出的热气，可是人吸进去的空气却是冷的。渐渐地，他们猜测，人的体内一定有一种神秘的火，能够像燃烧一样，使人通过血液的流动暖遍人体全身，包括吸进去的空气，然后又将热气呼出。呼吸就起这样一种调节的作用，这是他们的结论。只是有时候这火烧得过于猛，调节得不好，使人周身感到发烧不舒服。

更多的直观和直感的经验引起人进一步的思考：当独个人在房间里时，会觉得舒舒服服，可是人一多，便不觉得那么的舒服了。同样，在房间里烧东西，人多时，烧起来的烟也特别多，特别呛人。他们怀疑，既然大家都有这样的感觉，这一定不是人本身的原因，而是与呼吸空气有关。于是，古代的医生们想到，当燃烧的烟引起室内空气浑浊时，需要有一根烟囱把它通散到房子外边去，那么人的体内可能也有烟，也需要将它排除出去。他们相信，呼吸的作用大概就是这样。基于这样的普遍认识，许多科学家就感到，需要对空气进行认真的研究。当然这是很晚以后的事了。

罗伯特·弗卢德（Robert Fludd，1574—1637）是英格兰的一位奥秘哲学家和医学家，写的许多著作，都继承《圣经·创世记》、犹太神秘哲学以及炼金术、占星术、交感术、手相术的传统来研究人体的正常机能和失调。但他做过一个实验：把玻璃器皿倒立在水面上，在器皿里燃烧一些物体，结果，器皿内的空气体积缩小了，火焰也跟着熄灭了。这是较早使人正确认识空气的一个实验。随后，就有更多的人在这方面做出更为有效的贡献了。

原名乔万尼·法朗西斯科·安东尼奥·阿伦索的意大利生理学家和物理学家乔万尼·阿方索·博雷利（Giovanni Alfonso Borelli，1608—1679），是医疗物理学派的奠基人。他不同意以往一些人的说法，说呼吸的作用是使心脏和体内的热量得以冷却和将这热量产生的蒸气排除出去。他通过自己亲身对动物进行的实验解释呼吸的机理，说那是胸腔因肌肉的收缩、压迫空气而产生的，在没有空气的真空里，动物就会死去。

罗伯特·波义耳（Robert Boyle，1627—1691）是英国的化学家和自然哲学家，他最为人所知的，并非他是伦敦皇家学会的创始人之一和后来被选为该会的会长，而是他对气体性质的研究。在1656年到1668年，波义耳得到胡克的帮

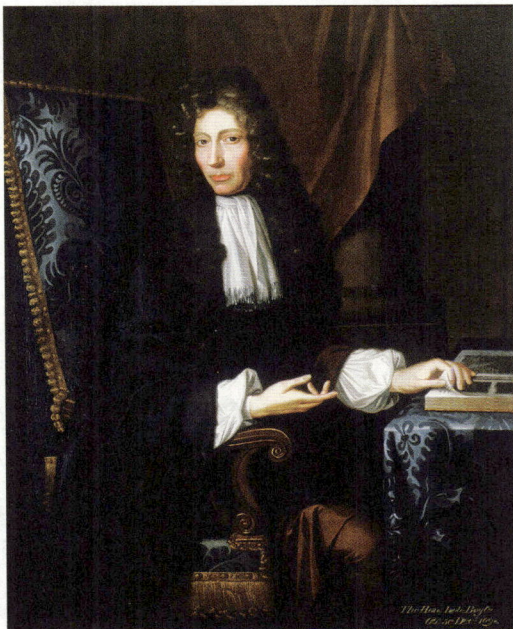

英国化学家波义耳

助，制造了抽气唧筒，进一步对空气做了许多实验。其中广为人知的是他将鸟和老鼠放进容器里，用唧筒将里面的空气抽去，这时，这些实验动物立即就死去了。他对燃烧也做过类似的实验，证明蜡烛的火焰和动物的生命都同样需要新鲜的空气。

在这样的认识基础上，这位以做波义耳的助手开始科学生涯的英国皇家学会会员罗伯特·胡克（Robert Hooke，1635—1703），就在1667年向皇家学会的成员们做了一个人工呼吸的实验。早在一百年前，安德烈·维萨里在他《人体构造》的最后一章中就曾经写到过类似的人工呼吸的实验，说他观察到，当气管进气使肺膨胀起来时，心脏便继续有力地搏击；而肺不再膨胀之后，心脏和动脉的搏击就变得"如小虫蠕动似的慢，脉搏的跳动也看不见了"；若肺再膨胀起来，便不再出现这种变化，而恢复到原样了。现在，胡克把实验动物的肺的表面好多处都刺破，但仍继续让空气从气管进入肺内，这时，他发现，肺就静止不动了。可是，只要继续供给新鲜空气，心脏又仍旧会有力地搏动。胡克这著名的实验证明，将新鲜空气注入肺的表面，对于生命来说只是一个附带的条件，而不是必要的条件。

对呼吸的研究起过重要作用的还有洛厄和梅奥。

被医疗化学学派的创始人托马斯·威利斯称为"最有学问的内科医师和最有技能的解剖学家"的理查德·洛厄（Richard Lower，1631—1691）是研

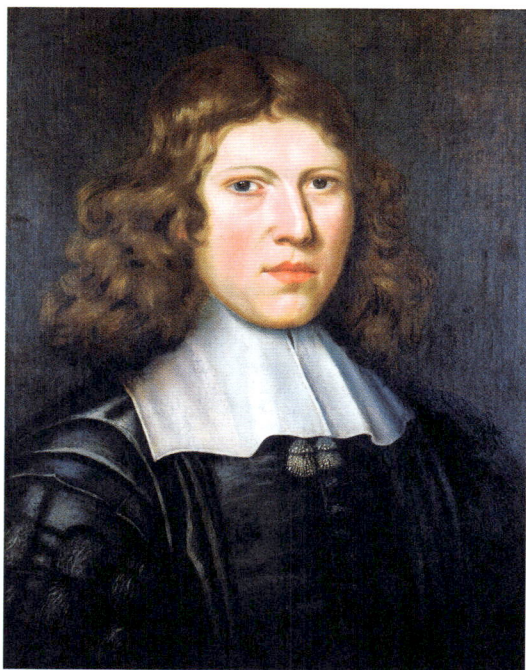

英国医生理查德·洛厄

究输血的先驱，曾将一种动物的血液输给另一种动物，还将绵羊的血液输入人的体内。在心脏和呼吸生理方面，洛厄在总结了前人的成果之后，自己也进行过深入的研究。在出版于1669年的《心脏论》（*Tractatus de Corde*）这部医学经典中，洛厄描述了自己通过一系列的实验对心脏的功能和血液流动的速度所做的观察后发现，当将空气打入动物肺内时，动物的血液全部是鲜红的，而窒息的动物，体内全部的血液却是深紫色的。因此他相信，血液并不是像以往所想象的在左心室，而是在肺内摄取了空气中的生命所必需的"硝气精"，才使深紫色的静脉血转变为鲜红色的动脉血，然后，这动脉血又载着"硝气精"运行全身，供应各部位的一系列生命过程。约翰·梅奥（John Mayow，1640—1679）原来是牛津大学的法学博士，但对呼吸生理感到兴趣，于是跟从洛厄学医，目睹了洛厄所做的许多实验。梅奥的贡献是在1668年和1674年写出了两部有关呼吸和医学生理学方面的著作，综述并扩充了波义耳、胡克和洛厄等人的研究，突出地探讨了呼吸的问题。梅奥指出：如果将小动物放进密闭的器皿中，它将会死去，如在里面再放一支燃烧着的蜡烛，它就死得更快。所以，"事情看来很清楚，是动物把空气中某些生命必须的质点用尽了，……空气中含有生命所绝对必须的某种成分，这种成分在呼吸时进入血液里去"。梅奥还联系到燃烧，认为情况相同，相信空气中一定有"可燃气的帮助"，才使物质能够燃烧。

可是这种既有利于动物的生命又有利于蜡烛燃烧的所谓"可燃气"，究竟是一种什么东西呢？波义耳说，他"猜想，空气里存在有少量的生命精（a little vital Quintessence），它有助于我们生命元气的恢复"。在封闭的容器内，由于动物和火焰将空气中的这一部分它们所能利用的"生命精"都吸收掉了，所以它们才会死亡和熄灭。洛厄则把空气中这种东西称为"硝气精"（spiritus nitrosus）。梅奥追随洛厄之后，也推断它是"硝气精"。

科学史家评论说，上述的这些认识和研究正渐渐地接近真理，如果沿着这样的程序继续下去，通过进一步的研究，便有可能较快地使这未知的所谓"精"，让人人都能真实地感受到，从而弄清人体呼吸的生理机制。可惜就在这个时候，出现了一股逆流，使呼吸和燃烧得以进行的这个疑问继续迷惑了人类一个世纪。这主要得归咎于德国的医生和化学家施塔尔。

乔治·恩斯特·施塔尔（George Ernst Stahl，1660—1734）生于普鲁士的安斯巴赫，进耶拿这所创办于 1557 年的著名大学期间，跟从医疗化学学派的著名信徒 G. W. 韦德尔学习医学，于 1684 年毕业，先是在耶拿做一名讲师，三年后被任命为宫廷医生。1694 年，施塔尔接受同学弗里德里赫·霍夫曼的邀请，去哈雷大学一起组建该校的医科学校，并任教授。在与霍夫曼共事的二十多年里，施塔尔讲授医学理论、生理学、病理学、营养学、药理学和植物学。后来，由于霍夫曼坚信生命机体是一种机械物理形式，施塔尔则认为人体的生理过程是一种化学变化，两人观点发生分歧，于是施塔尔辞掉职务，离他而去，在 1716 年来到柏林，任普鲁士国王威廉一世的御医。

施塔尔无疑是一位杰出的医学家和化学家，但他像当时的许多科学家一样，如科学史家们所指出的，同时又是一位虔诚的宗教徒。他深受古代"万物有灵论"和炼金术士贾比尔、贝歇尔等人的化学思想的影响，要在科学和信仰之间"找到"两者的一致点，并坚持以这信念来解释事物。

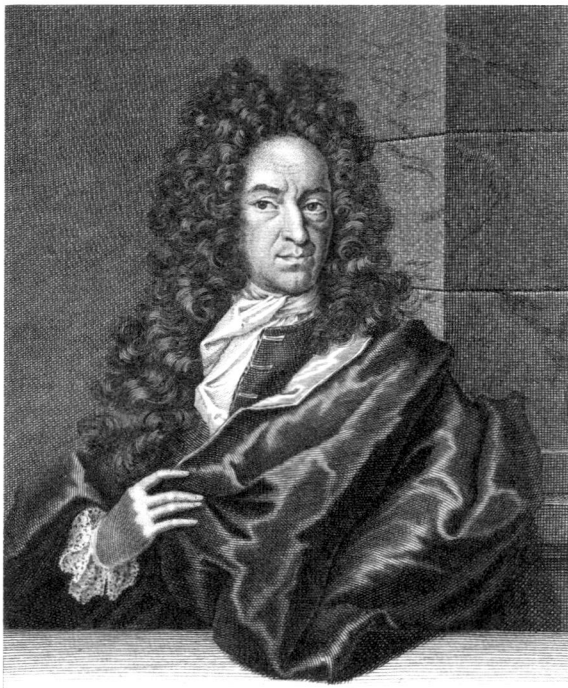

德国化学家施塔尔

120

人类在远古时代，对许多自然现象不能做出正确的解释，从而产生一种被称为"万物有灵论"（animism）的观念，认为大自然也是有生命的，自然界存在着各种看不见的精灵，每一口水泉都有一位仙女，每一座森林都有一个山精，其他每一个处所同样都存在各种各样的精灵。而每一个人的体内，也有一个灵魂。英国人类学家詹姆斯·乔治·弗雷泽（James Geogre Frazer）在他的经典人类学著作《金枝》中说道：原始人"一般都认为灵魂是由躯体的天然孔窍，特别是由口腔和鼻子出入""人们以为睡着了，灵魂离开身体在外飘游，访问什么地方，去见什么人，做他梦想要做的事"，然后又通过口腔或鼻子回到自身的体内。最后，在人死的时候，他呼出的最后这口气，就表明他的灵魂永久离开了躯体，不再回来。这种观念，千百年来，都以不同的形式，不同程度地存在于人们的心中，纵使时代已经到了17—18世纪德国哲学的黄金时代，像施塔尔这样一位大科学家的心灵中，仍旧还留有这一原始观念的深刻烙印。

炼金术声称，物质本身并不重要，它只是一个外壳，重要的是它所具有的实际特性，这实际特性就是它的灵魂。炼金术士相信，任何人的肉体都是同一材料组成的，但不同的人之所以有不同的特性，或者善或者恶，完全不是因为他们的肉体，而是因为他们的灵魂的关系，因此，最重要的事是要改变他的灵魂。炼金术通过改变金属的"灵魂"，来改变金属的特性，使贱金属变为贵重的黄金，这种使金属在锻炼中经由死亡、完善、复活而变为黄金的过程，就是人的灵魂由死亡到复活和完善的象征。

阿布·穆萨·贾比尔·伊本·哈彦（Abu Musa Jabir ibn Hayyan，约721—约815）是阿拉伯的炼金术士，被称为"阿拉伯化学之父"。他的著作《物性大典》《炉火术》等详细论述了金属互变的理论，并强调炼金术士一定要注重实验。他修正了古希腊关于物质由火、土、水和空气构成的理论，认为这四种元素的结合，形成硫和汞；各种金属都是由硫和汞组合而成，只是比例不同而已。低贱的金属，若能通过锻炼，获得理想的比例，即能变为贵重的黄金。从公元628年起，穆斯林文化与远东发生接触和交流之后，贾比尔的东方炼金术的思想，就开始对西方的化学产生很大的影响。

德国美因茨大学医学教授约翰·约阿希姆·贝歇尔（Johann Joachim Becher，1635—1682）的一件著名事迹是他曾经在维也纳进行实验，试图将多瑙河上的沙炼成为黄金。虽然没有成功，但他对炼金术的信心不变。他在1669年提出，任何物质都含有三种"土质"：石土、油土和汞土，其中硫质的、油性的"油土"是一切可以燃烧的物体所富有的，当物质燃烧时，这"可燃的土"便会释放出来。于是，存留下的汞土就会呈现出黄金般的色泽。

施塔尔便是吸取了这些理论，创立他自己的新理论"燃素论"。

施塔尔相信，"燃素"充满宇宙之间，它是物质的"灵魂"。大气因为含有燃素，才会在空中引起闪电，使大气动荡不已；动植物因为含有燃素，才会显得生机盎然；甚至无生命的物体，也会因为富有燃素而能够燃烧。施塔尔还进一步说道，燃素不仅具有这类机械性能，像人的灵魂一样，它本身就是一种动因，是燃烧的动力。物质是因为释放燃素，才引起燃烧；物质失去燃素之后，便成为灰烬或残渣，空气对燃烧的作用只不过是把燃素带走。从物质中释放出来的燃素，有如人的转世，先是进入空气，随后进入植物，再从植物进入动物，如此完成它的循环。施塔尔所谓的"燃素说"的理论，大致就是这样。

不过，施塔尔指出，生物体中的反应，尽管与燃素的化学变化十分相似，但这种相似只是表面的，它们实际上是不同的，因为，生物体的变化直接为弥漫于体内的一个"anima"（灵魂）所支配。施塔尔在他出版于1708年的《医疗论》（*Theoria medica vera*）中，对这个"anima"做了详细的说明。

施塔尔非常反对法国17世纪的哲学家和数学家勒内·笛卡尔的看法。笛卡尔是一位彻底的二元论者，他把灵魂和肉体严格地区分开来，声称人的肉体是一副与灵魂分离的机器，为一般的机械定律所支配。与笛卡尔相反，施塔尔异常看重灵魂的作用，他相信，上帝创造了人的肉体，又创造了人的灵魂，或叫"有感觉的灵魂"，这灵魂是生命的最高原则，它控制人体的全部功能，直到肉体死亡。他解释说，肉体是易于堕落的，在它遭到死亡袭击的时候；灵魂也害怕死亡，但灵魂能支配肉体，使肉体发挥它求生的功能，提高智慧和预见，来防止肉体发生死亡。这样，施塔尔就将他的"anima"和西方医学之祖、古希腊的名医希波克拉底的"Physis"（生命力）等同起来了。希波克拉底教导说："人体本身有自己的医生，自然就是治病的医生。"希波克拉底相信，自然总是力求使人处于和谐稳定状态，保持人体的健康。施塔尔的"灵魂"的作用也是这样，认为在灵魂的支配下，使人体中的一切功能，包括呼吸，都能保持正常、和谐、稳定、健康。患病则是因为灵魂未能使机体保持和谐和稳定，例如人体的发热，施塔尔认为是因为灵魂的作用过于剧烈引起的。

一百年来，施塔尔的这一理论为很多科学家所接受，像英国的化学家约瑟夫·布莱克、亨利·卡文迪许、约瑟夫·普利斯特里等都普遍相信他的"燃素说"。但是历史的嘲讽，使他们在自己的实验中，推翻了这一"燃素说"的臆测。

一直以来，人们对空气的认识都相当笼统、相当模糊：所谓"空气"，就是一种气元素，空气是"空气"，别的气体也是"空气"。是帕拉塞尔苏斯（Paracelsus，1493—1541）这位富有冒险精神的瑞士医生，比较早地认识到空气的复杂性，把它称为"混沌之气"（chaos）。帕拉塞尔苏斯原名特奥菲拉斯特·封·霍亨海姆，改用的这一名字，意思是"超越"（para）塞尔苏斯（Celsus）——公元 1 世纪的古罗马名医。他这认识证明他的确是最早摆脱正统的加伦学派的人士之一。随后，比利时的化学家、生理学家和医学家扬·巴蒂斯特·范·海尔蒙特（Jan Baptist van Helmont，1580—1644）认识了许多气体物质，于是就根据帕拉塞尔苏斯的"混沌之气"一词，创造出"gas"（气体）这个词。这样，到了 18 世纪实验化学的时代，对空气的认识就大大提高了。

1754 年或 1755 年，爱丁堡的约瑟夫·布莱克（Joseph Black，1728—1799）在分解石灰石的实验中，见它在遇到酸时会冒出气来。布莱克将这种气体收集起来，进行分析和实验，发现它的体积、形状以及化学性质都和平常的空气不同，不但有酸性、有重量，能与碱类结合，使石灰水变浑，而且烛火在其中不会燃烧，小动物在其中会窒息死亡。这就打破了一切气体都是空气这种笼统的看法。由于这一如今名为"二氧化碳"的气体固定在石灰石中，当时布莱克就把它叫作"固定空气"。

二氧化碳的发现，揭开了气体化学的序幕。

布莱克的研究引起其他化学家，特别是他本国化学家的注意，从此，一系列的气体，陆续从空气当中分离了出来。1774 年，约瑟夫·普里斯特利（Joseph Priestley，1733—1804）将氧化汞加热到摄氏五百度以上，得到了一种气体，也就是今天所知道的氧气。普利斯特里认为，这种气体虽然性质也和空气差不多，但烛火在其中会烧得更亮一些，小动物在其中也会活得更长久、更活泼一些。因此，普利斯特里感到它是动物呼吸所必需的气体，并具有助燃的独特性能。两年后，即1776 年，亨利·卡文迪许（Henry Cavendish，1731—1810）用锌、铁、锡等金属与稀酸液作用时，也发现放出一种气体，它不像空气那样有利于燃烧，也不像"固定空气"那样能被碱所吸收，而是本身就能在空气中燃烧，它就是今天所知道的"氢气"。但是普利斯特里和卡文迪许两人都没有意识到自己的发现在化学史上的重大意义，以致仍旧沿袭"燃素说"的理论来"解释"它。卡文迪许根据"燃素说"理论，金属含有燃素，当它在酸中溶解时，会释放出燃素，从而把自己发现的氢气称为"可燃空气"；同理，普利斯特里则称自己发现的氧气是"非燃素空气"。由此可以看出，要认识呼吸和燃烧的真实本质，凭借"万物有灵论"和"燃素说"的臆测，是绝对无能为力的；要等到"现代化学之父"拉瓦锡开始一场化学革命，才有可能。

安托万·洛朗·拉瓦锡（Antoine Laurent Lavoisier，1743—1794）生于巴黎，是法国议会一位律师的儿子。安托万还在襁褓之中时，母亲就已去世，由他的姑母哺育成长后，在以 17 世纪的一位枢机主教于勒·马萨林（Cardinal Jules Mazarin）的名字命名的马萨林学院受的教育，是一位优秀生，还曾在一次辩论比赛中获奖，表明他具有像他父亲那样做一名律师的潜力。但是他不愿意将来整天为诉讼之类的事东奔西

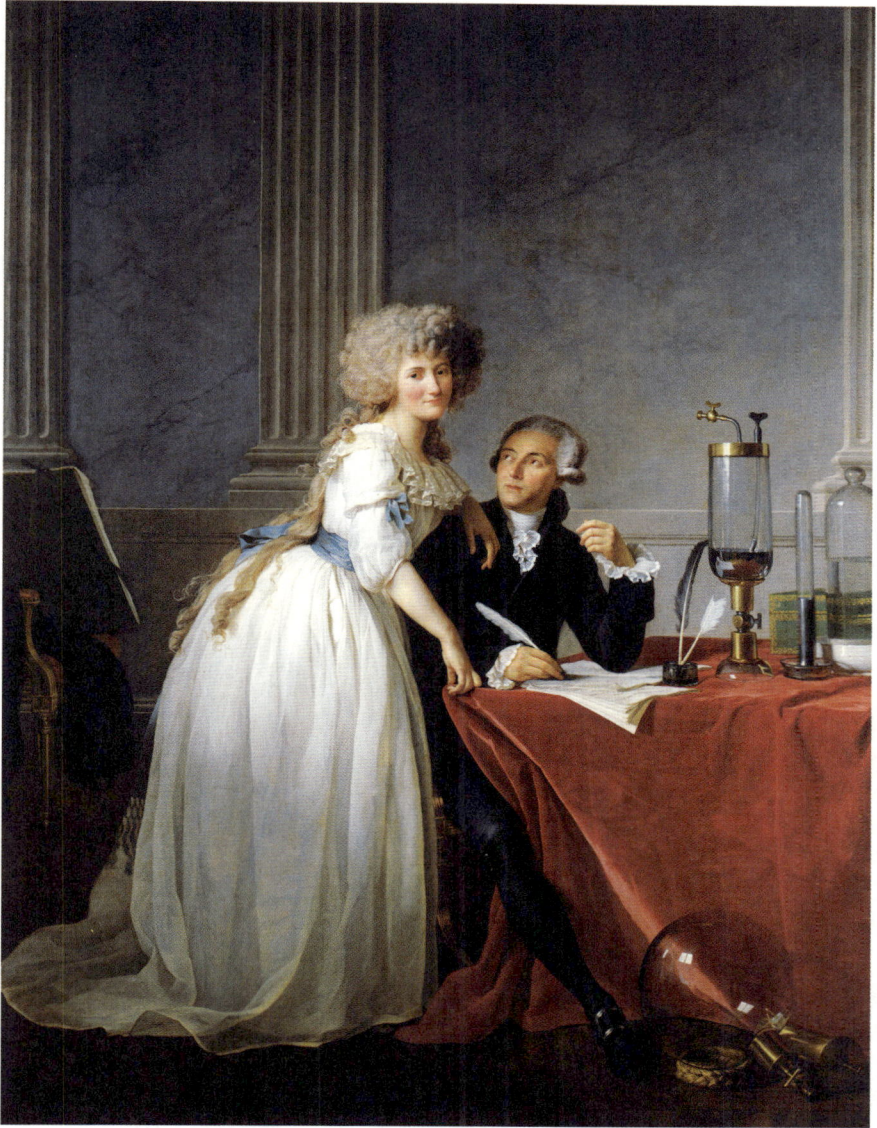

大卫的画《拉瓦锡和他妻子》

跑，他的兴趣是在科学上。他进巴黎植物园研究植物，进天文台研究天文学，他总是喜欢沉浸在科学实验之中，而以身体不佳谢绝一切社交应酬。他的身体确实也不太好，慢性消化不良使他长期以牛奶为食，但这丝毫不影响他献身于科学研究的热情。科学也没有辜负他的努力，二十四岁那年，拉瓦锡将一篇有关街道照明的论文投给科学院（Academie des Scienies），获得了金质奖章。随后，他又向科学院宣读了好几篇有关地理学和物理学方面的论文，最后在 1768 年他二十五岁进税收承包所的这年被选为科学院院士，到 1785 年升任为院长。得到这样的认可，使拉瓦锡受到极大的鼓舞，他于是全力投身于科学研究，并自己建起了一个实验室。从这时起，他常被邀请单独或跟其他成员合作，研究铁的生锈、昆虫的呼吸、淀粉的制造、硝石的分解、动物的磁性、苹果酒的成分、巴黎水的供应、地下水道臭气的清除、从植物灰烬中淘金以及其他许多当时科学家们感兴趣的问题，使他后来在数学、法学、化学、植物学、地理学、解剖学、气象学等学科上都有建树。但就拉瓦锡本人来说，他最大的兴趣是研究化学和解剖学，这导致他在一生的后期对动物和人体的呼吸生理进行深入的思考。

18 世纪 70 年代起，拉瓦锡就感到，尽管"燃素说"为不少大科学家所信奉，但它不能解释物质的量的问题。他想，既然按照"燃素说"的理论，说金属燃烧之后有燃素释放出来，那么燃烧之后剩下的煅渣，怎么反而会比未燃烧的金属更重，而不是更轻呢？1772 年，科学院的秘书有一份笔记记录下了拉瓦锡的一段反证"燃素说"的谈话：

> 大约八天前，我发现硫在燃烧中完全没有失去重量，相反还获得了重量，就是说，由于空气的湿度，人可以从一里弗尔的硫获得比一里弗尔多得多的硫酸；磷的情形也一样。这一重量的增加，来自在燃烧和水蒸气混合时有大量的空气掺入。

1775 年，拉瓦锡重做了卡文迪许和普利斯特里做过的实验。他精确地称量了试剂，让一定量的汞和一定体积的空气接触，加热到第十二天后，称出汞的重量减少，剩余的空气体积也只有原来体积的六分之五，且不能再继续燃烧了，小动物在里面也很快就死去。拉瓦锡再将汞的灰放进小曲颈瓶加热，见有一种气体产生。他把这气体收集起来，计算出的体积和重量表明，物质虽然在一系列化学反应中改变了状态，但是在每一次反应之终与每一次反应之始，物质的量都是相同的。在《关于煅烧中元素与金属化合时的性质》（*On the nature of the principle which combine with metals during their calcination*）这篇划时代的论文中，拉瓦锡还指出：

> 从这个实验的各种情况看来，汞在煅烧的时候，吸收了空气中适于养生的化学成分，余下来的部分是有毒的，不能维持燃烧和呼吸。可见空气是由性质不同的，甚至可以说是性质相反的两种富于弹性的流体组成的。
>
> 这一由我认为有决定意义的实验所证实的发现，使我感到，在氧化和燃烧中，所有的物质，也都会像我在硫和磷的氧化中所观察到的一样获得重量。

这个结论使"燃素说"不再有存在的理由，掀起了一场化学革命。拉瓦锡的亲密合作者——拉瓦锡夫人为此曾具有仪式性地焚烧了施塔尔和燃素说者的著作。对呼吸深感兴趣的拉瓦锡又从化学联系到生理学和呼吸的研究。

基于氧气的发现和对氧化的本质的理解，拉瓦锡立刻认识到，呼吸也就是氧化作用，呼吸的气体与金属燃烧时的气体相类似，就如1780年他与数学家彼埃尔-西蒙·拉普拉斯（Pierre-Simon Laplace）一起写的一篇回忆文章中说的："……因而呼吸就是氧化，它的确很慢，但与炭的氧化完全相似。"

拉瓦锡通常都与他妻子一起工作，她做记录，并帮助他写实验报告。关于空气与呼吸的作用，拉瓦锡通过对动物进行的一系列实验写道：

> ……从这些事实也就可以了解，纯净的空气具有与血液结合的特性，而且正是这一结合，构成它鲜红的颜色。不过，不

论我们所相信的这两种看法的哪一种，是空气中可供呼吸的那一部分与血液结合也好，或者它经由肺改变为固定空气也好，或者最后如我倾向于相信的，是这两者同时作用于呼吸，我们认为，这样一些事实是可以证明的：

第一，呼吸仅与大气中所含的纯净的或非燃素空气（氧气）发生作用；空气中其余的或者有毒的部分（氮）不过是负媒介，它进入肺里以后几乎是毫无变化，就在同样状态下逃离。

第二，同样地，如果一个动物被关闭在定量的空气中，它会随着这空气中大部分可供呼吸的部分的被吸收或者转化为固定空气（二氧化碳）而死去，残留的部分则变为有毒的气体。

这样，终于基本搞清：呼吸就是通过肺的作用，给人体以富含氧气的空气，排出产生出的富含二氧化碳的空气。

拉瓦锡关于呼吸的发现，被认为与威廉·哈维的发现血液循环具有同等的重要性。

拉瓦锡与美国摆脱英国统治的革命同时开始他的化学革命，把自然界从"燃素说"这个"错误的统治"下解放出来，可是他自己却在攻克巴士底狱的"巴士底日"后五年，成为法国革命中"恐怖统治"的牺牲品。历史是多么的嘲讽人啊！

1790 年，拉瓦锡在科学院宣读了他最后的一篇有关呼吸的论文。这时，法国大革命正在迅猛发展。他税收承包人的身份足以使他成为当局怀疑的对象。他的敌人，包括科学家和政治家都对他大加谴责。其最大的敌人是马拉。

让·保罗·马拉（Jean-Paul Marat，1743—1793）生于法国，18 世纪 70 年代在伦敦成为一个著名的医生，出版过科学和哲学著作，1777 年回国任路易十四的幼弟、后来是查理十世皇帝的阿图瓦伯爵的私人卫队的医生。马拉原来一心想做一名有成就的科学家，希望能进入科学的殿堂"法兰西科学院"。1780 年，他写出了一本书《关于火的特性的研

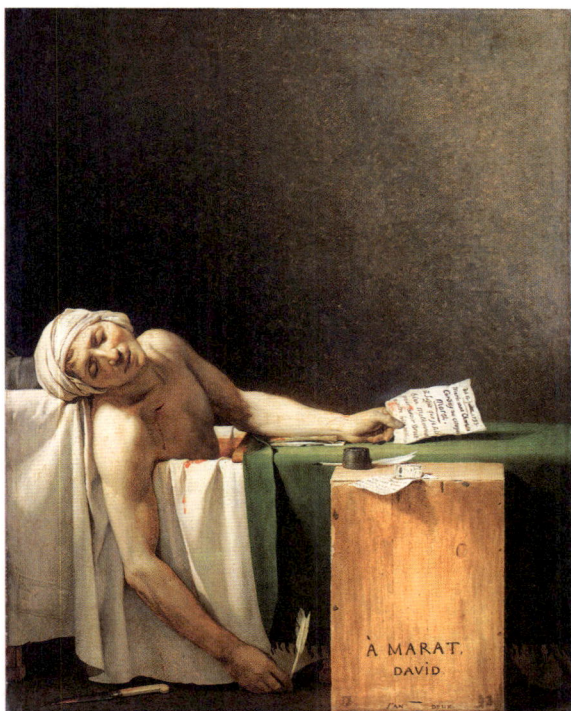
大卫的画：《马拉之死》

究》，想以此作为迈入科学院的阶梯。可是，已经在科学院里担任重要职务的拉瓦锡读过之后，认为这部著作没有任何价值，这样，马拉的愿望自然不可能实现了。马拉从此就对拉瓦锡怀恨在心。现在，在大革命中，他是最激进的雅各宾派的主要代表人物，不久还是1792年成立的国民公会的代表，他向拉瓦锡进行报复的时机到了。于是，科学院被国民公会关闭，经济陷入困难；税收承包所也遭到类似的命运，连拉瓦锡的家也被封了，拉瓦锡本人则遭逮捕。指控是莫须有的：说拉瓦锡在烟草里掺水，危害共和国公民，是法兰西的敌人。马拉甚至亲自著文，说拉瓦锡是"诈骗大王"，"保皇思想的已经垮台的堡垒"，现在还"在偷偷摸摸地阴谋钻营"，"应该把他吊死在就近的一根街灯柱子上"。最后，草率的审讯，以"里通外国、勾结法国的敌人"的罪状强加于拉瓦锡。被告的辩护律师呼吁法庭注意拉瓦锡的科学贡献。拉瓦锡并不怕死，但他十分热爱科学，他只要求给他一定的时间，让他完成他正在进行的关于人体出汗的实验。但是，完全陷入革命歇斯底里的法庭根本不顾这一切，一位叫科芬纳尔（Coffinhal）的副厅长竟大言不惭地回答说："共和国不需要科学家。"于是拉瓦锡被判处死刑。诀别前，拉瓦锡给妻子写了一封信："亲爱的，请你保重身体。记住，我已经完成了我的工作。

为这个，我多感谢上帝……" 1794 年 5 月 8 日，这位伟大科学家，与另外三十一人，其中有他的岳父、前任总保税人雅克·波尔兹，被押至革命广场（the Place de la Revolution），上了断头台。

对死于歇斯底里的狂热之中的拉瓦锡，法国大数学家约瑟夫-路易·拉革朗日（Joseph-Louis Lagrange）在悲剧发生后的第二天仅仅说了这么一句话，使后人久久难忘：

　　砍下他的脑袋，只要一刹那就够了，可是要长出另一个像他这样的脑袋，或许一百年都不够。

这不仅是科学史上，而且也是政治史上的一个重要历史教训。

饮食（一）：从禁忌到营养科学

从小草到大象再到人类，都需要吸取和利用营养物，为自己提供生命活动的能源。绿色植物作为"自养生物"，只要有阳光、水分和一些无机离子，便能生存和成长；草食动物一般就以这些植物为食，但它们却是初级肉食动物的食物；而初级肉食动物又会被次级肉食动物捕捉，成为它们的食物。动物中最高级的人类则把这些动植物作为自己的食物。但是这些次级动物，甚至既吃植物又吃动物的人类，在死了之后，腐烂的尸体也会成为最低级的绿色植物的营养物。面对生物界这样一条"营养级"或叫"食物链"，人们不由要为大自然的神奇而感叹不已。

是的，远在史前和原始时代，人类还过着狩猎和采集为主、偶尔辅以渔业或简单的农业经济的生活，甚至更早一些刚刚从猿进化过来之时，便在以动植物为食了，他们吃采集来的果子和狩猎来的禽兽或者捕捉来的鱼虾。那时的人类，由于生产力低下，食物不足，为了果腹，他们会饥不择食。但是即使饿到了极点，也并非抓到什么就吃什么，这倒不是因为害怕中毒，而是出于"饮食禁忌"的禁律。

"禁忌"是南太平洋上夏威夷、新西兰以及复活节岛之间诸岛上的原始居民集团波利尼西亚人的语言"塔布"（taboo）一词的意译，这是一个只出现在特定情况下文化上约定俗成的词语，指被认为具有超自然神秘力量的人和物，即是被禁忌的事物。

古代的人相信某些动物、植物，偶尔也包括某种自然现象甚至人造物件，与他们自己、他们的家族、他们的集团有某种神秘的关系，把它看成自己的伴侣、帮手、亲人、保护者甚至自己的祖先，于是以它们的图象为一种标志或者象征。这种标志，就叫"图腾"（totem），按父系或母系代代相传，人们对它怀着既是尊敬、崇拜，又是畏惧的双重心理。这就是所谓的"图腾崇拜"。在图腾崇拜中，个人和群体直接或间接以图腾的名称命名，将它的形态绘在旗帜、武器、住所和自己的身体上，相信自己或群体在一定程度上与图腾合而为一，认为图腾能够

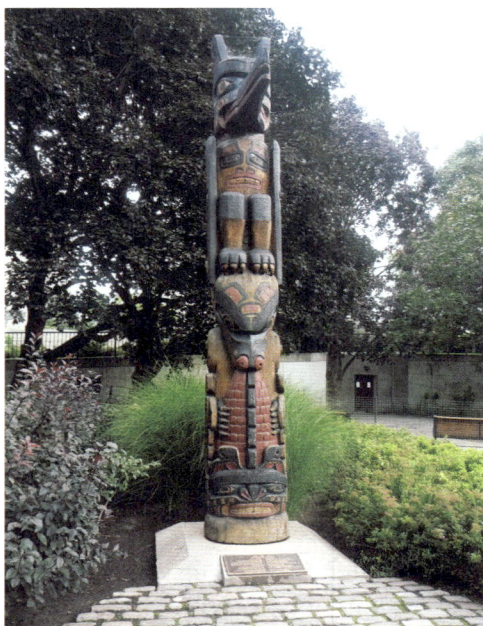

加拿大渥太华的图腾柱

保护自己和自己的群体，自己也与图腾同命运、同安危，如果一方受伤、患病或死亡，另一方也必定会有同样的遭遇。由此可知，屠杀、食用或收集、使用甚至接触图腾动物都会成为图腾群体的禁忌，虽然图腾动物也可以个别地被豢养和照顾。若是图腾动物一旦意外死亡，这群体就会像死了族人一样地将它埋葬并深深哀悼。许多人类学家和旅行家的著作中都写道，例如以熊、狼或者鹿为图腾的群体，不但绝对不捕杀或食用熊、狼或者鹿，甚至还回避这种动物，连它们的名字都不能提及。旅行家还描述说，有时由于某种特殊的原因必须杀死图腾动物，那么就要举行一种表示赎罪的隆重宗教仪式。

其实，出于"图腾崇拜"而产生的饮食禁忌只是古代的人"饮食禁忌"中的一个方面，他们的饮食禁忌还有更加宽泛的内涵。建立在心理上的所谓"互渗"或叫"转换"意识而产生的迷信观念，同样使他们把许多食物视为禁忌。

英国人类学家和民俗学家詹姆斯·乔治·弗雷泽爵士（Sir James

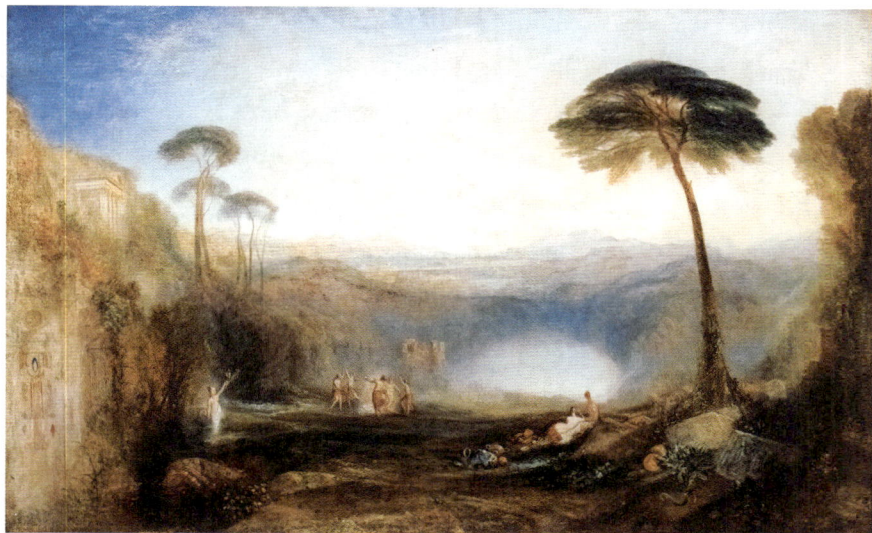

画家透纳描绘的"金枝"

Geogre Frazer，1854—1941）在他的那部在学术界享有崇高地位的人类学著作《金枝》（1890）中说："在未开化的原始人看来，一饮一食都带有特别的危险，因为饮食之际灵魂可能从口中逃逸，或者被在场的敌人以巫术摄走。"可是人又不能不吃东西，于是一般的人就把门紧闭起来，不让任何人看见他吃，以为这样就能让灵魂留在屋内。国王用膳时就更注意了。弗雷泽引用有关材料说，达荷美国王需要在某种特殊场合下公开饮酒时，许多人都藏在布幕后面，或者用手帕遮住头部，在场的人全都俯伏在地，面部朝下，不得仰视。若有谁看见他吃，便得被处死罪。卢安戈的国王饮宴时有两次被他喜爱的狗和他自己的儿子看见，于是狗就被处死，他的儿子也被砍成几段向全城各地示众。

尽管如此，原始人也并不认为任何食物都是可以吃的。同样出于迷信方面的原因，弗雷泽说，原始人把很多食物都看成"对自己是危险的或是致命的"。如：

古罗马祭司狄阿力斯不得食用好些动植物，甚至连那些动植物的名字也不能提到。埃及国王们可吃的肉类限定为小牛肉

133

和鹅肉两种。远古时期各原始民族的祭司和国王都不得食肉。卢安戈海岸祭司不得食用甚至也不得看见各色各样的动物，……卢安戈的王储从幼儿时期就禁食猪肉，在儿童时期则不得与人一起食用可乐树的果子，到了发育时期，祭司告诉他不要吃任何家禽的肉（除非是自己宰杀和烹饪的）。随着年岁的增长，那些禁忌的名目越来越多。在费尔南多波岛上，国王登基以后便不得吃椰子、鹿肉和豪猪等人民日常食品。几内亚海湾的马赛人酋长首领除了牛奶、蜂蜜和烤羊肝之外不得吃任何别的东西，如果吃了任何其他食物，便要失去预言和施行符咒的能力。（徐育新等译文）

产生这种禁忌的原因，正像法国社会学家路先·列维-布留尔（Lucien Levy-Bruhl，1857—1939）在他出版于20世纪30年代的那部研究原始人心理的重要著作《原始思维》中所指出的：

在原始人的思维的集体表象中，客体、存在物、现象能够以我们不可思议的方式同时是它们自身，又是其他什么东西。它们也以差不多同样不可思议的方式发出和接受那些在它们之外被感觉的、继续留在它们里面的神秘的力量、能力、性质、作用。（丁由译文）

这种以不同形式、不同程度存在于原始人意识中的存在物和客体之间的神秘关系，列维-布留尔称为"人和物之间的互渗"，当代著名的法国人类学家克劳德·列维-斯特劳斯（Claude Levi-Strauss，1908—2009）用了另一个词——"转换"，意思都一样。

位于西南太平洋新赫布里底群岛的奥罗拉人和海岸群岛的莫塔人中，不少人都认为，他们自己的生命与动植物的生命是互相联系的。如奥罗拉的孕妇就相信，椰子果、面包树果或一些其他果子与她们腹中的胎儿之间有一种神秘的联系，她们的胎儿就是它们的复制品。莫塔人相信自己就是他母亲在怀孕期间找到或看到的某种动物或水果。在这种观念的支配下，若有哪一个女人把植物、水果或动物带回到村庄里，人们都会告诉她，她将会生出一个很像这件东西的孩子，事实上未来的孩子就是这件东西。当然，这女人绝不会去吃这植物、水果或动物，而要将它放回原处，如果是动物，她甚至会给它搭一个窝，每天去给它喂食。当这只动物不见了时，她就认为它已经钻进了自己的体内，不久就会以孩子的形式重新出现。不用说，她未来的孩子，就不能吃与自己身份相同的这类动植物了，那被看作"同类相食"，否则，将会患病甚至因此而死。

出于类似的思想，赞比亚西北部和安哥拉东南部使用班图语的卢瓦勒族的小孩禁止吃多种动物的肉：不能吃血色红肚的罗非鱼和狗脂鲤，是因为这两种鱼有利刺，象征割礼后的余痛；也不能吃胡子鲇鱼，因为它黏滑的皮象征治疗创伤的痛苦；也不能吃香猫，因为它的斑皮象征麻风病；有利齿的野兔和辣椒也不能吃，因为它们象征疼痛的治疗，等等。另有居住在加蓬北半部林区、赤道几内亚大陆和喀麦隆南部地区的芳族人不能吃大象的躯干，以免自己的四肢也像它一样的瘫软；不能吃绵羊和山羊，免得它们把喘吁的毛病传染过来；孕妇不能吃松鼠，因为会使胎儿变得像松鼠的模样，而且松鼠喜欢待在洞内的习性会使胎儿有不肯离开子宫的危险；女孩子特别禁食老鼠，因为木薯在洗的时候很容易会被老鼠偷走，女孩子也会同样有被男人偷走的危险，等等。

还有某些禁忌是基于宗教观念而产生的。

史前时期居住在印度和伊朗北部的雅利安人，后来向次大陆迁移。在这漫漫的长途中，牛成为他们赖以生存的伙伴，使他们将自己的命运与牛群的生命紧密地联系在一起。对牛的这种情感，到了最后，使古印度的圣贤们将牛奉若神明。美国人类学家马文·哈里斯（Marvin Harris，1927—2001）在说到印度人对牛的崇拜时写道：对他们来说——

保护母牛和崇拜母牛就象征着保护和崇拜人类之母。……

崇拜牛的印度人说："母牛是我们的母亲，她赐予我们牛奶和奶油，她的公牛为我们耕地，使我们获得食物。"对反对饲养老得不会生育和挤奶的母牛的习俗，印度人的答复是："你会在母亲老了之后，将她送上屠宰场吗？"（李培荣等译文）

对牛的这种感情历史悠久，把宰牛看成最大逆不道的事已成为印度教教旨中的一项内容，影响之深，连莫罕达斯·卡拉姆昌德·甘地（Mohandas karamchand Gandhi，1869—1948）这样的伟人都大声疾呼，

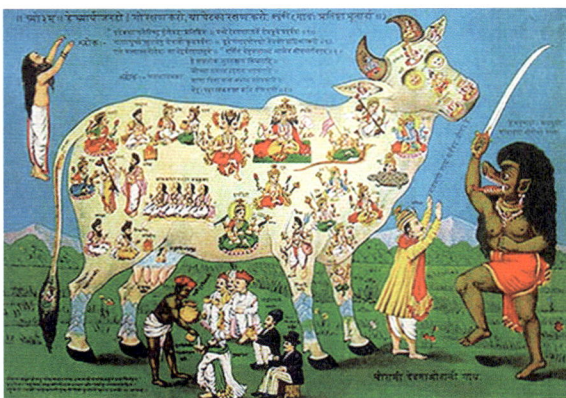

印度教认为牛是神圣的

说保护牛畜就意味着维护上帝的整个事业。自然，牛肉就成了印度教徒的禁忌。

在印度，印度教徒与犹太教穆斯林之间的矛盾首先当然是由于社会原因引起的，但饮食观念也加剧了他们的冲突。据统计，1947年，印度拥有两亿头牛，平均每两人一头。除了会产奶和拉车、耕地的外，尚有一亿多头牛或是滴奶不产，或者衰老无用，整天懒洋洋地漫游在全国的城镇和乡村，谁也不敢动它一动，不论行人或车辆，都得给它让道。不吃猪肉而偏

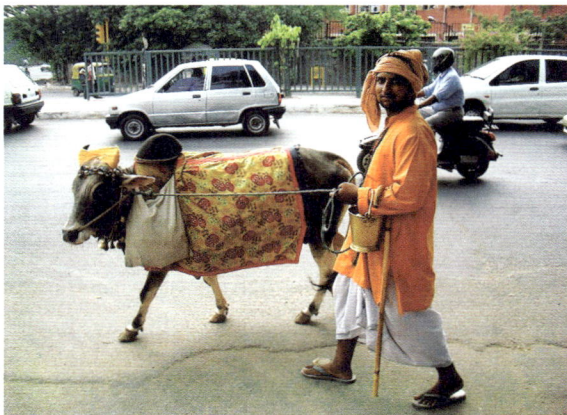

牛在印度的地位很高

吃牛肉的穆斯林看到这种对牛的狂热的崇拜，感到极度的厌恶，在把牛赶往屠宰场宰杀时，就故意从印度教的庙门前经过。几百年来，常常因为这样的挑衅而引起印度教徒和穆斯林之间的流血事件，使成千上万的生灵伴随着牛而丧命。这可算是因饮食禁忌而加剧社会冲突的典型事例。

犹太教也有根据它的教律而禁用的食品。贝类和猪肉是绝对禁止的，未经按宗教礼仪屠杀或虽按礼仪屠杀、而后发现有病的牲畜的肉之属禁忌，另外，畸形牲畜和患病牲畜的肉也不得食用，等等。当然，犹太教的这些禁忌，都带有浓厚的宗教思想，但从中同时也可以看出如许多研究犹太文化的著作中屡屡提到的，从很早时候起犹太人就重视医学、注意卫生的优良传统。

确实，人类进入文明之后，就普遍地逐步摆脱了饮食上种种带有神秘色彩的禁忌，开始将食物与健康卫生联系起来了。公元前 5 世纪的希腊历史学家希罗多德（Herodotus）在他的著作《历史》中写道，当时的埃及人已经"相信，人之所以得病，全是从他们所吃的东西而引起的"。文明的人类显然曾经有过因生吃不够新鲜的动物肉而致病的教训，因此希罗多德说，只要"比较有钱的波斯人都要在炉灶里烧烤整个的牛、马、骆驼或驴作为食品"。除了圣物以外，埃及人对"所有其他各种禽类以及鱼类，则都是烤了或者煮了之后才吃的"。为了提醒人们应该节制，当时的埃及人甚至流行这么一种奇特而有趣的习俗：

> 在富人的筵席上，进餐完毕之后，便有一个人带上一个模型来，这是一具涂得和刻得与原物十分相似的棺木和尸首，大约有一佩巨斯或两佩巨斯长。他把这个东西给赴宴的每一个人看，说："饮酒作乐吧，不然就请看一看这个，你死了的时候就是这个样子啊。"

正是出于这种"食物为百病之源"的思想，希罗多德说，埃及人"在每一个月里，他们连续三天服用泻剂，他们是用呕吐和灌肠的办法来达到保健的目的的"。以后，在好几百年里，欧洲人和医生都受此影响，用催泻的方法来"治病"。

的确，提倡节制、反对暴饮暴食渐渐引起很多人的重视。

阿特纳奥斯（Athenaeus，活动期约公元200年）是一位生于埃及的希腊—罗马作家，他写了一本书《饮宴的智者》（*The Sophists of Dinner*）。这部共分十五卷的书是一部百科全书式的著作，它叙述包括古罗马名医加伦在内的许多知识渊博的人，在一次宴会上相遇，于是他们就讨论起饮食等问题。作品引用了古代多达八百位作者的已经散佚作品中的文字，提供了古代社会生活的各方面不寻常的资料，其中特别强调一些奇特的饮食，如说一些人是仅以牛奶为生，另一些人则光喝水和吃无花果，还有一些人是只吃流质食物，等等。医学史家认为，阿特纳奥斯这样描写富裕罗马人对禁欲主义的时髦，表现了当时兴起的一股反拨暴饮暴食的风气。

在饮食上，进一步的认识是认为，不论是暴饮暴食，还是苛求的禁欲，都是极端的做法，要紧的是适度。

弗朗西斯·培根爵士（Sir Francis Bacon，1561—1626）是一位对近代科学产生过重大影响的英国哲学家，在饮食问题上，他有一个基本思想：药物可以治病，合理的饮食却能延年。培根非常看重人的心理的作用，认为"在吃饭、睡觉、运动的时候，心中坦然，精神愉快，乃是长寿的最好秘诀之一"。但在精神因素的前提下，培根相信"不同的食物是可以

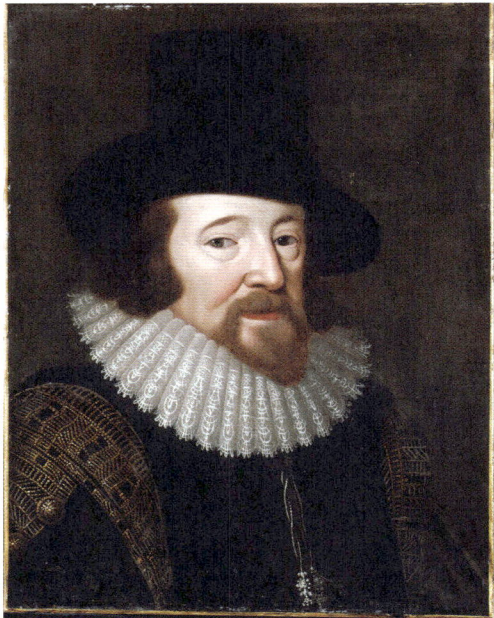

弗朗西斯·培根爵士

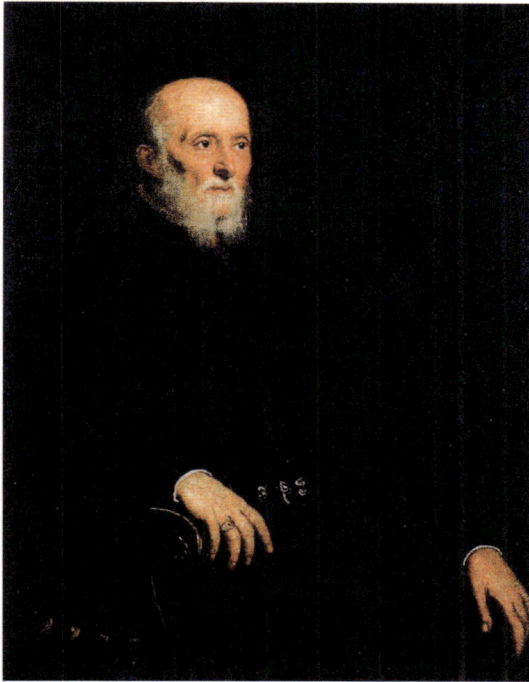

卢吉·科尔纳洛

变更体气而不扰乱它的"。他甚至主张，"与其常服药饵，不如按季节变更食物"。自然，他补充说，在主食上也不可骤然变更，而是要适度地变，而且在变的时候，别的部分也要随着变更，"以便配合得宜"。这样，培根说，对多数平日身体上习惯于劳动的人，即使生了病，除非病得很重，只要"节饮食，多调养"，就会"使天生的体质既可以得滋养又可以增力量"，所患的病也"就可以好了"。

如果说培根主要是在理论上阐明调节饮食的重要性，那么16世纪的意大利人卢吉·科尔纳洛（Luigi Cornaro，1467—1566）对自身所做的调节饮食的实验，可以用来做他的例证，虽然在时代上他比培根还要早些。

科尔纳洛的前半生是一个纵欲的牺牲品，暴饮暴食使他的健康受到极大的损害。面对日益衰退的身体状况和可能死亡的危险，科尔纳洛采用了一种甚至可以说是比较极端的实验。他奉行每日适度饮食制：十二盎司的固体食物，包括蔬菜、面包和蛋，加上十四盎司的酒，每日进行观察并记录下身体对这饮食的反应。实验的结果证明这样的改变是有积极效果的，最后他甚至将自己的食谱改到只有一只蛋。最后，科尔纳洛活到九十九岁。他写出了一部书——《健康长寿确实可靠的方法》（*The Sure and Certain Method of Attanining a Long and Healthful Life*，1558），详细记述了他自己的实验，他的结论说：他之所以从濒死的边缘活过来，而且活得这么长，就是适度即健康的明证。

在摄入食物的研究上，意大利人圣托里奥·圣托里奥（Santorio Santorin，1561—1636）以漫长的岁月来做一项有趣实验的事是任何一部生理学史都提到的。圣托里奥对人体生理，特别是饮食生理感到很大的兴趣。他制作了一杆大提秤，他面前是一张小桌子，摆着他的食品，他自己就终年在这杆秤上面工作和食宿。他精确测量好食品的重量，在经过各种活动之后，再测量他自己的体重，又测量他所有的排泄物，这样的实验坚持了三十年后，他得出结论，认为可见的排泄物的总量少于摄入量。不要以为这是人所共知的结论，但一般人是想当然，圣托里奥则是经过科学实验之后得出的结论。他1614年在威尼斯出版了一部书——《论医学测定》，此书共分七章，第一章"关于不可见的出汗的重量"描述了人体的三种变量：可见的摄入——食物和流体，可见的排泄——尿和粪便，不可见的排泄或不可见的出汗。从而产生了所谓的"圣托里奥等式"：

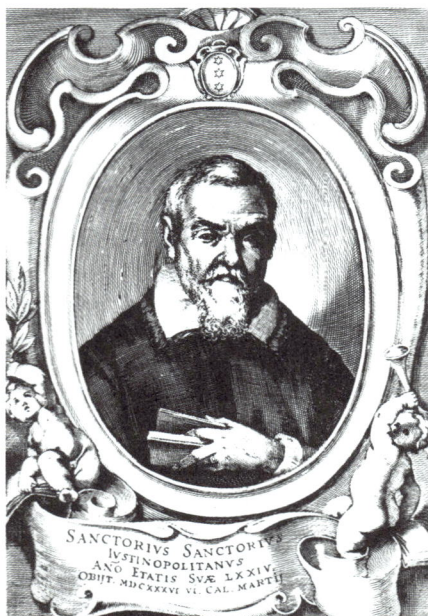

圣托里奥·圣托里奥

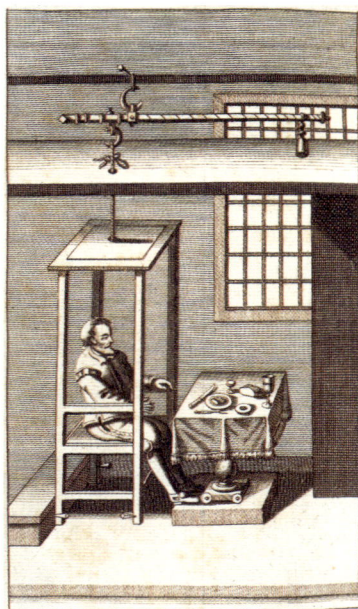

圣托里奥的实验

体重的改变＝（气体的摄入−气体的排泄）＋（液体的摄入−液体的排泄）＋（固体的摄入−固体的排泄）

圣托里奥的实验被认为是人类第一次有控制地对人体的饮食问题所做的科学实验，这就是他的不平常之处，他的这部《论医学测定》（De medicina statica）后来再版，并被译为多种文字，使他成为研究今天称之为"代谢"和"基础代谢"的奠基者。

不过，要让饮食问题真正获得精密的科学研究，需要进入化学的时代，在英国化学家约瑟夫·布莱克于范·赫尔蒙特之后重新发现二氧化碳，亨利·卡文迪什发现氢气，约瑟夫·普利斯特列和瑞典药剂师卡尔·威廉·舍勒发现氧气，法国化学家安东尼·拉瓦锡在英国大学生丹尼尔·拉瑟福德声称发现氮气之后鉴别出氮气是一种元素，特别是这位伟大的拉瓦锡证明了呼吸就是氧化，是人将氧气吸入人体、呼出二氧化碳的过程之后，才有可能。

首先需要提到的一个人是德国化学家尤斯图斯·冯·李比希（Justus von Liebig, 1803—1873）。李比希原来在吉森大学和慕尼黑大学任化学教授，一直对食物的营养性能和机体的代谢问题感兴趣，1838年之后，这兴趣就直接从有机化学转向了生物

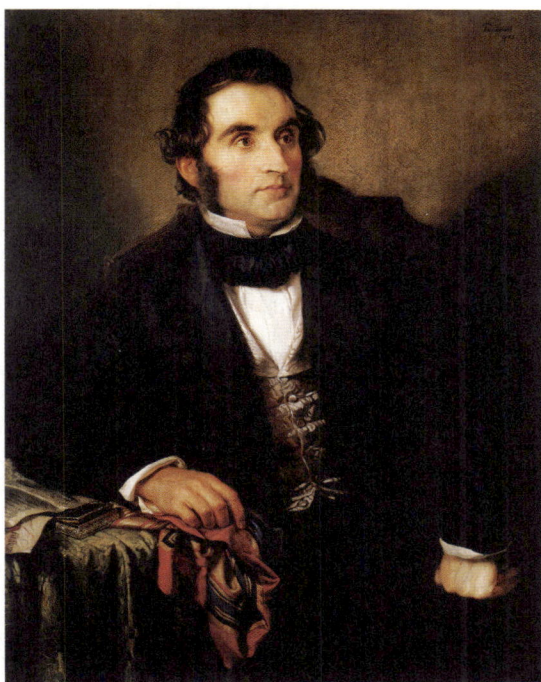

李比希画像

化学。

李比希在研究了人和动物的排泄物之后，发现其中最重要的成分是尿素，认为食物分解后提升为氮，即蛋白质在人体中分解后的产物，从而得出结论，相信动物和人在摄入和排泄的整个过程中，起最重要作用的便是氮。李比希的研究获得有关"氮循环"理论的支持，这理论认为，氮是地球大气中含量最多的元素，一切生命物质都含有氮，蛋白质的基本元素就是氮。经由微生物引起的一些复杂转化反应，使氮能为植物所利用，随后在"食物链"中，人和高级动物从食用次级动物和植物的蛋白质中获取氮，动植物最后又通过排泄和腐烂将氮化合物送回土壤和大气。因此，李比希把蛋白质看成动物和人体最不可缺少的建设材料。与此同时，李比希还与他的朋友、德国生理学家卡尔·封·福伊特（Carl von voit）、特奥多尔·比肖夫（Theodor Bischof）一起，精确研究了哺乳动物、包括人的新陈代谢之后，把人体最必需的营养物分为蛋白质、脂肪和糖类或叫碳水化合物这么三类，并特别查明，在这三大基本食品中，蛋白质是最为机体所需要的，只要有蛋白质供应，机体便能存活；人体不能由糖类和脂肪制造蛋白质，因为糖类和脂肪中没有氮，但是从蛋白质所提供的物质却能制造出必需的糖类和脂肪。他们的认识一直为生理学家们所认可和接受。因此，他们的工作就成为饮食研究史中的重要篇章。与此同时，另一位重要人物，德国的能量生理学家马克斯·鲁勃纳（Max Rubner，1854—1932）也是不能忘记的。

鲁勃纳最先是在慕尼黑卡尔·福伊特的实验室受的教育，在这里，福伊特和生理学家马克斯·佩滕科弗（Marx von Pettenkofer）用来计量动物和人呼吸的仪器可以确定食物的代谢。随后，在成为一位比较年轻的研究者后，鲁勃纳就移居黑森州的马尔堡，做一名卫生学教授。在这里，鲁勃纳建立起一座自动记录热量测定器，能够测量出动物产生的热量，计量出呼出的二氧化碳和尿与粪中排出的氮。这导致了日内瓦化学家格尔曼·亨利·盖斯（Germian Herni Hess，1802—1850）创立总热量守恒定律，即著名的"盖斯定律"：从一种化学品生成另一种化学品时，不管化学反应分多少步完成，反应的热量效应总是相同的。

鲁勃纳在食物代谢方面做了很多工作。他让兔子挨饿，然后再实验它断食期间的代谢，结果发现，在兔子体内的脂肪大部分都损耗之后，蛋白质的代谢却增强了。鲁勃纳认为，这说明，这个时候，是兔子的来源于蛋白质的能量替换了原来来源于脂肪的能量。经多次类似的实验后，鲁勃纳于1883年发表了长达八十多页的论文《动物体内基本食物测定值》，宣称："这些实验证明热量对体内各种能量等力的确定性，就简略的情况而言，体内的各种能量都是非常适当而且互相替换地利用的，对身体本身没有丝毫损失。"他还计算出，一百份蛋白质相当于一百一十三份蔗糖或一百二十二份葡萄糖，一百份脂肪相当于二百四十份糖；并在同年发表的论文《躯体食物代谢的作用》中计算出：

一个人食用所谓混合饮食时产生的热量值如下：

1 克蛋白质————————4.1 卡

1 克脂肪—————————9.3 卡

1 克糖——————————4.1 卡

饮食生理进展到这里，似乎人类的营养问题已经获得全面的科学的认识：是否对健康有利，完全决定于吃什么。17世纪著名的英国内科医师托马斯·西德纳姆（Thomas Sydenham）说："痛风是有钱人的疾病。"指的是吃得太多。中国清代的著名史学家赵翼在他的笔记著作《陔余丛考·成语》中也曾这样写道："病从口入，祸从口出，见庄绰《鸡肋编》，谓当时谚语。"可见"病从口入"已经成为人们的共识。近年来高脂肪、高蛋白的食物使不少西方人患上了多种疾病，再次证明这一至理名言。于是，人们想到的总是不慎吃了什么，才有可能患病；只要有足够的蛋白质、脂肪和糖类食品，再注意饮食的适度，就一定能保持健康。人们根本未曾想到，甚至完全想不到会因为没有吃什么也可能会患病，甚至会患不治之症。这是在医生们发现人类还存在一种所谓的"维生素缺乏病"之后，人们才认识到，人在饮食问题上除了一般的要求之外，还有某些奇特的要求。

饮食（二）：享乐、禁欲及其他

人类的食物，不管千种百样，以科学的眼光来看，大致上可以分为九类：一、谷类，属于主食，是较好的蛋白质来源，外皮富含 B 族维生素；二、根类淀粉，蛋白质较少一些，却是廉价的能量来源；三、豆类，含较多的蛋白质和 B 族维生素；四、蔬菜和水果，含大量维生素 C、胡萝卜素及钙、铁；五、糖、蜜饯和糖浆，可提供日常能量的 20%；六、禽兽鱼肉类，含有价值很高的蛋白质和脂肪、维生素等；七、奶和奶制品，富含蛋白质和钙，牛奶还因蛋白质过高，需得稀释；八、脂肪和油，是高热量的食品；九、饮料，营养价值一般不高。

科学家是通过多年的研究，才查明，食物的价值，主要是在于它的蛋白质、脂肪、糖类或叫碳水化合物的含量，能否给人提供适当的能量，使人从中获得可供机体利用的能量或组织材料，以维持人体的生长和生命的延续；科学家经研究还确定，各种食物所产生的能量是能够转换的。

那么一个人到底需要多少食物呢？说起来简直令人难以置信，根据美国研究委员会食品和营养局 1958 年的推荐表，一个成年人每天蛋白质的最小需要量是每公斤体重一克，这就是说，一个身材中等、体重六十公斤左右的人，每天仅需要六十克左右的蛋白质，真是惊人的低。当然，蛋白质的质量是有高低之别的，但是按照这个要求，纵使将不能被人体吸收的部分也计算在内，对一般的人来说，每天只要有二升牛奶，或者一只鸡蛋，或者一二两瘦肉，也就差不多了。可事实上，多数人都不以这个实际需要来饮用食物。追究起来是有多方面原因的，其中最主要的是出于享受和享乐的心理，和与此相对立的禁欲主义的心理这两个极端。

一般的人都有过亲身的体会，通常情况下，自己之所以想吃东西，尤其是想吃好东西，与其说是因为饥饿，不如说是想感受吃时的滋味。例如很多人想吃巧克力，就并不是因为发现自己血糖过低。这是有道理的。生理学家研究发现，人的舌头约有一万个极微小的味蕾，每个味蕾又有大约五十个味觉细胞，在电子显微镜底下像是一堆堆层层叠叠的花蕾。它们作为感受器，在不同部位上接受进入口里的信息，然后通过神经细胞传递至大脑。味蕾的特性是，只有当物质在水溶液的状态下才能引起味觉，若进入口腔的物质不是溶液，那么必须溶解于唾液才能为味蕾所感受。因此，当人在咀嚼食物的时候，就会产生种种感觉，特别对某些食物，会产生快感；而多次的经验还会使人对某种一直引起快感的食物产生渴求的心理，即强烈的食欲。这就是为什么法国哲学家伏尔泰（Voltaire）要在《哲学辞典》里说："两千年来人们赋诗作文大声痛斥奢侈，而人们却总是爱好奢侈。"

下面是以奢侈而著名的法国路易十四（Louis XIV，1638—1715）国王的一份中餐菜单：

六个菜汤——

两大盆汤：用两只老阉鸡做的健身菜汤和用四只山鹑做的山鹑白菜汤；两小盆汤：用六只笼养雏鸽煮的雏鸽虾酱汤和鸡冠肉末汤；两小碗餐前汤：阉鸡肉末汤和清炖山鸡汤。

八个正菜——

两大盘热荤：各重二十八斤的烤小牛肉与苍鹰肉，用十二只鸽子做的鸽子肉饼；两小盘热荤：用六只鸡做的炖鸡块和用两只山鹑做的山鹑肉糜；四小盘冷荤：用三只山鹑做的山鹑冻，六个煨肉饼，两只烤火鸡，用三只母鸡做的块菇肥母鸡。

六个烤菜——

两只烤肥阉鸡，九只烤母鸡，九只烤鸽子，两只烤童子鸡，六只烤山鹑，四个烤肉饼。

　　水果——

　　新鲜水果一大瓷盆，蜜饯两大瓷盆，果汁四大瓷盆。

　　不要忘记，这些都只是为这位国王一个人准备的，虽然这位"太阳王"的胃口确实非常好，但是他连吃下其中的十分之一也不可能。而且他的晚餐也是"丰盛"到简直可以够二三十个人来消受。由于人常常处于如俗语说的"肚饱眼饥"的心理状态，只要有条件，就希望吃很多菜，尤其是很多能引起快感的菜。国王也一样，他无非是希望在众多的菜肴中能够任己所好，选择最喜欢的几样约略尝一尝罢了。

　　除了希望获得生理上的享受之外，人往往还要显示自己不仅有条件吃到特别能感受到好滋味的食物，还有条件请朋友们来一道享受。只要看看，豪华的筵席大多都是在各种能显示自己身份的场合上开设的：自

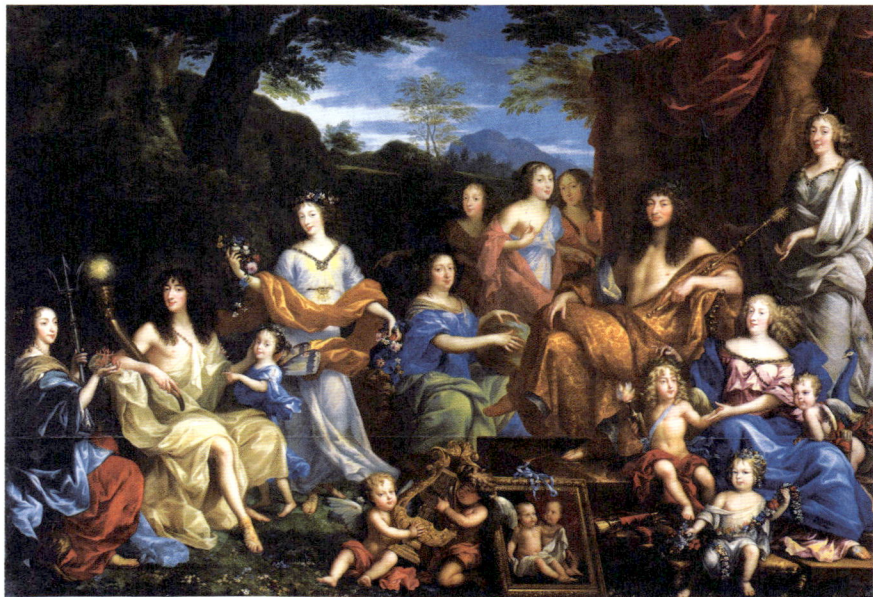

路易十四的家庭

146

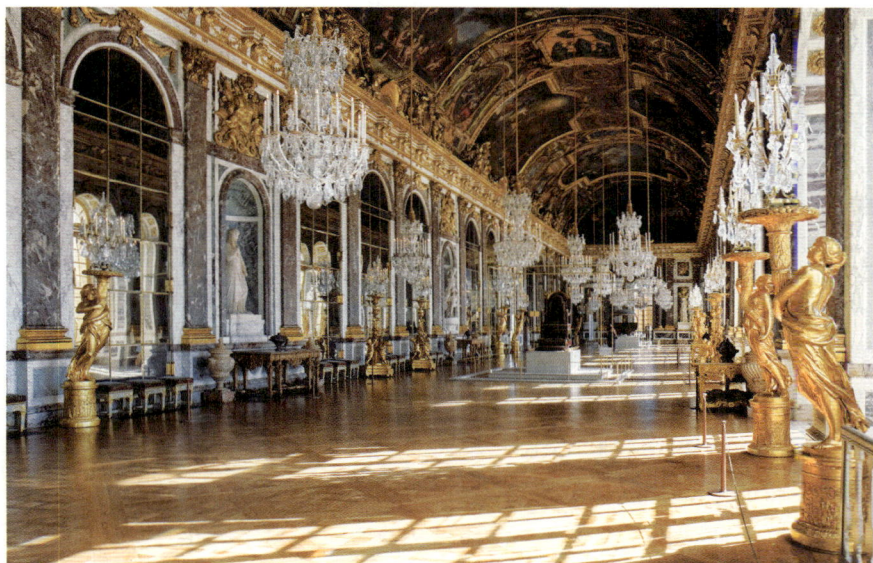

路易十四奢华的凡尔赛宫

己的婚礼，孩子的生日，朋友的聚会，商务的谈判，喜事的庆贺，等等。在这类场合上，以享乐来表现自己的排场，就能为当时或今后于展事业打下基础。事实上许多事务在筵席上就能顺利解决。因此，饮食上的享乐并不只是法国国王，而是多数人的共同心理。英国伊丽莎白时代的医生托马斯·莫菲特博士（Dr. Thomas Mouffet，1553—1604）曾经写过一篇题目很长的论文，叫《改善健康，或包括和发现本国各常用食物制作的质地和方法的标准》（*Healths Imporovement，or Rules Comprising and Discovering the Nature，Method and Manner of Preparing all Sorts of Food used in this Nation*）。他在文中引用一句流行的谚语："西班牙人讲吃，德国人讲喝，英国人是又吃又喝。"此文的内容全是描述进食时的愉快，并介绍各种烹调知识，还列述了种种食物的消化特性。如他介绍意大利人如何把孔雀杀掉，往它的肚子里填满荨麻，埋藏在沙地里，或者腿上绑一重物挂在干冷的处所，说这样经过半个月之后，这孔雀的肉就非常柔软，吃起来非常有味。莫菲特又特别推荐动物的肝，认为作为食物，它"几乎不需调制"，就很"适胃"。

有人说，西方是"性"的国家，中国是"食"的国家。这话是否正确尚待研究，但是中国的一些生活条件优越的人，尤其是帝王将相，传统上都非常讲究饮食的豪华奢侈确是事实。

《吕氏春秋·本味篇》记载商朝帝王、贵族的饮食：菜之美者，阳华之芸，云梦之芹，具区之菁，浸渊之草。鱼之美者，洞庭之鲋，东海之鲕，醴水之鳖，雚水之鳐。和之美者，阳朴之姜，招摇之桂，越骆之菌，鳖鲔之醢，大夏之盐，宰揭之露。还提到猩唇、獏炙、隽燕之尾，旄象之约甚至什么丹上的凤凰之卵等食物，均属商汤时代的御膳珍品。西汉太守丞桓宽编的《盐铁论》列出的官菜有杞豚、韭卵、狗膒、马朘、羊腌、鸡寒、塞脯、庸脯、胹羔、觳膹、雁羹、白鲍等。西汉辞赋家枚乘的赋《七发》从游观、田猎、饮食、车马等七事，来论述腐朽生活的弊害时，其中写道，汉代的贵族之家，为追求奢华，盛行以熊掌为食。隋唐以后，宫廷贵族，饮食更是豪华，有记载说，极尽奢侈腐化的隋炀帝驾幸扬州时，臣下曾进献一菜叫"镂金龙凤蟹"，光听其名，就略知整个欢宴是何等的场面了。

姑且不说这些皇家宫廷的菜肴，甚至像以"随园老人"为名号的袁枚（1716—1798），只不过是乾隆朝代的一介进士，从他所著的《随园菜单》，即可知晓也是那么注重饮食的豪华。袁枚在书的"序"中，说他自己四十年来，"每食于某氏而饱，必使家厨往彼灶执弟子之礼"，随后在家依法烹调。他的"随园菜单"所列的菜肴，可说是山珍海味，应有尽有，什么"海鲜单""江鲜单""特性单""杂性单""羽族单""水族有鳞单""水族无鳞单""杂素菜单""小菜单""点心单""菜酒单"等十多类，而每类又分多种菜肴，如"海鲜单"中就有燕窝、海参、鱼翅、海蜒、蛎黄、乌鱼蛋等九种，"江鲜单"中有鲥鱼、鲟鱼、斑鱼、虾蟹等六种，而边鱼、银鱼、台鲞等十七种和生炒甲鱼、醉虾、蟹羹等二十八种又另列入"水族有鳞单"和"水族无鳞单"。不仅品种繁多，制作的方法也多种多样，仅以极其普通的猪肉为例，就有干锅蒸肉、盖碗装肉、火腿煨肉、台鲞煨肉、芙蓉肉、荔枝肉以及烤六七斤重的小猪等三十余种。而且还特别列出一项所谓"须知单"，包括作料须知、洗刷须知、调剂须知、配得须知、独用须知、火候须知、色臭须知、迟速须知、变换须知、器具须知、上菜须知、时节须知等二十多条，真是讲究得可以。一切都无非是为了食用者的感官享受。

确实，这些饮食，要说是为了身体营养上的需要，还不如说是为了心理上的需要，满足一种虚荣心。问题是过分讲究吃的奢侈，甚至暴饮暴食，实际上是很不利于健康的。于是，另一种声音出现了。

18 世纪的彼得·肖博士是英国的一位热情的化学家，他在 1724 年匿名出版了一本书：《葡萄酒，或略胜于水的酒：论被看作对保护健康和医治百病起极大作用的酒》（*The Juice of the Grape，or Wine preferable to Water：A Treatise where in Wine is shown to be the Grand Preserver of Health and Restorer in most Disease*）。书中详细叙述了一些由于饮酒，尤其是喜欢饮用烧过的红葡萄酒，佐以沾酒的种种奢华食品，最终损害了身体而进入坟墓的病人的事迹，警告人们狂饮滥食会如何伤身。一百年后，格拉斯哥的罗伯特·麦克尼什博士（Dr. Robert Macnish）的专著《醉酒的剖析》（*Anatomy of Drunkenness*）同样详尽地列述了许多过分放纵吃喝所产生的悲惨结局，甚至举出几

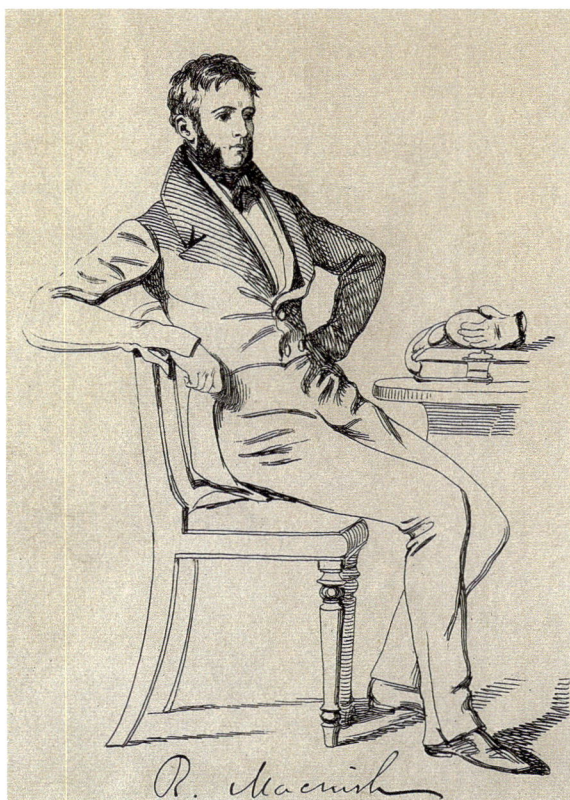

罗伯特·麦克尼什

149

个醉汉竟出现"自燃"的事例。麦克尼什最后指出："简单地说，饮料本身都不是有害的，问题是在于滥用它，以致像大多数有益的食物那样，滥吃滥喝时，就变成为有害的了。"

作为对狂饮滥食的反拨，同样主要是出于心理上的需要，掀起了一种所谓的"素食主义"。

"素食主义"（vegetarianism）或称"毕达哥拉斯饮食"（Pythagoras diet），是与古希腊哲学家毕达哥拉斯（Pythagoras，约前580—前500）的名字连在一起的。这位大哲学家曾经这样教导说：

> 首先，灵魂是个不朽的东西，它可以转变成别种生物；其次，凡是存在的事物，都要在某种循环里再生，没有什么东西是绝对新的；一切生来具有生命的东西都应该认为亲属。

他从自己的这一信念出发，不但把动物看成人类的亲属，而且相信它与人类存在互为转化的关系，因此，他和他的弟子一起创立一个宗教团体，宣扬这种"循环再生"的思想，其途径是通过伦理上的严格要求，使灵魂在不同的物种中依次转生，最后达到净化。在这个教团里，过的是一种完全合乎规律的生活，无论穿着、饮食、工作、睡眠、起床等都有规定，每一个钟点都有规定的事情。在饮食上，蜂蜜和面包是他们的主食，水是最主要的，甚至是唯一的饮料；其他主要食物就是蔬菜、水果、谷物和坚果，不但绝对禁止食用动物的肉，甚至排斥蛋和牛奶。只是由于单调的素食，会引起人的营养不良，因

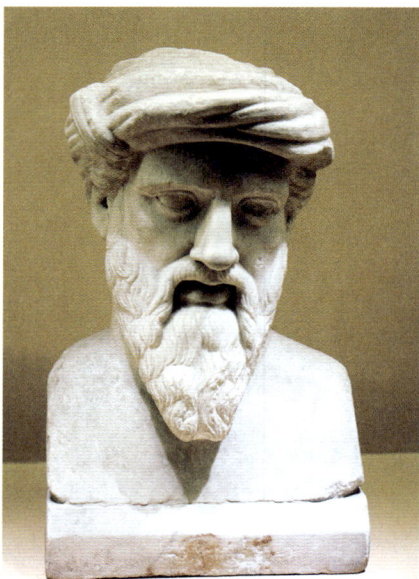

毕达哥拉斯的雕像

此，总的来说，"素食主义"在西方一直不很流行，虽然在 1750 年前的一个时期，伦敦著名的切尔西植物园里的素菜五次被吃光。基本上，等到 20 世纪初，欧美才重新出现素食主义运动。

英国素食主义的真正的创始人是剑桥的毕业生威廉·兰姆医生（Dr. William Lambe，1765—1848）。兰姆从 1806 年起开始停止食肉，并相信自己由此而获得了良好的健康。兰姆医生担心伦敦的饮水不洁，坚持他所有的病人都只能饮用蒸馏水。他还坚信素食能够治疗所有的疾病，甚至癌症。他死的那年，伦敦素食协会成立。

西尔维斯特·格雷厄姆牧师（Reverend Sylvester Graham，1794—1851）是美国素食主义的创始人。他原是一位神职医生在七十二岁之时生下的儿子，后来加入了长老会。格雷厄姆有一段时间健康状况不好，与他的护士结了婚，成为一个节欲的热烈鼓吹者，随后这一思想延续到饮食上。格雷厄姆到处发表演说，向人们介绍他的那一套摄生方式，如开启卧室的窗户，睡硬床垫，淋冷水浴，禁肉戒酒，食用不去麸的小麦食物和蔬菜水果。他采用的一种用粗面粉制作的饼干和面包，叫"格雷厄姆脆饼"，行之久远，直到近年，还是一种以他的名字命名的商品。他还主张吃食物时，要将食物嚼得很细很碎。汤是禁用的，不许或者只许少量的水来帮助吃干面包，而且这干面包必须是陈的。他在马路演讲中表达了他这样的一个信念，

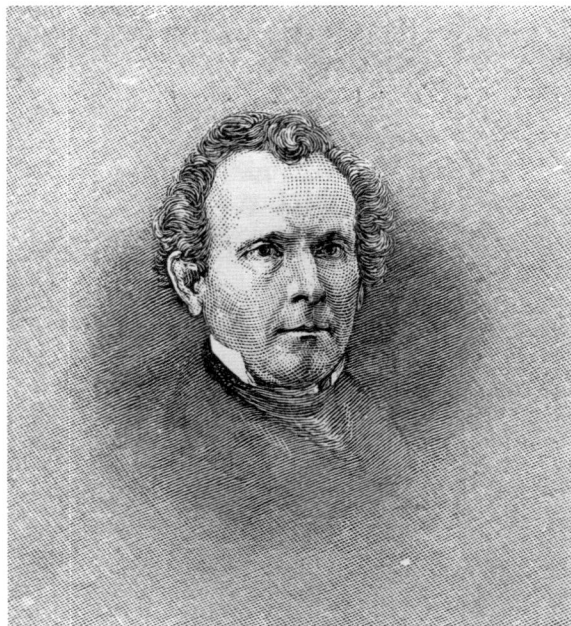

西尔维斯特·格雷厄姆

即人能够通过改变肉食为谷类饮食而制止"性"方面的罪恶。格雷厄姆的理论在美国影响很大，从 1850 年起，首先由他的一批追随者创立起一个"素食协会"，随后，全国各地，到处出现"格雷厄姆协会""格雷厄姆饭店"，即素菜馆。最极端的是，旧金山一位墨水厂的厂主威廉·弗莱彻（William Fletcher），刻意奉行格雷厄姆的"细嚼法"，规定他属下的员工，用餐时每口必须咀嚼三十二次，每次都得用全副牙齿来咀嚼。有意思的是，弗莱彻的主张也流行了起来，有些地方甚至有组织地实行"餐餐细嚼"，并由一位司仪以秒表来计算每口细嚼的时间。只是由于弗莱彻没有限定吃食的范围，以致追随者们实行时，连呷一口白兰地也一样地实行细嚼法，后来被人当成笑话。

随后，一个相当长的时期，在西方，素食就十分盛行了。一下子，很多素食餐馆开张，而且生意兴旺。又出版了不少有关素食方面的著作，例如一位叫霍华德·威廉斯的作者写的《饮食伦理学》，是一部被认为"自古至今人类有关饮食著作的传记史"，而此书的主要观点就

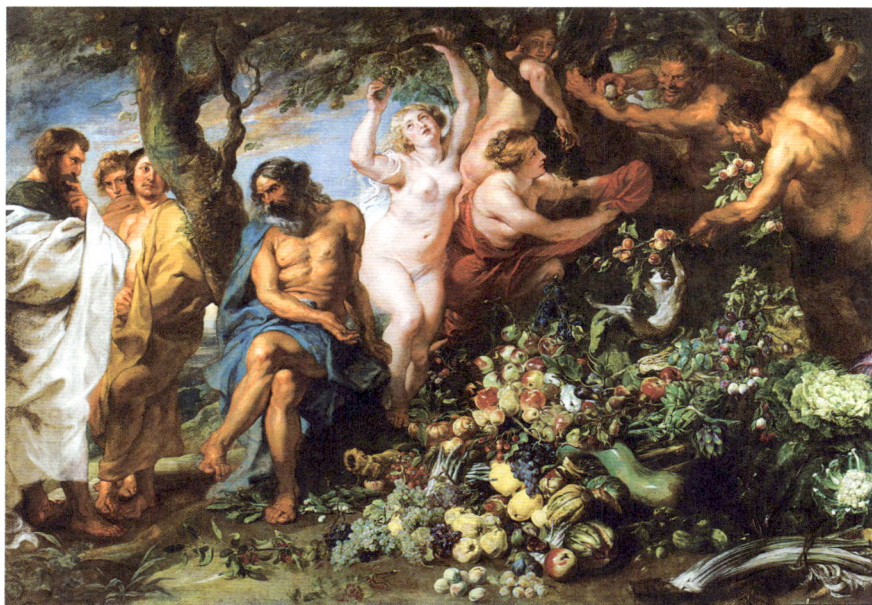

鲁本斯的《毕达哥拉斯倡导素食主义》

是，历史证明，从毕达哥拉斯到耶稣，到现代的一切大哲学家和先知，无一不是素食主义者。一位叫理查德·亨特（Richard Hunter）的著名医生写了一本小册子，宣扬素食甚至会"清晰人的智力，引发天才的微妙的闪光"。更有一些医师，不但自己以身作则，是一位严格的素食主义者，而且他给病人所开的治病处方也都是严格的素食，而非别的药物。

素食主义的祖师毕达哥拉斯曾教导说：仁慈地对待一切低于人类的动物是人类的责任。以后，千百年来，反对杀生和虐待动物的浪潮时有提倡。1824年英国出现世界上第一个动物福利协会。从20世纪后期起，由于感到许多稀有动物濒临灭绝的境地，除了在瑞士的苏黎世、英国的伦敦和美国的纽约设立总部的世界动物保护联合会、国际动物保护学会和动物基金会外，各国也都有类似的组织；不少绅士和小姐、夫人甚至以身作则提出吃素食，不穿狐皮服，不围貂皮围巾，不戴玳瑁眼镜等等。

同样也是出于宗教心理上的原因，亚洲一些国家，例如佛教所奉行的戒律，不论是"五戒""十戒"，都把"戒杀生"放在第一位，也就是戒食荤。还有印度和中国的印度教、佛教和祆教信徒，也都普遍奉行吃素食。印度民族主义领袖莫汉达斯·卡拉姆昌德·甘地（Mohandas Karamchand Gandhi，1869—1948）是一位近乎严酷的典型的素食主义者。

甘地出身于一个宗教家庭，信仰印度教的一个大系毗湿奴教。意为"世尊歌"的印度教经籍《薄伽梵歌》宣扬通过苦行、修炼瑜伽，使个体灵魂"我"和宇宙灵魂"梵"相结合，最后达到大彻大悟、脱离生死轮回，与毗湿奴同享福乐的最

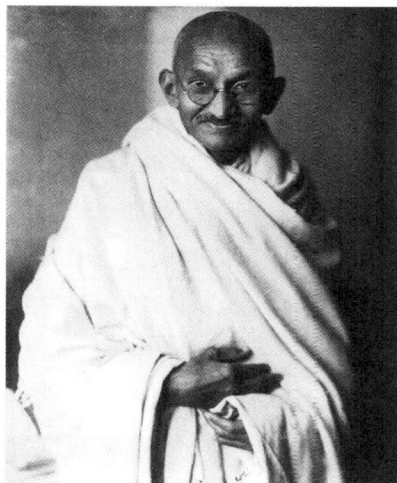

莫汉达斯·甘地

153

高境界。《薄伽梵歌》的这一训诫，从小时候起就牢记在甘地的心中，并毕生萦绕在他的脑际。但另一个材料说，维多利亚女皇宣布为印度女皇的 1876 年，也就是甘地在中学时代，这个生来就属毗湿奴教信徒的人受到了一次考验。当时，他的同学中间流行着一首古遮拉特诗人纳马德写的打油诗：

> 英人雄赳赳，
> 印人何其小；
> 肉食者治人，
> 顾长寓其妙。

甘地的一个好朋友向他解释，说印度人之所以成为一个孱弱的民族，就是因为不吃肉；而英国人之所以能够统治印度人，则是因为他们吃肉。素来就怀有爱国情感的甘地受到这一思想的诱惑，让人煮熟一块山羊肉，然后偷偷地破戒啃了起来。可是，禁律的心理使他吃下不久就开始呕吐了，而且一夜都不断做噩梦，梦见一只活的山羊在他的肚子里苦苦地哀叫。从此以后，甘地对肉食就感到厌恶了。

甘地很早就成婚，并觉得在夫妻生活中享受到很大的快乐。可是婚后第四年，一天深夜，正当他与妻子温存之时，突然听到一阵叩门的声音。来的是仆人，告诉他说他的父亲刚刚去世。甘地一直都十分孝顺他的父亲，现在，他的心真是愧痛交加。多年后，在写作自传《我体验真理的故事》时，想起此事，他深深地责备自己说："当我在父亲临终而需要谨慎服侍的时候，还去放纵情欲。这一个污点是我终生不能洗刷和忘怀的。"于是，从此时起，他希望自己能永远摆脱情欲的羁绊。

1888 年到 1891 年，甘地去英国的伦敦大学攻读法律时，又接触了几位倡导素食主义的人，并读了一些这方面的书，素食的思想就在他的"生活中占据了一个重要的位置"。后来随着他决意通过非暴力斗争、摆脱英国殖民、实现印度独立，甘地更加坚定地一意要实行彻底的禁欲主义，节制甚至禁止自己的情欲和物欲。

甘地认为，一个拥戴非暴力主义的真正战士，不管是男人还是女人，必须首先实行节欲；一支理想的非暴力军队，需由摆脱性欲要求的士兵组成。如果违背这一原则，人的精神力量就可能在关键时刻一触即溃。而从伦理上说，人之超越于别的动物，并不在于必须以动物为食，而在于高等动物要保护低等动物；从科学上说，人体构造表明，人类本来就是一种吃果子的动物，完全能够以素食为生；从经济上说，素食也是最节约的。于是，甘地立下了禁欲的誓言，除于1907年他三十七岁那年仲夏的一个晚上，向他的妻子庄严宣布自己的这一誓言外，还更严格地实行素食主义。

所谓"禁欲"，甘地在《自传》中说："意思就是控制思想上、言论上和行动中的情感。"他的传记作者，法国的多米尼克·拉皮埃尔和美国的拉里·柯林斯是这样解释甘地的禁欲思想的：在甘地看来，禁欲——

> 不仅仅局限于个人的情欲，同时要达到控制所有感官的境地。这意味着必须控制感情，控制胃口，少言寡语，消弭怨气，清除暴力和冤仇，总之，必须努力使自己升华至毫无欲念的完善境界，正如《薄伽梵歌》所主张的那样。

对于素食和禁食，甘地如他自己说的，是把它"当作我寻求非暴力的一个部分"的。甘地认为，人的"心灵和肉体之间有密切的联系"，"人的情欲与食欲形影相随"。人们常常可以看到，色欲的心灵总是迷恋于美味和华饰，色欲的心灵不但不能控制情感，反而会成为情感的奴隶；要摆脱这种倾向，节制饮食是绝对必要的；没有禁食和绝食的帮助，"色欲的心灵就无法消除"。所以肉体总是需要清洁的没有刺激性的食物和定期的绝食。甘地相信，若能这样实行禁欲主义，就会达到"具有保护肉体和心灵的力量"的效果。联系到他的具体实际，甘地说，如果不能禁绝情欲，那么，"为家庭服务和为社会服务便不能没有冲突，因为生育和随之而来的照顾孩子是和为公众服务矛盾的"；反之，只要能够过"禁欲"的生活,这两者就能完全获得一致。他声称,这已经成为他的"信念"。他就怀着这样的信念来实现他的素食主义。

甘地的素食主义是相当严格的。甘地分析了一般人对"素食"含义的种种解释之后认为,严格的素食不但排除一切动物的肉,而且包括一切动物的附属品,如蛋和奶。但是最初,在英国,要做到这样是非常困难的,因为他每餐都进餐馆吃饭,那些饭店,即使是"素食馆",里面的许多菜仍旧包含着鸡蛋,许多布丁、糕点也离不开奶酪。回国之后,就可以尽意了。甘地日常的粮食就只是花生、香蕉、枣子、柠檬和橄榄油等;以后更是越来越严格。按宗教的教律,一个印度教徒,纵使是在教律规定的绝食日子里,照例也可以喝牛奶、吃水果,但甘地就只喝点水,吃最便宜的水果,甚至一年不吃盐和豆类。甘地声称,对这样的素食,他不但不觉得苦,相反,"使我感到精神舒畅而快乐"。甘地在回忆自己这禁欲的素食的历程时,不无骄傲地说:三十年来,他所想的,所致力和争取的,就是这样的自我实现,希求在这一过程中,面对面看着上帝时达到"莫克萨"(Moksha),也就是达到脱离生与死的自由,接近于解脱的境地。

现代科学证明,蛋白质对人体是极其重要的。原来有一种理论,认为老年人不宜多摄入蛋白质。不过,日本东京都老人综合研究所的研究人员从 1976 年起,对都内小金井市七十岁以上老人的饮食习惯进行了长达十五年的调查研究,后又从 1991 年起,对该市四百六十位六十五岁至八十四岁的老年人的饮食习惯和生活自立程度做了相关的调查研究,得出结论说:"人体血液中的血清蛋白含量越多,就表明越长寿;反之,则表示在老化或生病。"证明蛋白质对于任何年龄层次的人都是十分需要的。尽管三十年来,甘地在实现素食时始终自我感觉良好,这不过是"自我暗示"的作用。实际上,这种极端缺乏蛋白质的偏食,无疑极大地损害了他的健康。甘地身材矮小,体重仅五十公斤,上身与手臂和下肢相比,显得过于短小,一位作家写到他的外形时,形容他"酷似一只衰老的涉水鸟",而且多次在禁食时,他都由于缺乏能够转化能量的蛋白质而濒临死亡。他显然不是一个正常的健康人。英国医生斯塔克在两百年前进行过的实验是非常具有教训意义的。

威廉·斯塔克（Willian Stark，1740—1770）生于伯明翰，进莱顿大学获得博士学位后，于伦敦的圣乔治医院工作。他接受现代军事医学的创始人、著名的英国军医约翰·普林格尔爵士（Sir John Pringle）的建议，研究严格的饮食对身体的作用，并亲自来做自体实验。他从1767年6月12日起，除了偶尔有某个短时间的中断外，连续好几个月里，一直遵从他给自己定出来的饮食制度，个个星期都是极端偏食的，如有几个星期里都只吃面包、只喝水，另外几个星期里又只吃面包、橄榄油和喝水，后来几个星期里则只吃肉、面包和喝水，然后是面包、脂肪、茶，或是面包、油、水和盐，如此等等。在进行这实验的时候，斯塔克记录下了自己每天饮用的食物及其数量，还记下每天的天气情况，自己的排泄量，体重的变化，以及自己的健康和情绪状况等等。

斯塔克的实验被认为是至今所知在饮食方面最早的实验，这就是它的意义所在。遗憾的是，斯塔克没能实现自己的目的，结果以失败而告终。在实验开始后两个月，斯塔克实际上已经显示出有坏血病的症状，只是他和他的朋友们都没有发觉。到了年底，他原来曾企望进食绿色新鲜水果，但是不知怎么又改变了意向，去尝试甘美的布丁和柴郡乳饼的滋养价值。结果，不到十天，坏血病使他于1770年2月23日病逝。

谁不希望自己的一生都在平静的健康中度过。患病是无可奈何的事，如果有调理得当的饮食，能够像药物，或者代替药物，起到预防或治疗疾病的作用，那是多么的合乎理想啊！所以，一个好医生，应该不仅是能够治病，同时还应该是一位懂得饮食健康的人，在考虑自己服务对象的饮食时，不止能从人的心理出发，而更应该从他的生理需要多作考虑。英国约克郡的亚历山大·亨特（Alexander Hunter）博士在医学上并没有特别巨大的建树，但是因为他说过下面这几句话，至今一直被人提起：

一个没有足够烹调知识的人，就不能成为一个好医生：在这点上，我得到从希波克拉底到西德纳姆的每一个名医的支

157

持，他们全都是实践那种名叫饮食学，也就是烹调术的狂热的鼓吹者。

　　的确，历史上的名医都没有不十分重视饮食对健康的作用的。西方"医学之父"希波克拉底（Hippocrates，约前460—前377）的著作中，除了解剖、临床、医学道德等，还论及饮食、药物疗法方面。这位古希腊名医，曾写出一系列的格言或警句，来探讨人体和医药间一般与特殊、偶然与必然的关系，其中不少于三十七条谈及食物、饮食、营养问题。例如他说："健康时所吃所喝的，人患病时同样也是合适的；如果没有病，那么吃些其他东西更好。""罗马的希波克拉底"奥卢斯·科纳里乌斯·塞尔苏斯（Aulus Cornelius Celsus，全盛于公元1世纪）被公认为罗马最伟大的医生，在他最优秀的医学经典著作《医学》（*De re medicina*）中，根据需求，将治疗各种疾病分为饮食治疗、药物治疗和外科治疗三个部分。因为他相信："食物和饮料是我们所需要的滋补品。这些东西不仅对各类疾病，而且对保持健康，也同样有帮助。"其他，如被称为"英国的希波克拉底"的托马斯·西德纳姆（Thomas Sydenham）等医生，也都有类似的论述。

　　但是今天，考虑食物对人体健康的作用，又多了一个难题：除了烹调得不好据说会容易致癌外，更需要深究的是：素食原来生长在地里的时候是否被施过什么农药？这土地有没有被污染过？食用的猪、牛、羊是吃什么饲料的？人类似乎对自己吃了几千年的食物，仍旧难以把握。

饮食（三）：捕捉不可缺的成分

1906 年，一个叫奎特赫德的丹麦医生和医学生阿格·沃纳在长期做了一系列的自体实验之后，这样写道：

> 我已证实，一个身体强壮的成年人，纵使：第一，他整年都只吃马铃薯和植物油；第二，半年里全吃大麦、糖类和植物油；第三，全年都试图仅以燕麦粥、糖类和脂肪为生；第四，连续两年吃的就只是洋白菜汤、马铃薯和完全没有脂肪的面包；第五，半年里光吃奶油和磨得很粗的粉制作的面包，他仍然会自我感觉良好。
>
> 我们也可以尝试着以白面包和人造奶油过活，但是两个星期之后，我们的体力就会疲软和衰弱得勉强才能走动。这是由于谷类作物中最有价值的组成部分在磨碎的时候都落到糠麸中去了……

奎特赫德是个无名之辈，不仅一般的医学史和生理学史都没有写到他，甚至那篇引述上面这段话的文章，都只提到他的姓而无他的名。但是这位实验家以自己亲身所做的实验，认识和体验到在人类的食物中，特别是马铃薯、大麦、糖类这些植物中，具有人体生命所十分需要的重要成分，缺少了这些成分，人就会"疲软和衰弱"下去，是非常有意义的。可惜这位小人物的正确认识，没有受到他人的重视，而只在一部描述自体实验的书上说起。

实际上，看一看具有数千年悠久历史的中国，自古以来，就出现过众多虔诚的佛教信徒，他们根据善恶轮回报应的理论，坚信依着经、律、论三藏，修持戒、定、慧三字，便能彻底转变自己世俗的欲望，从而超出生死轮回的范围，达到"解脱"或"涅槃"这个毕生向往的最高目标。于是，他们严格遵从佛教的戒律生活。这些戒律，无论是"五戒""八戒""十戒"，头一条都要求信徒"不杀生"，因为"杀生"被看成"恶"。为此，他们终生不食动物的肉，也就是终生严格素食。自然，这样的偏食，是不利于身体健康的，不过并不至于死。但是反过来，一个人别说是整个一生，即使在一个较长的时期里断戒素食，仅以动物蛋白为食，其后果则不堪设想。这样的事，许多生理学家和营养学家已经以实验做出了证明。

著名卫生学家马克斯·佩滕科弗的学生兰克，也就是后来成为著名人类学家的约翰·兰克（Johann Ranke，1836—1916），当他在佩滕科弗的生理学研究所工作的时候，曾经做过一个自体实验。他从 1861 年 7 月 19 日开始，在停食十个小时之后，早上九点，吃下相当多的肉：以一千九百一十七克完全去脂的瘦肉做成的一餐含有七十四克脂肪的食物。他尽所有的力量吃下了八百克，已经为未能进食素菜而感到不适，但他又以最大的意志力在中餐时吃下一千克，实在是再也吃不下剩下的那部分了。结果，他在中饭后就感到胃严重的消化不良。于是他得出结论，认为上述量的肉是一个人所能进食的最高限量了，而没有素菜是非常不舒服的。

有关饮食营养的研究，到了 19 世纪 70 年代，对肉类食物和一般的蛋白问题，已成为生理学家和营养学家特别关注的最重要的研究对象之一，因此，兰克吃肉的自体实验就不能不使他们进一步思索：一个人如果光吃肉，不吃其他，特别是不吃素菜，可能会有怎样的结果呢？在这些研究者中，鲁勃纳做了最有说服力的证明。

马克斯·鲁勃纳（Max Rubner，1854—1932）还是大学生的时候，便开始进行这方面的实验，为他以后撰写有关某些食物在人体肠中的消

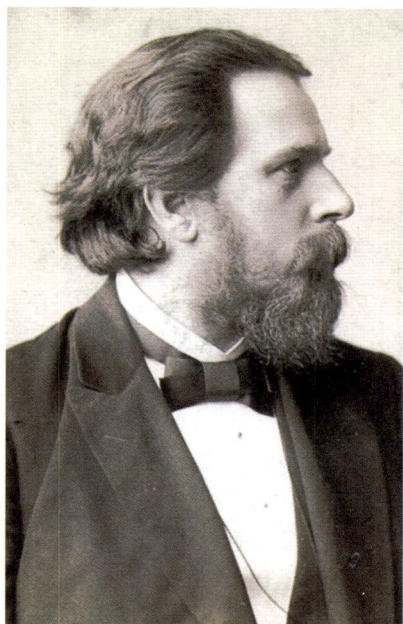

马克斯·鲁勃纳

化情况的那部巨著打下了坚实的基础。他在这方面的重要实验是1876年他二十二岁时进行的。第一次实验时，他三天里只吃由四千三百克新鲜瘦肉制作的重为二千六百五十四克的烤肉。第二次实验也继续了三天，吃的是由三千五百克新鲜牛肉制成的二千二百克烤肉。做烤肉时，他用了油、胡椒和葱，为的是使肉的滋味更鲜美一些。

人体是先天具有自我防御本性的，有如无意吃进了有毒物质，人体会自发出现呕吐一样，鲁勃纳对这烤肉根本没法下咽，感到极大的厌恶，尽管别人吃起来觉得滋味不错。到第三天，鲁勃纳更感到全身四肢无力，而且此后很长一段时期里，一想到这次实验，他就恶心至极。

虽然因为鲁勃纳的实验无法继续下去，不能据此就断定光吃肉能致人于死，但是缺乏素菜带给人的危害是早就为人所知的。几百年前，旅行家们已经发现，那种被称为"坏血病"的疾病，就是由于食物中缺乏叶绿素的缘故。苏格兰医生詹姆斯·林德（James Lind，1716—1794）总结前人的经验，加上自己的观察和实验，在他1753年的重要著作《论坏血病》（*A Treatise of the Scurvy*）中指出，此病是人们长期日常饮食中缺少绿色植物而引起的；他特别强调，酸泡菜、洋葱、葡萄酒、苹果酒，尤其是柠檬汁和橘子汁，不但对治疗坏血病，就是对此病的预防也具有很大的效用。

坏血病使人类最早认识到，用今天的语言来说，有这么一类有机化合物，它含在人类的正常食物之中，尽管含量小到仅占食物的0.00002%—0.005%，但就是这么一点点，却足以维持人的生命和促进

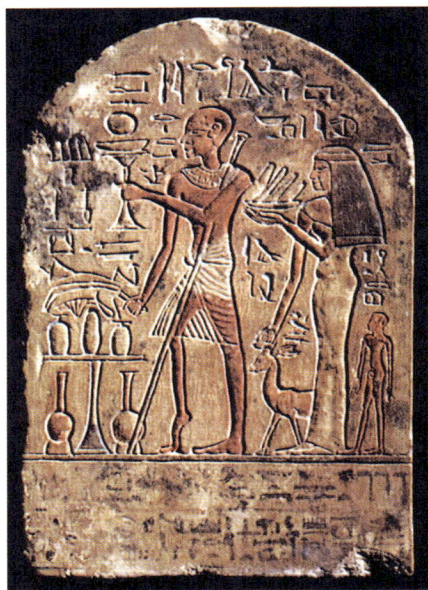
古埃及壁画中描绘的脚气病病人

人体的生长；缺少了它，人就会患病，甚至会死亡。

还有一种病症，起初，病人肌力和感觉异常，足和它与小腿交接的踝部有灼痛或针刺样、蚁爬样的感觉；随后，这一"过敏带"逐渐向上发展，原先的过敏部位感觉反应迟钝，而且肌力下降，肌肉酸痛，先是走不了长路，后来甚至连上下楼梯都感到极大的困难；再后来，就会发生肌肉挛缩，行走呈跛足样，直至卧床不起，最后死亡。此病还会伴以心动过速和水肿。由于这种疾病常见于菲律宾、越南、泰国、缅甸等东南亚国家，西方的学者们都把它叫作"东方古老的跛足病"（the ancient Oriental crippling disease），正式的学名是脚气病（beriberi）。

荷属东印度即今日的印度尼西亚，从 16 世纪以来，都是荷兰的海外领地，直到 1949 年 8 月，在联合国的干预下，四年前就宣布的独立才得以实现。荷兰在东印度搜刮了大量的财富，以致荷兰国内在 19 世纪末就有开明人士提出，要对这殖民地负有"荣誉债务"，应该施行福利计划，把东印度建成一个现代化的社会，分享西方的文化财富。不用说，脚气病的普遍存在是东印度的一个严重的公共卫生问题。迫于社会舆论，当然无疑也考虑到自己的统治，荷兰政府派了一个小组去那里研究这种奇特的疾病。但是，两年时间里，一切努力都毫无所获。因为从法国化学家路易斯·巴斯德（Louis Pasteur，1822—1895）在对啤酒酵母、自然发生和狂犬病等一系列的研究中，证明食物只有与细菌接触才会腐败，同样道理，传染病也是由细菌引起，创立了微生物学之后，所谓"细菌学的时代"出现了。出于一般人趋时的习性，把任何疾病都看成细菌的缘故，已经成为多数微生物学家，尤其是医生们的一种时髦，以致去东印度的这个研究小组，在这整整的两年时间里，都在为寻找某种"传染"脚气病的细菌而徒费精力，直到一个带有浪漫色彩的奇迹出现在艾克曼的生活中。

克里斯蒂安·艾克曼（Christian Eijkman，1858—1930）生于荷兰的尼凯尔克（Nijkerk），1883 年在首都阿姆斯特丹获得博士学位，随后来柏林与著名的细菌学家罗伯特·科赫（Robert Koch）一道工作，1886年，他作为荷兰政府派遣研究组的一名成员，又来到东印度巴达维亚，一年后任巴达维亚的实验室主任，集中研究脚气病的病因。艾克曼在这里工作了十年，于 1896 年回荷兰，担任乌得勒支大学的卫生学教授，至 1898 年退休。

艾克曼可算是一位普通人中的天才，他的天才就在于，那段时期，人人都在寻求究竟是何种细菌导致包括脚气病在内的一切疾病的发生，若有谁把一种严重的、致死的疾病归因于可能是食物中缺少某种微小的成分，便会被当作笑料，而他竟然能从这个强大的传统势力中跨越出来，取得卓越的成绩。

一天，艾克曼博士在巴达维亚他自己的寓所，无意间向窗外望去，一幅奇异的景象使他感到惊讶：在紧连监狱大墙的那个小院子里，他看到有两只鸡在来回觅食。他知道，监狱里的犯人常把吃剩的食物残渣倒到这里，这些鸡平时也总是以这些残渣为食。可是此刻，艾克曼发现这两只鸡的动作非

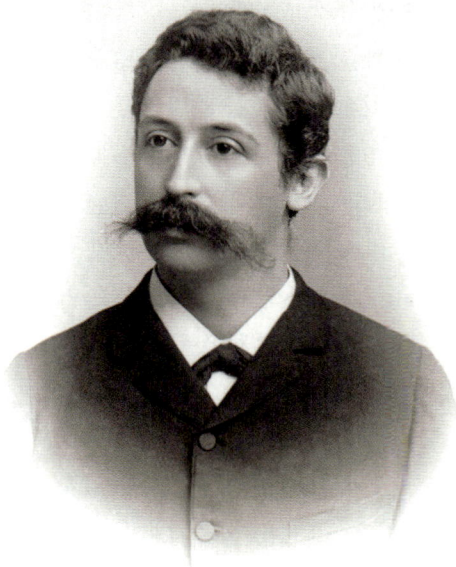

克里斯蒂安·艾克曼

常特别，它们不像别的鸡那样前后脚快步疾走，而都像是受到痉挛的袭击，摇摇晃晃、站立不稳，还一次次突然停一下停一下的，有时甚至脑袋朝上仰翻。艾克曼觉得，鸡的这种奇特的动作很像脚气病病人的动作，监狱里的囚犯很多就患脚气病。艾克曼原来也和其他人一样怀疑过是某种细菌引起脚气病的，此刻，天才的闪光使他突然把鸡的这种特别的动作与囚犯的脚气病联系起来，从而把疑点集中到食物上。他想，是否因为鸡和囚犯都吃了精碾的白米的关系，才都患上脚气病？于是他试着给鸡喂饲糙米。实验结果，发现原来患脚气病的鸡的症状果然消失。他又给鸡喂饲精糙各半的混合米，也看到同样具有效果。于是，艾克曼在 1890 年发表了一篇论文《鸡的周神经炎》（*Polyneuritis in Chickens*），指出人的脚气病与鸡的周神经炎类似，因吃精碾白米而致病，并可以在吃过糙米之后而获得治疗，米糠的水溶液或酒精溶液同样有效。艾克曼回国后，他的同事盖里特·格里恩博士（Dr. Gerrit Grijns）继任实验室主任，继续这方面的研究，也得出同样的结论，认为脚气病是由于食物中缺少某种"不可缺的成分"（indispensable ingredients in the food）。那么缺少什么成分呢？

为了深入思考自己的观察和小规模实验的可能性，艾克曼与负责爪哇公共卫生的行政长官福德曼（Herr Vordermann）先生联系，了解到设在爪哇岛和临近马都拉小岛上监狱里的囚犯的食物和脚气病的情况。统计材料表明，以精碾白米为主食的囚犯中，脚气病病人竟高达 50% 以上，这也支持了他的推断。但艾克曼是一个严肃的研究者，他认为科学不允许仅仅根据这样一些调查所得就下结论，还有可能是别的什么因素使这些囚犯患上这种疾病的。为此，他从 1896 年 5 月到 9 月，对近一百名囚犯进行了实验。艾克曼的实验分三组，第一组的囚犯以全部或保持 75% 以上外胚层的糙米为食；第三组食用精碾白米，即将米的外胚层全部或至少碾去 75%；第二组以糙米和精碾白米一与三之比食用。实验结果，第一组三十五名囚犯中只有一人患脚气病，比例之低一看便知；第二组十三人中有六人患了此病，占 46.1%；而第三组五十一人中，竟有三十六人罹患脚气病，发病率高达 70.6%。随后，艾克曼又以保持

75%以上外胚层的糙米来治疗患脚气病的病人，终使他们的疾病得以治愈。这样，艾克曼觉得他的结论是可靠的了：能治疗脚气病，原因就在于糙米中有一种"保护因素"。

艾克曼的这一看法得到了另一位科学家威廉·弗莱彻（William Fletcher）的确认。弗莱彻于1907年在马来西亚的吉隆坡精神病院，让病人吃两种主食：一种是外壳未加工的糙米，另一种是加工过的精米，结果吃精米的患了严重的脚气病，而吃糙米的却不发病。还有奥地利布列斯劳的医生马克斯·莫什科夫斯基本人从1911年11月开始，在新几内亚连续十一个月都吃磨光的精白米所做的实验，也同样证明了这一点。实际上莫什科夫斯基在第二年1月已经出现痉挛、麻痹等典型的脚气病症状，最后发展到肌力极度松弛、神经剧烈疼痛并且心脏十分衰弱。在观察他的实验的医生的恳求下，莫什科夫斯基在第二百三十六天时停止了实验，并摄入谷类作物的提出物和混合食物，才渐渐使脚气病的症状得以消除，但多年之后，他仍受此病后遗症的痛苦。

食物中是否真的具有一些人体所绝对"不可缺的成分"呢？其实，早在1880年，俄国的儿科医生尼古拉·伊万诺维奇·卢宁（1853—1937）在瑞士巴塞尔就意识到了。他曾以人工配制的"人造乳"来饲养小鼠进行实验，发现动物不像是吃了真正的牛乳，一点都没有长大，也不会胖起来。这使他想到，在天然的纯乳中，一定有一些人们所不了解的成分，没有它，动物就活不下去。但是也像历史上的革新家所经常遇到的那样，卢宁的观察根本没有引起人们的注意，甚至被认为是"荒唐的见解"。现在，过了这么

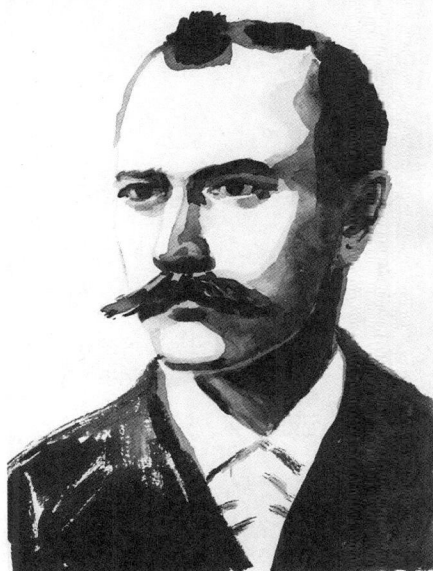

尼古拉·卢宁

165

多年之后，历史毕竟进步了，艾克曼类似的看法就不再被冷落，相反受到生物学家和营养学家普遍的关注，纷纷进行进一步的验证。在这些研究中，英国生物学家弗雷德里克·哥兰·霍普金斯爵士（Sir Frederick Gowlang Hopkins，1861—1947）的成就最为卓著。

生于英格兰东苏塞克斯郡伊斯特本的霍普金斯先是去伦敦著名的盖伊医院学习，然后进伦敦大学，并于 1894 年获哲学博士学位。1898年，应著名的生理学家和教育家迈克尔·福斯特之邀，霍普金斯去剑桥讲授化学，四年后任化学生理学讲师，1914 年成为生物化学教授。1906 年起他开始研究他所谓的"附属的食物因素"（accessory food factors），最后成为研究维生素方面的先驱之一，并在 1925 年被封为爵士，1930 年还被选为皇家学会会长。

霍普金斯可算是 20 世纪最著名的营养学家之一。从 1906 年至 1907年，他做了一系列的经典实验：他给幼鼠饲以化学上"纯净的"食物，也就是人造的混合蛋白、脂肪和碳水化合物；又给它们吃牛奶，观察它们的成长状况。他注意到，仅给幼鼠饲以人造乳，它便停止生长，若在饲料里加上少量牛奶，哪怕每天只有半茶匙，幼鼠立刻又恢复发育，迅速成长。于是霍普金斯得出结论，"没有动物能够以纯净蛋白质、脂肪和糖类的混合食物而生存"，甚至给补充必需的无机盐也不起作用。他指出，那是因为食物中缺乏某些"附属物质"（accessory substance），这物质对动物的发育和健康是必需的。霍普金斯因此和艾克曼两人共获 1929 年诺贝尔生理学或医学奖。

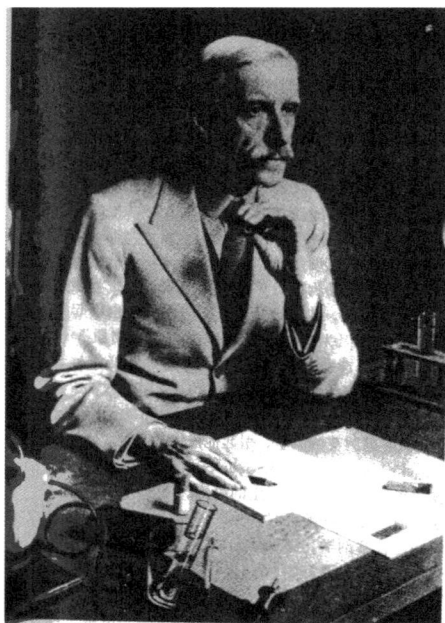

弗雷德里克·霍普金斯

1911 年，艾克曼的那份论"保护
因素"的著作偶然落到了年轻化学家
封克的手里，引起他极大的兴趣。

　　卡什米尔·封克（Casimir Funk）
1884 年 2 月 23 日生于波兰华沙一个
皮肤科医生的家庭，在私立中学毕业
后进瑞士日内瓦受高等教育时，他的
课程就是钻研植物学、动物学和比较
解剖学，随后他入伯尔尼大学，继续
这些学科和化学的研究，于 1904 年获
得哲学博士学位。同年，封克前往巴
黎的巴斯德研究院，去研究其重要性
在当时仅次于细菌学的生物化学，并
得到著名生理学家克洛德·贝尔纳的

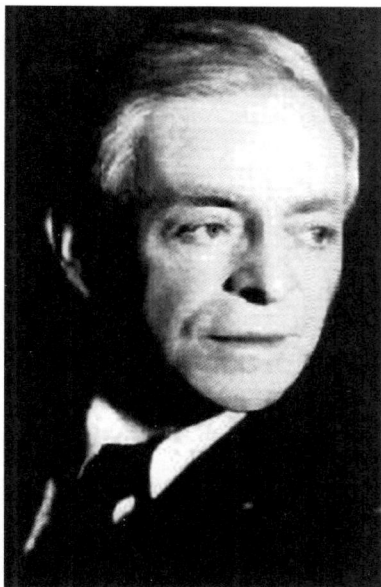

卡什米尔·封克

指导。两年后，封克转柏林，跟随著名的化学家埃米尔·赫尔曼·费歇
尔，研究蛋白质化合物的问题，并有幸成为费歇尔的才气横溢的助手、
瑞士生理学家埃弥尔·阿勃德哈登的研究同人。靠着阿勃德哈登的推
荐，封克得到威斯巴登市医院生化学家的位置，研究氨基酸和营养缺乏
的疾病。从 1910 年到 1913 年，封克到了伦敦，进入以著名外科医师詹
姆斯·利斯特的名字命名的利斯特研究院工作。当时，英国在远东有很
多领地，非常关心那些地区普遍流行的脚气病，研究院的院长 C J. 马
丁就让他研究这一疾病的成因，这对封克来说是一个很大的鼓励。

　　在初期的研究中，封克遵照马丁的理论，希望证明产生脚气病是由
于缺乏氨基酸的关系，但是动物实验得出了否定的结果。后来封克决定
来检验一下艾克曼及其他一些人在有关论文中所陈述的材料。封克以一
打鸽子来做实验，给六只鸽子吃稻谷，另六只则吃去了谷壳后磨光的精
米，结果后者都患了脚气病，前者却健康如常。随后，他又让每只患这
种脚气病的鸽子吃 0.001 克从糠皮里提炼出来的结晶体物质。这量真是
少得难以想象，结果不但治好了病，甚至使这些本来必遭死亡的鸽子恢

复了健康，变得活泼且有生气。在最初发表于《生理学杂志》上的六页长的论文《治愈鸟因食月精米引起的周神经炎之物质的化学性》（*On The Chemical Nature of the Substance which Cures Polyneuritis in Birds Induced by a Diet of Polished Rice*）中，根据一位医学史家的摘要，封克陈述的主要结论有三点，其中：

> 鸟的周神经炎，正如艾克曼、格里恩等所证明的，是由于饮食中缺乏一种不可缺的物质，此物质含量极微，一般每公斤大米不超过一克。

> 有效物质的治疗剂量是很少的，内中含有四毫克此物质的食物量就治愈了鸽子的疾病。

1912 年，封克发表了《缺乏性疾病的病原学》（*The Etiology of the Deficiency Disease*）的论文。在这篇论文中，封克除了论述到坏血病、脚气病外，还设想佝偻病、癞皮病等，也同样是由于食物中缺少某种不可缺成分引起的，他认为，动物和人在生命和成长中的这一"不可缺成分"是 amine（胺）或是由 amine 取代而衍生的什么，于是就借用拉丁文中的"vita"（生命）一词，为它取名为"Vitamine"，意思是"生命胺"。

从 1913 年到 1915 年，封克在伦敦癌症医院研究所工作期间，仍持续他固有的兴趣研究维生素，除了从海鱼的油里找到抗佝偻病的维生素外，先后还写了一些这方面的著作，其中的《关于未知营养成分在生理学上的重要性》概述了维生素领域内当时所达到的研究成果，同时认为维生素是动植物，也是人体的增长因素；1914 年的专著《维生素》（*Die Vitamine*）是封克的一部重要著作，它如作者自己在书的"序言"中所指出的，综合了所有有关维生素方面的重要信息；1915 年用波兰文写的《维生素，它的发现历史和实际应用》是一部历史、理论和实际相结合的著作。1927 年以后，封克在巴黎附近自己建立了一个生化研究所，继续研究维生素和性激素、癌症问题。封克以自己一生的工作，给人类食物中不可缺的成分指明了方向，在生物学的领域内创造了一个新部门，他不愧为营养学的先驱之一。

与封克同时，科学家们还陆续查明了其他多种人体生命和健康所不可缺的维生素。1913年，美国的生化学家埃尔默·弗农·麦科勒姆发现在黄油和蛋黄中也存在有这类人体不可或缺的因子，并检验出它不溶于水却溶于脂肪的特性，便以英语的首字母A把它取名为"脂溶性A"（fat soluble A），而挨次将预防和治疗脚气病的因子以英语第二个字母取名为"水溶性B"（water soluble B），从此开始以用字母称这类物质的习惯。

随着研究的进展，生化学家们发现，这所谓的"不可缺成分"其实并不是封克所认为的胺，这么一来，封克取的名字自然就没有理由成立了。对此，化学家杰克·塞西尔·德拉蒙德于1920年机智地表示，"Vitamine"一词并无不当，不过若是以此推论，说人的食物中对生命和成长所不可缺的成分就只是"胺"，那就未免不完备，这样一来，人们最终将会忘掉"Vitamine"这个词。为此，"Vitamine"一词后来就被改为"Vitamin"，去掉一个"e"，表示把"胺"的意思从名称中去掉，而又保留了封克原来的维持生命的基本含意。"Vitamin"在中文里一度被译为"维他命"，如今统一译作"维生素"。与此同时，德拉蒙德把麦科勒姆所取的名字改为"维生素A"和"维生素B"，还将预防坏血病的因子排在第三位，称为"维生素C"。

在此以后，科学家们又查明了食物中其他一些"不可缺成分"，并继续以字母命名了很多种新的维生素，其中属同一族的也有多种；只是经过验证之后，有些曾被报道过的因子实际上并不存在，于是，至今公认的维生素除了上述A、B、C三种外，还有维生素D、维生素E、维生素K，而不存在维生素F或G，但维生素B倒是有多种，有B_1、B_2、B_6、B_{12}，却不存在B_3、B_4等；另外维生素D也还有D_2、D_3。同时，营养学家们还查明，如果摄入维生素过多，也会致人于死。例如，爱斯基摩人的狗，出于本能或者直觉，不会多吃北极熊或北极狐的肝；爱斯基摩人也从经验得知这一点。但有些旅行家无视于他们的担心和劝告，为熊肝的美味所诱惑，吃下超过五十万单位的中毒量，有的甚至吃到高达一千万单位，结果熊肝中所含的丰富维生素 A 不能随尿排出，而储存于人体的肝脏，及至中毒而死。

虽然维生素的研究所达到的成果，使科学的营养学大致弄清了人在饮食上的一种奇特要求，可以肯定，人类就是在饮食问题上，也还有许多未曾了解而尚需继续研究和开拓的领域。

实验：人道主义和法西斯主义

对人体生理状况的了解，不论是正常的，或者是异常的，也就是开始或已经起了病理变化的，一般都是从简单的临床观察开始的。但是如果仅仅满足于这一步，让生理学家或医学家们也像天文学家不能碰触行星那样，消极地远离他的对象，那就不可能有今天这样先进的科学的生理学、科学的病理学和科学的治疗学。生理学家和医学家对他的对象——人，需要有进一步的积极的深入观察。这深入的观察就是实验。所谓实验，用 19 世纪法国三大生理学家之一的克洛德·贝尔纳（Claude Bernard）的话来说，"就是一种具有某种目的而促成的观察"。只有通过实验，生理学家和医学家对人体的许多内在的甚至非常隐秘的状况，包括它对各种外在因素的作用所发生的变化，例如初期的病患等，才可能有必要的了解，从而能够做出正确的判断，提出适当处置办法。

英国医生和解剖学家威廉·哈维是实验生理学的开创者。为了了解血液的循环

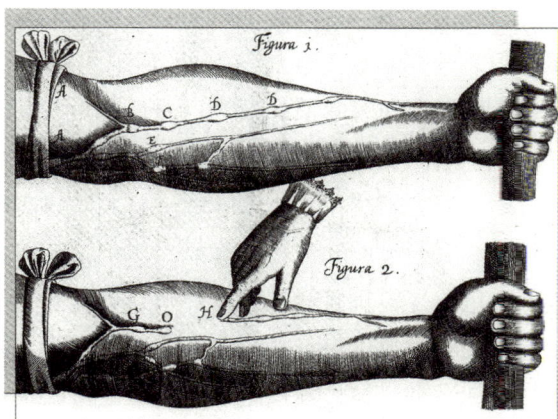

哈维《心血运动论》中的插图

171

状况，他在动物身上进行了一系列的实验。他出版于 1628 年的经典名著《心血运动论》中有一幅插图：人的一只胳膊用力紧握一根棍子，上臂却被带子紧紧缚住。医学家相信由此可以推测出，哈维还曾对人也做过这样的实验——实验者用手从对象身体的近端往他手臂的远处挤压，这样实验者就可以清楚地看到，人体的血液是从远端积聚，再往近处回流的；但若上臂被紧缚后，静脉脉瓣会阻止血液的逆流。

今天看来，哈维这样的实验，是最简单不过的了，谁都可以做，谁都能够做，谁都敢于做。但是为了了解人体的生理、病理状况，例如了解人体内部的活动状况，试验某种病菌对人体的侵害情况，或者试验某种新药对人体的作用情况等等，就不那么简单了，因为这类试验或实验往往可能危及受试者的健康甚至生命。可"人的生命是神圣不可侵犯的"呀！基督教的教义强调，凡捐弃自己生命者，均属对上帝的犯罪，即使甘愿受试的人本身也没有这个权利；只有上帝一个人有权决定人们何时活、何时死。人道主义以人为衡量一切事物的标准，声称人和人的价值具有首要的意义，十分重视人的自由意志。长达几千年的悠久传统观念都一致认为，生的权利是一个人在自然状态下所具有的唯一的权利，如果这生的权利也丧失掉了，还能谈什么别的任何权利呢？所以，这些传统都把未经本人同意就剥夺其生的权利的做法看成对一个人的自主性的最大侵犯；有时甚至即使是履行其本人的意愿，也认为是一种犯罪行为。对人体的实验就涉及这个问题。

生理学家和医学家的最终目的都是为了人，他们是为了人的生命和健康而生活和工作的，他们都是天生的人道主义者。他们这天生的人道主义要求自己不能让他人冒险做一个人体的实验者，不管是不是出于他的自愿。可是他们的工作却需要人体实验，因此，他们只能自己来担任这个角色，怀着自我牺牲的精神来充当实验的受试者。

有关哈维的传记资料记载，哈维从发现人体的血液循环现象进一步联想到，一个人被蛇咬过之后之所以危险以致死亡，是因为蛇的毒素会通过被咬者的静脉，循环遍及人体全身，因而会致人中毒。这给生理学家和医学家以启发，就是如果将药物注入静脉，那就一定比口服更快地达至人体全身，更及时地对治疗起作用。这一设想是十分诱人的，但是从来没有人这样做过。谁第一个来做这件冒险的事呢？

生于西里西亚的德国外科医师马特豪斯·戈特弗里德·普尔曼（Matthaus Gottfried Purmann，1648—1721）于1670年决定对这个问题做一次自体实验。普尔曼委托一位外科医师的同事，将一种他自己配制的药物注入他前臂的静脉内，希望以此来实验治疗他的大概是疖疮之类的皮肤病，结果一注入，他突然就昏厥了过去。最后虽然没有死亡，注射部位却出现炎症，长时间一直疼痛不已，使他受了很多的苦，甚至多年之后都因这实验的副作用而患热病，什么药物也没有效果。但普尔曼仍不退却，他亲自调剂药剂，重新请人为他注射进他的静脉内，再度做了一次这样的实验。这次终于取得了成功，这是有史以来第一次做这样的实验。它不但证实了药物通过静脉遍及人体全身的作用，还启发了美国波士顿的一位医生，将蓖麻油，一种泻剂注入自己的静脉里。注射之后，这位医生感到恶心、头晕，而且胃内也不舒适，却没有排便。三个星期后，一切都恢复正常，说明静脉注射不会有危险性，从而促使了一直用到今天的静脉注射器的发明和应用。

血液循环的发现证明了静脉与心脏的联系，使人产生一个更加大胆的想法。

那是1929年，二十五岁的瓦格纳·福斯曼（Werner Forssmann，1904—1979）博士在柏林一家医院任外科住院医生时，与他的一位医生朋友说起他的一个大胆想法：希望用一根导管穿进静脉通往心脏，到达右心房，再到达右心室，以取得心脏里的血液，或者在心脏上做其他研究。

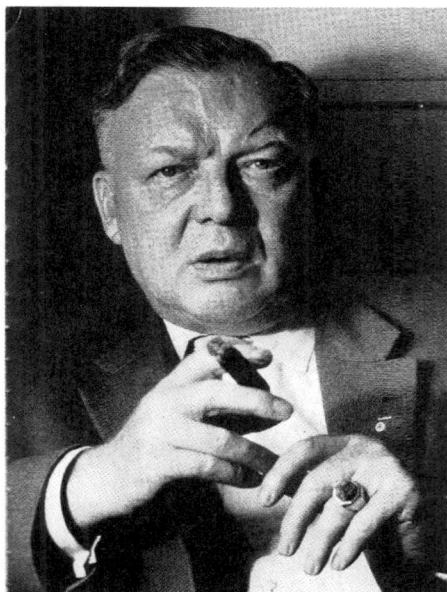

瓦格纳·福斯曼

173

这实际是一个非常危险的设想，因为只要有异物触及心脏，甚至医生触诊心脏的内壁都可能使人产生休克反应或心脏停止跳动，致使人的死亡。福斯曼的设想自然遭到爱他的友人的反对。但是他坚持己见。他给自己肘弯上的静脉开了一个小小的切口，请人用一根特制的非常细长的导管，通过静脉血液的通道伸向心脏。不过导管没有到达心脏就被做他助手的同事们阻止住了：这些医生十分恐惧，他们不希望出事故。的确，如果实验不幸发生悲剧性的结局，不仅使他们感到痛苦，作为参与者，他们还都会受到指控，会以过失杀人被追究责任。于是，这第一次的实验，导管只伸到三十五厘米处就停下来了。

但福斯曼的看法不同。他觉得自己在这次实验中没有什么不舒服，甚至可以说自我感觉良好。他不满足于这一半的成功，而坚信自己的设想是可以实现的，并坚持要把实验进行到底。一个星期后，做第二次实验时，福斯曼将手术与 X 光器械连接，使参加实验的人都可以在银屏上清楚地观察仅几毫米粗的导管，如何通过静脉一点一点地伸向心脏。这次实验成功了，导管一直伸进六十五厘米深，了解到它到达右半心脏处的情况。

福斯曼蔑视危险所进行的实验是英雄主义的，最大程度地丰富了当时的生理学进程对心脏的了解。但是同时也遭到严厉的谴责，被认为是一种鲁莽的冒险行为，以致他被迫放弃心脏病学而去从事泌尿科学的研究。后来，在法裔美籍医生安德烈·弗里德里克·库尔南和美国医生迪金森·伍德拉夫·理查兹的帮助下，改进了福斯曼在实验中的操作技术，使这名为"心导管术"的操作得以有效地用于了解和研究罹病心脏的功能状况及其解剖缺损。为此，他们三人于 1956 年共获诺贝尔生理学或医学奖。

斑疹伤寒是一种非常可怕的疾病。历史上曾有过多次的暴发，使大批的人死亡。为了查明此病是否会通过患者的血液使健康人被传染，俄国医生奥西普·奥西波维奇·莫楚科夫斯基（1845—1903）在 19 世纪 70 年代在奥德萨做过一次自体实验。他在自己的皮肤上做了一个小小的切口，注入斑疹伤寒病人的少许血液，结果没有得病。但莫楚科夫斯基相信自己理论的正确性，重新进行实验，总共做了五次，到第六次时，在第十七天被传染了，显示出此病的典型症状。好几个星期里，莫楚科夫斯基都濒临死亡的边缘，后来虽然恢复了健康，也由于此病的影响，心脏常常停止跳动……1908 年，另一位俄国医师 H.H. 克洛达尼茨基和一个叫马尔捷米雅诺夫的医师一道，在对斑疹伤寒病人的脾脏进行触诊抚摸之后，故意不经洗涤就用手指来擦自己的嘴唇和眼睛黏膜，做一次自体实验，结果被传染上了，两人都患了斑疹伤寒。

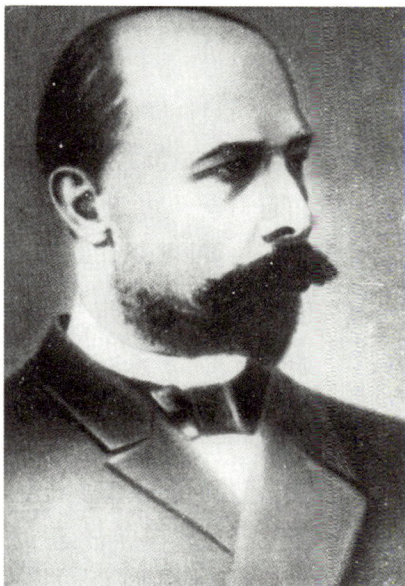

奥西普·莫楚科夫斯基

通过这次实验，弄清楚了体虱的粪便经黏膜传染斑疹伤寒的可能性，但马尔捷米雅诺夫却在这次实验中献出了生命。1924 年，莫斯科的 Г.B. 爱泼斯坦医生给自己皮下注射了用斑疹伤寒病人身上抓来的体虱的唾液腺做成的乳剂，来实验被体虱叮咬可能是传染斑疹伤寒的途径之一。结果，在实验的第十二天，他被传染上了。20 世纪 30 年代初，莫斯科密切尼可夫研究所的同事们 X.Г. 别恩科夫、Б.A. 库捷依斯西科夫和 И.M. 多塞尔还特意让斑疹伤寒病人身上的体虱来吸自己的血，进行自体实验，但这次却没有被染得病。此外，同是俄国的医生格利戈里·尼古拉耶维奇·明赫和微生物学家伊里亚·密契尼可夫也都先后在 19 世纪 80 年代和 90 年代做过类似的实验。

莫斯科葛马里亚微生物学和流行病学研究院的 A.A. 叶夫列明科在 20 世纪 70 年代写过一篇文章《自我传染的实验》，举出俄国和苏联的生物学家和医生们对鼠疫、炭疽、斑疹伤寒、回归热、霍乱、钩端螺旋体、伤寒、皮肤利什曼病、疟疾、沙眼、远东猩红热等类传染病所做的数十个自体实验的例子。叶夫列明科十分自豪地说："我们的同抱做过的自我传染很多，大概哪儿也没有像在俄国进行得更多的了。这可以俄国人普遍的心理情绪来解释，这就是对自己祖国和人民的忠诚和完成自己职责的自我牺牲精神。"

怀着勇敢的自我牺牲准备来进行种种自体实验，是否真的"哪儿也没有像在俄国进行得更多"，没有谁做过精确的统计。但在生理学和医学的历史上，这种事例确实是很多很多的。即以斑疹伤寒为例，德国的奥托·奥勃迈耶博士在19世纪80年代，波兰女医师戈琳娜·斯帕尔洛娃、英国医师阿图尔·贝科特、德国医生亨利希·维尔纳在20世纪20年代，英国医生 R. R. 斯宾塞在20世纪30年代，都曾将斑疹伤寒的病原微生物注入自己体内，做一次次生死攸关的自体实验，其中有的为此而牺牲了自己宝贵的生命。其他方面的就更多了。奥地利的医学史家雨果·格莱塞（Hugo Glaser）于1959年出版过一本有趣的书，名叫《戏剧性医学》（*Dramatische Medizin*），描述了数以百计这类自体实验的英雄事迹。在此书的开头，作者写了这么一段富有深意的话：

服务于人的医学，包括技艺和科学，上面覆盖着一层英雄主义的神奇帷幕，医学不能没有英雄主义。这不仅是指本书中所说的伟大人物和伟大事件：那些吞下微生物来检验它有无危险性的人；那些把刚刚研制出来的化学药品、还不知道它对人体的作用如何，便服用下去的人；那些将一根导管经臂静脉通入心脏，来做这种未必能够应承的试验的人；或者另外一些危及生命的同样是勇敢的自体实验的人。不是的。还要扩大到医生的日常生活，那些大大小小的开业医生，他们毫不畏惧，来到严重传染病患者的床前，为他按把脉搏、查看咽喉，这时他所想的不是他自己，而是他的孩子，他会迎面跑来，拥抱他这个刚从大概是白喉病婴的床边回来的医生爸爸。

也可能不是白喉，这个给孩子带来死亡的使者，曾经一度使普天下的母亲比所有其他疾病加在一起都要害怕。病也可能是平平常常、没有什么害处的风疹。不过自从了解到风疹对孕育在母胎里的婴儿具有何等的危险性之后，此病再也不是无害的了。如果在此期间母亲染上了风疹，孩子几乎百分之百，一生下来就是一个先天性畸形。而做医生的他，这个生命之父，仍然来到旁人的患风疹病的孩子身边，抚摸他的脑袋，安慰他的母亲，没有想到他此刻正在完成着一项并不为其他为父之人艳羡的英雄行为，而且为此，他不仅得不到奖励，有时甚至连金钱的酬劳都没有。这种无声无息、默默无闻、不为人知、无人颂扬的英雄主义是医生天赋的英雄主义，在几十年的职业生涯中，他成千上万次不得不以他自己的健康和他亲人的健康来冒险，因为他遵从了人类最高的准则——自己良知的感召。

这段如此感人的话语向人述说了医生不仅在自体实验中，而且在平时的日常工作中也表现出何等高尚的人道主义！

但是现实让人看到，医生的人道主义天性也有可能会遭受污染。当法西斯种族主义腐蚀了人的心灵和良知后，不少医生就泯灭了这一天性，而且毫无悔疚之意。在第二次世界大战期间，纳粹德国法西斯近两百名医学家，其中有些在医学界甚至具有很高的地位，就曾以"医学实验"为名，残酷地杀害了许多无辜的战俘。

法西斯主义是针对法国革命和美国革命提倡和遵从"自由、平等、博爱"精神的一种反动思潮和政治主张，在第二次世界大战中被德国纳粹党推至极致，成为反对种族平等以致灭绝种族的大规模运动。德国纳粹征服了欧洲许多国家之后，在建立所谓的"新秩序"时期，以所谓的"医学实验"，"最后解决"犹太人，为他们一贯的绝灭人性的罪行，增添了新的篇章。

早在1933年3月10日，德国纳粹在慕尼黑北部十六公里的达豪市（Dachau）的郊区，建立了第一个纳粹集中营。随后，在整个"二战"期间，又在其本国南部和奥地利，建立了多至一百五十个支营，主营和这些支营，都被通称为"达豪集中营"。德国的医生和科学家在这些集中营里，建立了各种实验室，利用犯人进行了多项毫无人道的实验：试

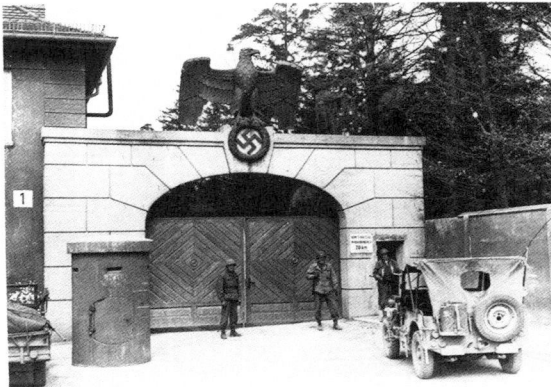

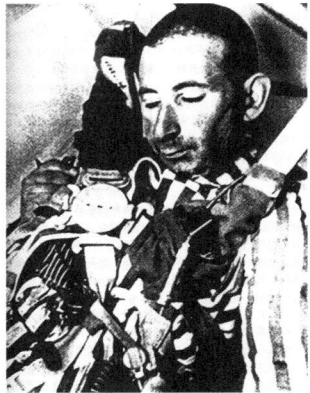

1945年解放后，美国军队把守达豪集中营　　纳粹对犹太人做的减压实验

验接骨、绝育，注射致命的斑疹伤寒、炭疽病和黄疸病病毒，实验增压和减压对人体的影响，冷冻怎样致人于死，试验疗效不明的药物对受染虐疾病人的作用，饮用海水或不给食物和饮水后所产生的结果，等等。这些最终导致受试者死亡的实验个个都触目惊心，真是惨不忍睹。因为事例太多，仅举以席格蒙·腊彻尔为主的种种罪行：

席格蒙·腊彻尔（Dr. Sigmund Rascher，1909—1945）是一名医学博士，任纳粹达豪集中营的医生。1941年春，他在参加德国空军在慕尼黑举办的一个特种医学训练班时，由于想起以前对高空飞行的研究工作，由于试验的危险性，没有人自愿参加，因而陷于停顿的事，于是向党卫队的头子海因里希·希姆莱提出要求：“你能否提供两三个职业罪犯来做这种试验……受试者当然会死掉。这种试验将在我的合作下进行。”

不到一个星期，便拨来了一批

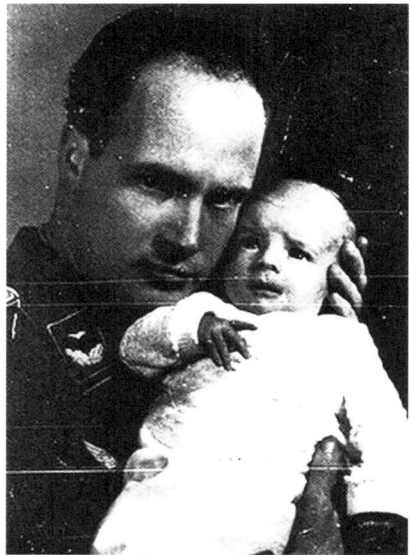

腊彻尔与被他妻子绑架的一个孩子合影

囚犯。腊彻尔大夫将慕尼黑的空军减压室搬到达豪集中营附近，把这个装置里的空气抽掉，使其中的氧气和气压近似在高空中的状态，让受试者处

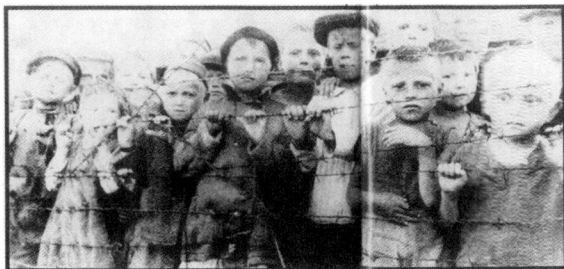

奥斯维辛集中营里的难民

在这种条件下。在 1942 年 4 月 5 日给希姆莱的报告中，腊彻尔这样描述他亲自观察到一例受试者所经受的实验：

……第三个试验是试验人体在相当于二万九千四百英尺高空时的失氧反应，受试验的是一个三十七岁的健康的犹太人。呼吸继续了三十分钟。四分钟以后，受试者开始出汗和扭动头颈。五分钟以后，出现了痉挛状态。从第六分钟到第十分针，呼吸急促，受试者失去知觉。从第十一分钟到第十三分钟，呼吸减慢，每分钟只吸气三次，到这段时间终了时，呼吸完全停止……停止呼吸后大约半个钟头，开始解剖尸体。

腊彻尔俨然以"科学研究者"身份来描述这种致人死亡的实验，态度极度冷静，暴露出他的冷酷的心。实际上，这种实验是无比可怕的，换一个人来看，情形就完全不同。曾在腊彻尔大夫办公室工作过的奥地利囚犯安东·巴霍莱格所记下的他亲眼所见同类实验是这样的：

我曾亲自从减压室观察窗中，看到里面的囚犯站在真空中，直到他的两肺破裂……他们会发狂，扯掉自己的头发，想努力减轻压力。他们在发狂中用手指和指甲抓破自己的头和脸，伤害自己。他们用手和头撞墙，高声号叫，努力减轻耳膜上的压力。这些情况总以试验者死去告终。

179

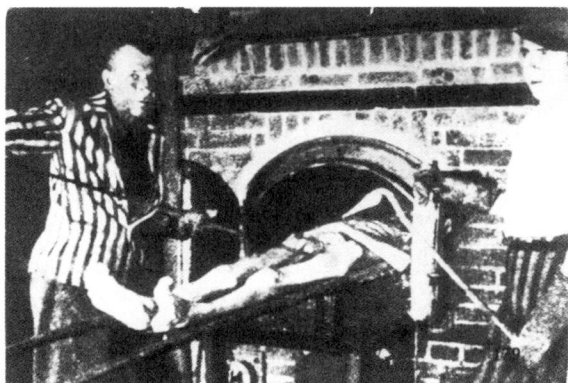
纳粹不人道的实验

虽然腊彻尔大夫的这一"首创性的试验"得到希姆莱的肯定，但是有关领导认为仍然有不足之处，因为这试验尚未将空军在高空所面临的严寒考虑进去。为了弥补这一缺陷，纳粹的空军建造起一间具有全套冷却设备和相当于十万英尺高空条件的减压室，继续在达豪进行各种方式的冷冻试验，仍然白腊彻尔领头进行。

腊彻尔的"冷冻试验"有两种：一、观察一个人最大限度能够忍受多冷的气温，超过这一限度就会冻死；二、可以使在经受极端寒冷之后而尚未冻死的人重新回暖的最好办法。最早的一次于1942年9月10日进行的实验是这样做的：

先是给受试者穿上飞行员的服装，头上蒙了罩子，然后穿上救生衣，浸入华氏36.5度至53.5度间的水中，但不会下沉。第一次时让他的脑后根留在水外，第二次时他的后颈和小脑均被淹在水里。受试者胃部的温度低至79.5度，肠部的温度低至79.7度，都由精密的电表记录下来。在此种情况下，实验到了受试者的脊髓和小脑都冻得冰冷的时候，就会死亡。这样的实验做过很多次，自然每一次最后都导致受试者死亡。腊彻尔一一记下试验时的水温，受试者在水中浸泡的时间，致死所需的时间，受试者出水时的体温和死亡时的体温等等。实验表明，在冷冻过程中，最强壮的人能在冰水中维持一百分钟，最弱的只能维持五十三分钟。报告写道：

在解剖这种死体时，总会发现脑壳内的空处充满了大量的、多至一品脱的瘀血。心脏的情况总是右心室极度肿胀。受试验者只要体温降到 82.5 度，就不免要死亡，即使施以各种急救也无法复活。

口气也是那么的冷静，就像试验致死的是一只豚鼠或一只狗，而不是与他一样的人类的一员。哪怕稍稍有一点同情心的人都不至于会这样。一位曾经在腊彻尔大夫手下做过护理的集中营里的囚犯是这样描述他亲眼所见的这种残忍的"冷冻试验"的：

> 这是一次最残忍的试验。两个俄国军官从战俘营中被押解出来。腊彻尔把他们的衣服剥光，赤身浸入水桶。一个钟头又一个钟头过去了，这一次这两个人待了整整两个半钟头还能应声答话，而一般情况是最多只待上六十分钟就会失去知觉。他们恳求腊彻尔给他们注射安眠剂，但怎么恳求也不答应。在快满第三个钟头时，一个俄国人向另一个说道："同志，请你跟那个军官说说，开枪把我们打死吧！"另一个回答道，他不期望这个法西斯豺狼会发善心。然后，两人就握手道别，彼此说了一句："再见，同志。"……一个波兰青年把这几句话翻译给腊彻尔听，虽然译的与原话稍有出入。腊彻尔走进他的办公室。那个波兰青年马上想给这两个受害者打麻药针，但腊彻尔立即又折回来，他用手枪威胁我们……试验至少延续了五小时，那两个受试者才死去。

腊彻尔还对受试者做干冻试验和极其荒唐的所谓"回暖"试验。

1943 年的初春，天气仍很寒冷，晚上，一个个囚犯被赤身放在营房外的一副担架上，身上盖一条被单，或完全什么都不盖；每一个小时往他们身上泼一桶冷水，一直到第二天早晨。在受试者慢慢地被冻死的整个过程中，腊彻尔和他的助手不断记下他们的体温、心脏活动和呼吸状况等等。但是考虑到实战中德国的飞行员或水兵可能会掉进北冰洋的冰水里或者陷入挪威、芬兰或俄国北部北极圈内的冰天雪地之中，绝粹是一定要救他们回来的。在此种情况下，该如何保住他们的生命呢？为此，纳粹就要用非雅利安人的死亡来做实验，以拯救他们雅利安人的活命。这就是腊彻尔大夫所要做的"回暖"试验。

腊彻尔在一份给希姆莱的秘密报告中这样叙述他的这一荒唐试验：

> 受试者按照惯常的方式受冻——穿着衣服或者脱得精光——他们被浸入不同温度的冷水里……当他们肛门温度到86度时，就被从水中移出。
>
> 在八次试验中，我们把一个冻僵的男子放在一张宽大的床上，躺在两个裸体女人中间。这两个女人受命尽量紧挨着蜷伏在冻僵了的男人的身旁，然后用毯子把三个人盖起来……
>
> 受试验者一旦苏醒过来，他们就再也不会失去知觉，他们立即抓住时机，贴近女人的裸体。然后，他们的体温逐渐上升，上升的速度和用毯子紧裹下的回暖速度几乎完全一样……

纽伦堡法庭上的证词表明，共有三百人被用来做了大约四百次"冷冻"试验，八九十人在实验中被冻死，其余的后来也几乎全部被杀害，有的就在这恐怖的实验中发了疯。

在进行各种这类惨无人道的实验中，一位原基尔大学的医学教授霍尔兹洛纳博士和他的助手芬克博士，在工作了两个月之后，认为实验方法已经用尽，中途退出。另一位曾在哈佛医学院任教的艾德温·卡成仑包根大夫表示悔罪。在纽伦堡的审判中，他大声说："你已经在我的前额刻上了该隐的标记。任何一个医生如果犯了我所被指控的那些罪行，都应当处死。"他自动要求法庭判处他死刑，结果被判了无期徒刑。只有腊彻尔毫无悔罪或推却之意，一直干到最后因在别的事情上犯了欺骗罪，据称被希姆莱本人下令处死。

问题不仅是这些直接参与实验的医生，还有德国其他成千上万的第一流医生，他们明知这些惨绝人寰的实验的进行，却无一人提出哪怕是最轻微的抗议。例如德国最有名的外科医生斐迪南·沙尔勃鲁赫曾亲临

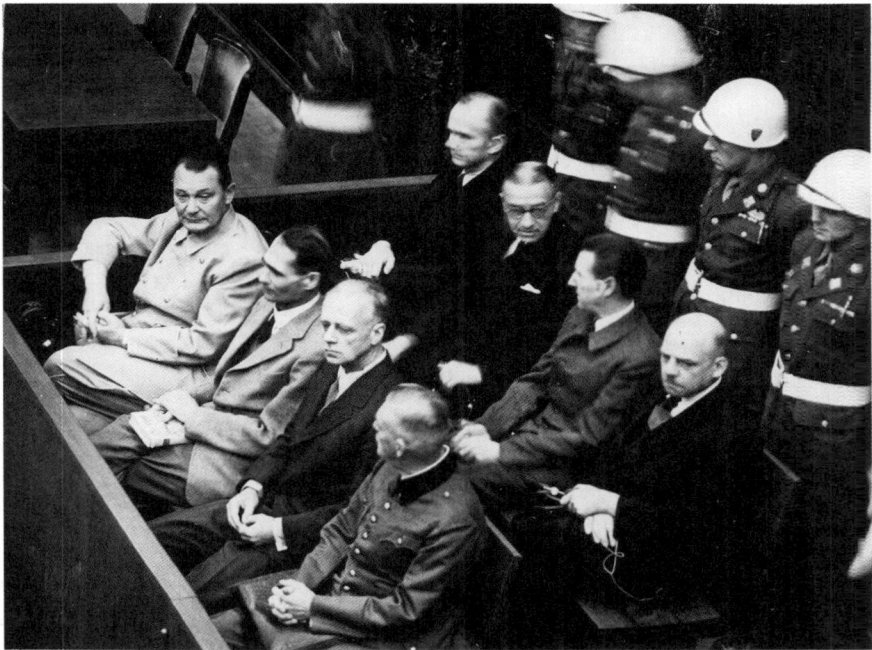

纽伦堡审判

一次会议，聆听两名杀人医生论述对囚犯接受坏疽病实验的报告，也是一言不发。1942年10月，在纽伦堡召开的一次有关"冷冻实验"的讨论会上，有九十五名德国科学家出席，也同样无一人提过任何抗议。可见法西斯主义对人的毒害是何等的深重。

与德国纳粹分子一样，日本军国主义在第二次世界大战期间也犯下了类似的灭绝人性的罪行，这里是其中的一个例子。

"二战"中驻扎在中国山东省首府济南的日本"北支那派遣军"济南地区防疫给水班，是一支用俘虏来做疫苗人体实验的部队。他们把鼠疫等各种病菌注射到中国战俘身上，然后来观察整个发病过程。当时在这支部队担任中文翻译官的韩国人崔亨振目睹了这种临床过程和非人道的暴行。在沉默了四十多年之后，他觉得"现在，我感到掩盖日本军国主义的罪行会对不起历史，所以，虽然晚了也要揭露这一真相"，于1989年第一次站了出来。

183

崔亨振告诉记者说，这个部队的驻地是用双重铁丝网围起来的。部队长是渡边一夫中校，还有二十多名军医分属在细菌研究组、培养组和人体实验组等。因为他们都穿白大衣，所以这支部队也被人称为"白大衣部队"。但是他们做的绝不是穿白大衣的人道主义医生们所应做的事。崔亨振做证说："军医给俘虏们注射了鼠疫菌。被注射过鼠疫菌的俘虏，其中有十几个人经过一场恶寒和高烧的痛苦就死亡了。"崔亨振还说，在实验期间，有一千多名中国俘虏和韩国流浪人被当成人体实验对象，悲惨地死在这个部队。有时实验对象不足，他们就到济南附近的村庄随便抓来大人或者小孩进行实验。崔亨振第一次看到的人体实验是对十名俘虏注射天花病菌，观察他们的临床反应。结果，没有几天，这些人便全身出现天花，声嘶力竭地喊着"救救我！救救我"就悲惨地死去了。然后，尸体被烧成灰。

崔亨振控诉说，这支部队里的军医还强迫俘虏吃下含有伤寒病菌的饭团子，来研究肠伤寒疫苗；又将患有斑疹伤寒的俘虏身上的虱子收集起来，用虱子体内的病菌注射到俘虏体内；他们甚至从狗粪中找出病菌，经过培养后，掺进饭团子里，强迫俘虏吃下……崔亨振特别提到，军医们甚至对离部队八公里远的一个村子五十多户三百多名村民进行霍乱病菌的人体实验：先是把沾有霍乱病菌的猪肉等狗食撒在村里，经过半个月左右，全村霍乱暴发，死去二十人。这时，他们宣布该村为传染病地区，然后观察防疫和治疗过程。

据崔亨振统计，这支部队每三个月就要进行一次人体实验，每次实验会死去一百多名俘虏，因此，一年要杀死四百名到五百名俘虏。他说，就以他在这个部队服役期间计算，死于这类实验的俘虏就不下一千人。

达尔文进化论的热情倡导者、著名的德国生物学家恩斯特·海克尔（Ernst Heinrich Haeckel）在他的名著《自然创造史》中，在转述了德国人类学家约翰·弗里德里克·勃鲁门巴赫在 1775 年的人种划分——非洲黑种、马来棕种、蒙古黄种、美洲红种和高加索白种等五个人种后说："然而经过公平的比较之后，就可看出这五种人的差别是很大的，比动植物借以区别动植物物种的所谓良种都要大。"由此可见，这位德国人说，"人与人之差，有时比类人猿和猿人之差还远"。

看看上述两类从事"人体实验"的医生们，虽然都是"亚当的子孙"，都接受过高等的医学、生物学的专业训练，都穿一身圣洁的白色工作服，可是人道主义的熏陶和法西斯主义的污染使他们分化为文明和野蛮、高尚和无耻、神圣和卑劣的两个极端。美国名记者威廉·夏伊勒在他的名著《第三帝国的兴亡——纳粹德国史》中，在揭露这些杀人医生的罪行时特别请人注意这样一点：

> ……把集中营的囚犯和战俘当作豚鼠进行试验，在科学上所得到的好处是极少的，如果说有任何好处的话。
>
> 德国人的某些行为与其说是产生大规模的屠杀欲念，不如说是出于纯粹的虐待狂。

很明显，这就是他们的兽性在作祟。人道主义和法西斯主义的医学实验向人们表明，已经生活在拥有高度文明的 20 世纪，有一些人还处在尚未进化的原始阶段，甚至连原始人都不如。"人与人之差，有时比类人猿和猿人之差还远。"纳粹医生的这种例证大概是他的同胞和先人恩斯特·海克尔所始料未及的。

遗传（一）：优生和种族灭绝

　　查尔斯·达尔文在他 1859 年的《物种经由自然选择的起源》即《物种起源》中提出的"自然选择"，实际是生物进化中的"淘汰机制"理论，因为它所特别强调的是这么两点：一、所有的生物，都毫无例外地要"为（自己的）生存而斗争"；二、即使是同类生物，其适应环境的能力也不是完全一样的。这也是他的同胞、早期进化论者和哲学家赫伯特·斯宾塞（Herbert Spencer，1820—1903）在 1864 年的《生物学原理》一书中所创造的"适者生存"这一术语的概念。也许是如有人所猜测的，达尔文研究和写作《物种起源》实在太疲劳了，而且书的出版又招引了来自宗教方面和保守人士的攻击，就使他希图寻求一种比较闲适的方式来放松一下自己。于是，大概在《物种起源》出版以后，他就已经在思考另一种"淘汰机制"——性的选择：对一位学者来说，换一种思考方式就算是休闲。这样，1781 年，他的《人类的由来及性的选择》问世了。这部新著阐明了人也像其他动物一样，是进化过程的产物，并把人的祖先追溯到类人猿。但是，尽管凭着这两部巨著，使达尔文被公认为是一位伟大的生物学家和进化论的创始人，他仍然留下一个遗憾。他的另一位同胞、生物学家威廉·贝特森（Willian Bateson，1861—1926）曾经这样指出：

　　　　"适者生存"，用来说明进化的轮廓是可称赞的，但应用在种的差异上就不行了。达尔文的哲学告诉我们，每一物种如要生存，必须在自然里繁殖起来，但没有人能说出我们所说的种的差异（常常是十分显著固定的）在事实上怎样使物种能够繁殖起来。

这就是说，进化的学说还是没有解释清楚，是什么原因使物种发生遗传或变异。

遗传，即导致亲子间性状相似的种种生物过程，千百年来一直是人类发展中最神秘、最令人迷惑的问题之一。1580 年，法国思想家米凯尔·德·蒙田（Michel de Montaigne）感到奇怪，他怎么会从他父亲那里遗传继承了胆石，他父亲原本也没有胆石，是生下米凯尔二十五年之后才有的；米凯尔自己本来也没有胆石，而是到了四十五岁时才有的。这使蒙田十分惊讶，觉得人的一滴精液简直"就是一种魔怪，其中不但包含祖先的形貌特征，还包含他们的精神性格"；并为"这么一滴液体中怎么会有说不尽的内容"而迷惑。他因此甚至表示，"谁若能对我把这个过程解释清楚，我一定像对其他许多奇迹似的深信不疑"。

像这类遗传现象，自古以来就一直引发思想家和生物学家们的注意。一向被奉作犹太教的神圣规范的犹太教律法著作《塔木德》（Talmud）中有这样一项规定，"易出血者"的某些男性和有两个男性婴儿死于出血过多的母亲，不得参加"割礼"仪式，说明甚至在一千五百年前，人们已经认识到血友病的遗传特性。公元前 4 世纪，古希腊最伟大的哲学家和科学家之一，集古代知识之大成的亚里士多德无疑对普遍出现于人身上的遗传现象做过深入的研究，他认为双亲对后代的遗传是不均一的，母亲主要传给子女的是"形体"，父亲遗传的则是"动态"；他相信遗传作用的"精液"便是人体里最纯净的血液，血液即是遗传因子。亚里士多德的这个概念在西方影响十分深远，以致一直以来，许多与"血液"（blood）一词有关的词语，含义都与种族遗传有密切关系，如 blue blood（贵族），blood relative（骨肉），half blood（同父异母或同母异父的关系），highblood（贵族出身），royal blood（皇族），blood is thicker than water（血浓于水，疏不间亲）等等。

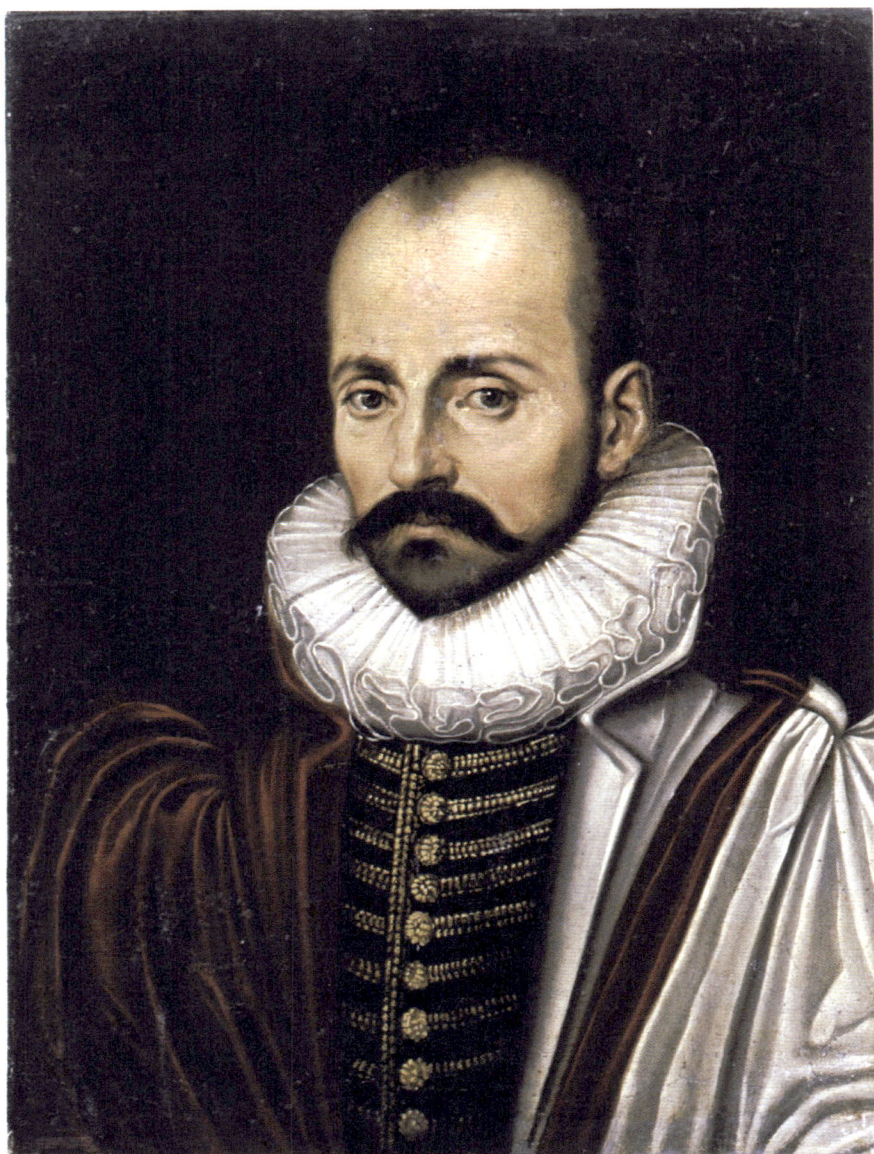

法国思想家蒙田

近几百年来，有很多生物学家对遗传的现象进行了细致的观察和研究，其中特别值得提到的是原莫拉维亚王国的都城布吕恩隐修院的神父、奥地利遗传学家格雷戈尔·约翰·孟德尔（Gregor Johann Mendel，1822—1884），他从1856年起，在隐修院的小花园中，用花色不同、植株高矮不同、荚果形状不同、豆皮光滑程度不同和花在茎上着生的位置不同的豌豆进行杂交，观察其后代中形状出现的情况，最后得出结论，认为在遗传

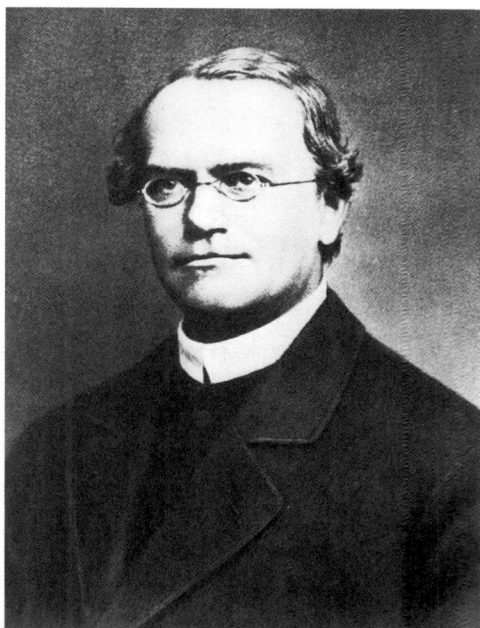

奥地利遗传学家孟德尔

里，每一种特征都由某些因素控制着。孟德尔所说的"因素"，即丹麦的植物学家和遗传学家威廉·路德维希·约翰森后来在对红草豆所做的类似的研究中所说的"基因"，这词一直沿用至今。孟德尔又发现，每一个植株的每一个特征都由一对因素即等位"基因"来控制，其中从父本和母本各传来一个。只是当双亲各传给子代一个等位基因时，其中的一个等位基因可能会压倒另一个的作用，在后代的遗传中留下"显性"特征。不过尽管如此，被压倒的"隐性"等位基因并没有被消灭，在以后的遗传中仍旧有可能显示出来。另外，孟德尔还发现，不同的特征是各自遗传、互不相关的，例如开红花的豌豆既能产生开黄花的种子，也能产生开绿花的种子。以后的实验研究证实了孟德尔的基本理论：基因作为独特的独立单位而代代相传，含不同基因组合的性细胞能够与另一个亲本的性细胞进行随机的融合。这一原理对人类的遗传来说也是一样。

大量的观察表明，不仅人的身材、皮肤、发色、相貌可以遗传，某

些味觉、嗅觉的特点会从祖先那里继承下来，甚至人的智力、个性和某些特殊技能也能遗传。有人使同卵双生儿分在两个家庭教养，而让异卵双生儿处在同一个家庭教养，结果发现，两对人的智力，前者比后者更为相似，说明智力的高低主要受遗传的影响，尤其像语言能力、数学能力等智力行为，特别依赖遗传素质，其影响的程度，高达70%—80%，甚至更多，环境所起的作用比较小。遗传对个性也有影响，内倾型或是外倾型的个性，是受遗传影响的最明显的例子。同样，祖先的疾病也会为后代遗传继承，英国维多利亚女王的血友病通过她的女儿们传遍了全欧洲，就是历史上最著名的事件。其他如色盲、糖尿病也会遗传。

自然，人不同于一年生的植物或繁殖得很快的果蝇、豚鼠，一个生物学家也不可能以自己短促的生命来研究几代人的遗传状况，更主要的是，科学家的人道主义精神不允许他以他人来做可能损及其肉体或心灵的实验。于是，以统计学的方法来研究人类的遗传，就为遗传学家所广为应用。在这个方面，高尔顿做出了划时代的贡献。

与孟德尔生于同一年的弗朗西斯·高尔顿（Sir Francis Galton，1822—1911）出身于英国伯明翰一个在动产、实业都大有能量的公谊会世家，是大银行家的父亲九个孩子中的一个；他是查尔斯·达尔文的祖父伊拉斯默斯·达尔文的外孙。

高尔顿从小就显露出

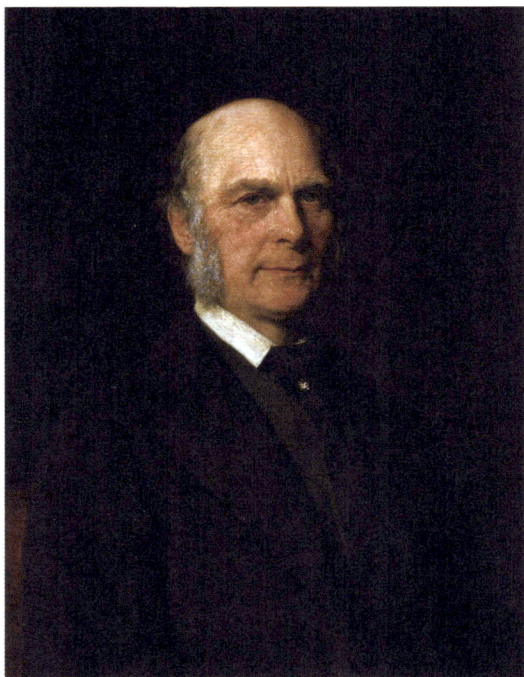

弗朗西斯·高尔顿

他的学术上的前景：在四岁那年，他曾跟他的一个姐妹说，他不但认识钟点、做加减乘除法，且能读懂任何英语读物，能流利地讲拉丁文，还能说几句法语。出于公谊会家庭的传统，他父亲远避著名的公立大学堂，把他送进当地的金·爱德华学校。可是高尔顿觉得，这里传统英语文法加拉丁文和希腊文的教学内容一点都不能激励他的学习热情，于是很快就离开了，于1838年去具有丰富临床经验的伯明翰全科医院做一名医学生，随后进伦敦的国王学院完成一年的正规教育。在这段时间里，他的才华又一次得到了展示。一方面他兴趣广泛，气象学、地理学、指纹学和心理学等都无不喜欢，而且在三十一岁那年就被选为皇家地理学会会员。在以后的生活中还可以看到，他所发表的九部专著和大约二百篇论文，内容涉及指纹的应用、相关微分学、双胞胎、输血、犯罪行为、不发达国家旅行技术和气象学等各种问题。另一方面，他当时就成绩突出，在国王学院，获得解剖学、化学、法医学的最高奖。1856年，他的成就还使他不愧成为一位皇家学会会员。不过，这时他已经在深思未来的学术方向了。受表兄达尔文和医院里的同事威廉·鲍曼的影响，他对数学表现出异乎寻常的兴趣，不仅以优等的数学成绩考进剑桥大学的三一学院，显示出以后具有毕生献身于统计学和遗传学的基本条件，他还决定把数学作为自己更为持久的目标。

1853年8月，高尔顿与路易丝·巴特勒结婚。路易丝的父亲乔治·巴特勒原是剑桥大学高年级数学考试一等奖获得者，后来还担任了创建于1571年的著名学府哈罗公学的校长，最后又是彼得保罗大学校长，不用说，是一位颇有成就的人物。作为他的子女，不仅路易丝是一个聪明伶俐的少女，她的四个兄弟无一不是富有才智的人，他们都曾获得第一等的学位，而且个个都成为公立学校的校长或律师。这一家属的智力，加深了高尔顿对自己以前曾经思考过的把动植物的遗传应用到人的设想，虽然婚后十三年，弗朗西斯和路易丝两人显然不会生孩子，也没有妨碍他由此受到的鼓舞，让他重新开始思考智力遗传、双生、优生这些方面的问题，并在以后的四十年里，严肃认真地从事人类属性的统计和研究遗传的法则，写出了《遗传的天赋》（*Hereditary Genius*,

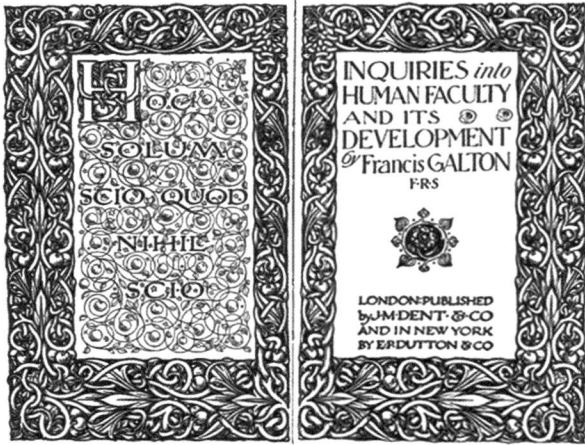

高尔顿的《人类能力的研究》

1869）、《人类能力的研究》（*Inquiries into Human Faculty*, 1883）等几部重要著作，在这一领域做出了最优异的成绩，赢得了巨大的名声。

高尔顿是试图把大量不相容的观察归类为某一体系的第一人，并以此确立了一些原理。他用量的方法研究精心挑选过的具有出众的智力、艺术才能及身材、眼睛的颜色和疾病等方面都富有特征的家庭。在《遗传的天赋》一书的"序言"中，高尔顿这样回忆说：

> 我从思考我的同时代人在中学、院校和晚年的气质和成就开始，发现才能似乎常常都是继承而来的。后来我对各个历史时期大约四百多名杰出人物的血缘关系做了一次粗略的调查，结果如我的看法一样，除了有限的尚需进行研究外，完全可以确定天才就是遗传这一理论。于是我搜集了大量周密选择过的传记材料。

高尔顿调查的著名人物包括贵族、军人、诗人、作家、画家、牧师、音乐家、裁判官、政治家、科学家，还有划桨能手、摔跤运动员等。他曾深入研究了二百八十六名裁判官的亲密家系，发现这些人，九人当中就有一人是另一个裁判官的父亲、儿子或兄弟，全是一些"精力旺盛、机敏伶俐、注重实际、乐于助人的人"；而且同是这些裁判官的另一些近亲，也都是医生、主教、诗人、小说家或最高级的陆军军官。比较间接的亲属，有卓越成就的比例就比较低。他对一百名皇家学会会员所做的类似研究，也获得同样的发现。根据这些研究，特别是这些统计学材料，高尔顿得出结论，肯定了聪明才智的遗传作用，相信在每一个例证中，那些人物不仅继承了天才，像他们一长串的先辈人物所显示的那样，甚至还继承了先辈才华的特定形态，认为优越的智力才能往往以一种特别的形式，例如在科学、法律、艺术或者实业方面重现于家庭中，后裔智力才干在家庭中的比率超过以数学或然率所计算的比率。例如，他说，优秀的人常比任意挑取同数量的一般人有更多的优秀亲属，而且一位杰出的法学家或者律师往往出身于一个不仅是一般的显赫家庭，而且是法律方面的显赫家庭。他举出数据说，在一百万人或一百多万人中，大约只有二百五十人的智力称得上"优秀"，但只有一人称得上是"杰出"，则大约有二百五十人是属于毫无希望的低能或白痴。他举例说，一个能干的裁判官，他的儿子比普通的人成功的机会要大五百倍。考虑到可能有人会不同意他的这个结论，高尔顿提出的反驳是，他的统计材料还表明，正如裁判官有一个能干的儿子一样，他也常有一个能干的父亲，可是儿子显然不会有很多机会去教育和栽培他的父亲。这样就把反对者的口封住了。

根据这样长期而广泛的调查和研究，高尔顿推论出子女退化律和祖先遗传律两个原理：优秀的父母对后代的遗传，在比例上趋于向平庸之人方面退化，因为对子女的遗传，除了双亲，还来自各代祖先的因子：

父母两人对后代的遗传是按比例 1/2 或继承总数的 (0.5)；祖父母是 1/4，或 $(0.5)^2$；曾祖父母是 1/8，或 $(0.5)^3$，依此类推。因而祖先遗传的总和，是 $\{(0.5) + (0.5)^2 + (0.5)^3$ 等等$\}$ 的级数表示，总体为 1。

基于长期来的这一信念，高尔顿创造了"eugenics"（优生学）这个术语。高尔顿对"eugenics"一词的解释是"the science of being well born"——"优生的科学"，并把它定义为"在社会控制下对于在体力或智力上有可能改善或损害后一代的种族素质的动因的研究"。高尔顿在说明这一点时明确指出："优生的目的就是以最优异的范例来再现各个阶层的人物，……由他们自己来产生他们普遍的文明。"由此，高尔顿所制定的优生学的宗旨，一方面是要排除不适宜者，同时还希求通过生物学法则的研究和运用，导致人种的普遍而系统的改善。

为了达到这一目标，高尔顿不是仰仗于自然进化，而是寄希望于优生措施。根据他的意志，创办了优生学学会，建立了优生学实验室，设立了优生学讲座基金；他还主张采用强有力的手段，行使"合理的行政作用"，即通过社会行政措施，促使体力和智力优秀的个体繁衍，阻止才能低劣、有严重遗传疾病的个体出生。高尔顿从理想主义出发，他的动机是积极的，他相信，人类是生来就有所作为的，不论是从家畜的历史看，还是从进化的历史看，即使"现在有才能的人种非常稀少，也是会越来越多的"，"没有什么可使我们怀疑会形成心智健全的人种，他们在精神和道德上都要比现代的欧洲人优越得多，就像现代的欧洲人比黑人人种中最低等的人优越那样"。

高尔顿的优生学是以遗传学、医学、社会学和人口统计学为基础的，涉及遗传过程的实质，遗传的缺陷和疾病的易感性，以及人群的出生率、死亡率、婚姻习惯和各种形状在人群中消长的情况。他的这一项开创性的工作在科学史上具有十分重要的地位。达尔文在他的巨著《人类的由来及性选择》中评价说：

> 通过高尔顿（Galton）先生的令人钦佩的工作，我们现在知道，天才也倾向于遗传，所谓天才就是高度才能的异常复杂的结合；另一方面，同样地，癫狂以及退化的心理能力肯定也在一些家族中得到遗传。

但是由于优生学比较专注于基因的作用，而低估了环境的影响，以致他的创始人原初的"积极优生"（positive eugenics）的主旨很快被"消极优生"（negative eugenics）所取代，甚至被种族主义者所利用。

20 世纪初，在欧洲、美国，正是阶级偏见和种族偏见盛行的时期，趁着优生学的兴起，许多人都相信通过"智力测验"即可测试出一个人的抽象能力、学习能力和对情况的适应能力，来确定此人的先天智能。某些阶层和种族的人在这一测验中成绩较低，就被解释为"低能"甚至有犯罪倾向。于是有些国家就制定出一些政策，如斯堪的纳维亚国家的限制结婚，美国的限制移民，欧洲一些国家的强制低能儿、精神病人和惯犯绝育的一系列措施，有些强制做法令人十分震惊。

瑞典是每年诺贝尔科学奖的颁奖地，可是具有讽刺意味的是，正是这个国家，在世界上最先实施消极优生的反科学政策。1922年，经议会批准，瑞典的乌普萨拉大学建立了世界第一个研究消极优生的种族生物研究所。十一年后，1933年，议会鼓掌通过了"强迫绝育法"，其中规定说，为了建立一个"由净化提纯的瑞典人"组成的"健康社会"，同时也考虑到经济利益，社会需要限制"弱智者""精神上有障碍的人"、残疾者乃至社会下等阶层的人繁殖后代。政府甚至坚持，对这些人，如果一切劝说无效，可以"强行执法"，不必征求其本人的同意。有一位叫玛丽娅·诺尔丁的，是一个多子女家庭中的女孩子，她性格内向，虽然天生近视，也不敢告诉父母，因为家里穷得买不起眼镜。她十分羞怯，在学校里也很少说话，连看不清黑板上的字也只放在心里，不敢启口，这样，她的成绩自然不好。可是学校据此就把她看成"弱智"，将她转到一个专为这类人开办的学校。在那个特殊的学校里，玛丽娅一直像囚犯似的被监禁到十七岁，连母亲病逝都不能获准参加葬礼。1943年夏天，学校说她"太笨"，数学成绩差，家庭有酗酒、行为不端和精神病史的背景，上报卫生署批准，要她签字，对她施行绝育，却未征得她的家庭同意。像这样的事，并不是个别的。据统计，从1935年开始，瑞典这个仅八百万人口的小国，至1996年，被强制绝育的人数高达六万二千多人，光20世纪40年代的最后几年，每年被强迫绝育的都在千人以上，大多是妇女。

与瑞典一样，从1934年到1938年，芬兰、冰岛、挪威也先后通过类似的法律，芬兰从1935年到1970年，有一万七千名妇女被强迫绝育；丹麦在此之前的1929年立法，至1967年有一万一千人被强制绝育。

种族主义是一种把人们在遗传上的体质特征与他的个性、智力和文化进行必然的因果联系，从而肯定某些种族天生要比另一些种族优越的理论。早在中世纪时，就普遍把贵族的血统看成最高贵的 blue blood（蓝血），可说是这一看法的萌芽；18 世纪开始，出现有系统的研究，如法国博物学家乔治·路易·布丰（Georges Louis Buffon，1707—1788）认为白人是最健全的人种，是"世界的国王"，有色人种则是最退化、最低劣的人种。后来，在德国哲学家约翰·戈特利布·费希特（Johann Gottlieb Fichte，1762—1814）提出，德国民族是欧洲最早出现的民族，是欧洲的"根"之后，得到欧洲一些学者的赞同，渐渐地，使德国人被看成欧洲最纯的种族，日尔曼人的代表。于是，种族主义得以形成，最后经由约瑟夫-阿尔蒂尔·戈宾诺（Joseph-Arthur Gobineau，1816—1882）和豪斯顿·斯图尔特·张伯伦（Houston Stewart Chamberlain，1855—1927）将此理论推向极端。

出身于贵族家庭的戈宾诺伯爵是法国的作家、思想家和人种学家，还担任过外交官，他写有小说、历史和哲学书籍，其中最有影响的是他宣称种族成分决定文化命运的著作《人种不平等论》。戈宾诺认为，一个种族，经过混血之后，它固有的特征便变得不明显了，它的文明也越发容易失去生命力和创造性，而陷入腐败和道德沦丧之中，最终会导致这一种族的衰亡。因此，他强调，要使北欧或日尔曼民族这些最纯粹的雅利安人社会保持繁荣，绝不能掺杂黑人或黄种人的血缘。张伯伦是一位英国出生的亲德派政治哲学家，有较高的艺术修养，写过有关德国歌剧作家理查德·瓦格纳的传记和作品的研究，对种族和文化的问题也颇有兴趣。不过他的理论大多来自戈宾诺。张伯伦在他《十九世纪的基础》等著作中宣称，正是由于西方的雅利安民族，才有欧洲的伟大和创造力，而犹太民族对欧洲的影响主要起消极作用。

实际上，戈宾诺和张伯伦的理论到 20 世纪 30 年代，已经为人类学家们所摈弃，但是正好符合具有久远历史的排犹运动的需要。德国纳粹原来一直是以他们的理论作为自己迫害犹太人的依据的，现在，优生学使他们又获得了一项可以用作反犹的新武器。

据阿道夫·希特勒的一位中学同学回忆，早在学生时代，这个未来的纳粹头子就已经成为一个"生物学上的反犹主义者了"。后来，他这思想越来越顽固。在被称为他的"政治宣言"的《我的奋斗》一书中，希特勒宣称："我们今天所看到的一切人类文化，一切艺术、科学和技术果实，几乎完全是雅利安人的创造性产物。……只有雅利安人才

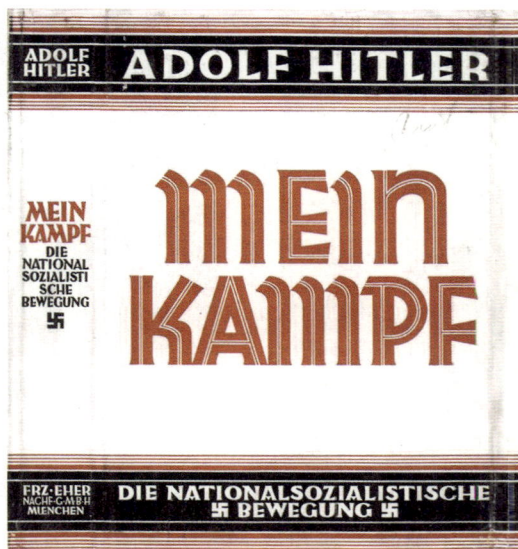

希特勒的自传《我的奋斗》

是一切高级人类的创造者"，"血统的混杂和因此而来的人种水平的下降，是旧文化衰亡的唯一原因；因为人类并不会由于战争失败而灭亡，却会由于抵抗力的丧失而灭亡，而这种抵抗力只有在纯粹血统中才能继续保持"。他声称，雅利安人"最终只有自保的要求才能得胜"。因此希特勒对非雅利安民族，尤其是犹太民族特别仇恨，公开宣称自己"是个彻底的反犹主义者，是整个马克思主义世界观的死敌"，并在这方面制定出一系列的政策，确定犹太人和斯拉夫人是"劣等民族"，命令政府和人民要竭尽全力执行种族法律，"无情地打击一切民族的毒害者国际犹太人"。很快，他的意志就成了整个纳粹党人的意志，如他手下的一个官员就说，这些犹太人"繁殖是不需要的。他们可以避孕或人工流产——越多采用越好"；而最好是"可以让他们死去"。

随着希特勒登上德国政治舞台，从1933年开始，就严厉迫害德国境内的犹太人，1935年由希特勒提出，经纳粹党大会通过的《帝国公民法》和《日尔曼种族及荣誉保护法》使近万名犹太人因无法忍受的迫害而自杀。从1939年起，这种迫害开始从帝国境内扩大到了所有被

纳粹占领的地区；这还不够，到 1941 年，纳粹的第二号人物赫尔曼·戈林于 7 月 31 日向党卫队保安处处长指示，在 1942 年 1 月于柏林西南哈韦尔湖召开的会议上决定，要"最后解决德国统

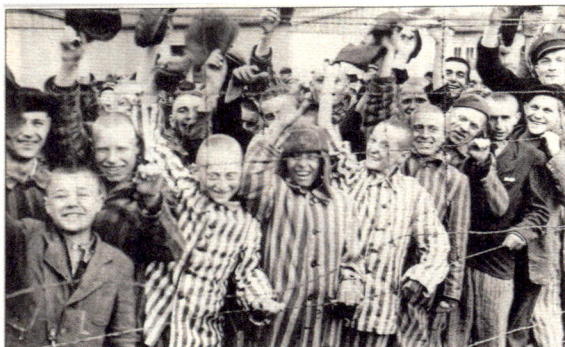

被关入集中营的犹太人

治下的欧洲各地的犹太人问题"。这所谓的"最后解决"，除了提到对于与异族通婚的犹太人及其子女建议他们绝育外，主要的是党卫队大队长奥斯瓦德·波尔在纽伦堡的国际法庭上所承认的：要"灭绝犹太人"。他们的这种"灭绝犹太人"的做法是极其惨无人道的。

从 1940 年到 1944 年，纳粹把从荷兰、法国、波兰、希腊、捷克、匈牙利、比利时等国押送来的犹太人先集中进行挑选，将有劳动能力的男女青壮年送进劳役集中营做苦工，这些人在十分恶劣的劳动和生活条件下，平均寿命只有三个月；其余的，主要是年老体弱者和母亲、儿童，则立即被送往死亡营——臭名昭著的奥斯维辛集中营和位于布热津卡村外的所谓"奥斯维辛二号"及位于德沃雷村附近的所谓"奥斯维辛三号"。

从奥斯维辛集中营的外表，人们怎么也看不出会是这样一个地方。上面是修葺得整洁漂亮的草地，草地周围还种上美丽的花；入口处的牌子上写有"浴室"的字样。当被告知是来这里淋浴，以消灭从集中营里带来的虱子时，犹太人开始时丝毫都不会怀疑等待他们的是死亡。随着穿白衬衫海军蓝裙子的年轻貌美的女郎奏起《快乐的寡妇》等维也纳或巴黎轻歌剧的轻松欢快的乐曲，他们顺从地脱下了衣服。可是一进入"淋浴间"，重实的大门立刻被关上，并加了锁。但到这时，什么都来不及了。从天花板上仿造的淋浴喷头那蘑菇形的通气孔里，撒下来的不是水，而是紫蓝色的灭虫剂。于是，这些像沙丁鱼似的挤在一起的犹

太人很快就全都因中毒窒息而死："人人身上发青，血迹斑斑，到处湿漉漉的。" 奥斯维辛死亡营的头子鲁道夫·赫斯在纽伦堡法庭上供认：

> 1941年6月，我奉命在奥斯维辛建立灭绝设备。当时在总督辖区已经有了其他三个灭绝营：贝尔赛克、特莱勃林二、瓦尔西克……
>
> 我访问特莱勃林卡，以便了解他们是怎样进行灭绝工作的。特莱勃林卡营的长官告诉我，他在半年之中已经消灭了八万人。他的主要任务就是消灭来自华沙犹太人区的全部犹太人。
>
> 他用的是一氧化物的毒气，我认为他的办法效果并不十分高。因此，我在奥斯维辛建立灭绝营时，用的是一种结晶的氢氰酸叫"齐克隆B"。我们把这种药品从一个小洞投到死亡室里去。这样杀死死亡室里的人，约需三分钟到十五分钟，视天气情况而定。

赫斯还承认：

> 我管理奥斯维辛直到1943年12月1日。我估计，在这一年里用毒气和火刑至少处死了二百五十万人，还有五十万人死于饥饿或疾病。总计死亡人数可达三百万左右。除去国防军送来的两万名俄国战俘以外，其余的牺牲者都是从荷兰、比利时、法国、波兰、匈牙利、捷克、希腊以及其他国家押送来的犹太人。1944年夏天，我们仅在奥斯维辛一地就处死了约四十万匈牙利犹太人。

"最后解决"一直持续到战争结束时为止。它究竟屠杀了多少犹太人？据两个党卫队中的目击者在纽伦堡法庭上供述，仅仅秘密警察犹太处处长卡尔·艾克曼就杀死了五六万人。纽伦堡起诉书的数字和世界犹太人大会的估计都是五百万；有人做过详细调查，这个数字至少也在四百一十九万四千二百人到四百五十八万一千二百人。

据卡尔·艾克曼的一个部下说，在纳粹德国即将崩溃的前夕，这个纳粹小头目曾经无耻地说："他将含笑跳进坟墓，因为在他的心上有五百万条人命，而这将使他感到心满意足。"这说明什么呢？这只说明，任何科学的理想主义和理想主义的科学，如优生学的理想，只有为人道主义所掌握，才有可能产生和促进民族的幸福，如果被反人道的人利用，带给人类的就只有罪恶。

遗传（二）：廓清疑案的密码

俄国在 1917 年的"二月革命"之后，沙皇尼古拉二世被迫于 3 月 15 日宣布放弃皇位。兼任内务部长的临时政府总理格列高利·李沃夫

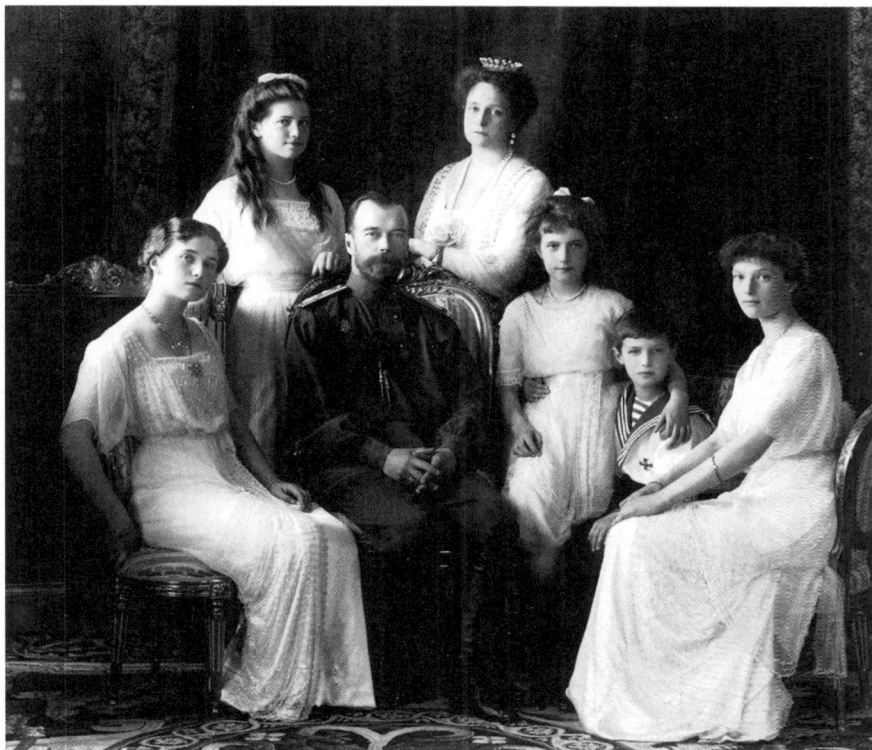

沙皇夫妇和他们的孩子

先是将这个末代皇帝扣留在皇村，计划把他和他的家族送往英格兰；但因为彼得格勒苏维埃反对这样做，于是改送他们去西伯利亚的托博尔斯克。十月革命后第二年的 4 月，他们被押送至乌拉尔的叶卡捷琳堡，即后来苏维埃时期称为斯维尔德洛夫斯克的地方。但是到了 6—7 月，政治、军事形势一下子发生了急剧的变化。

国外的保皇势力一直就计划设法让尼古拉逃脱。在此前后，美国人和英国人在摩尔曼斯克登陆，沙皇的将军又组织了一支白卫志愿军；更主要的是一个叛乱的捷克白军军团在 5 月底占领了位于乌拉尔山脉东麓的车里雅宾斯克，不但切断了当局与中央各省的联系，以及莫斯科与彼得格勒之间的联系，还以这个枢纽站为出发点，从两侧控制着铁路干线，并分三路进发，其中北路的大军便是朝叶卡捷琳堡挺进，目的是劫持被囚禁在这里的尼古拉及其一家。最初以为将沙皇一家从托博尔斯克迁出来，是便于把他们迁到后方，可以避免一切麻烦，如今，这后方也变成了前方，而且随着时间的逼近，乌拉尔受到的威胁越来越严重。于是，乌拉尔的苏维埃执委会执行来自中央的命令，将沙皇全家处死。

7 月 16 日或 17 日凌晨，十一名布尔什维克士兵把已经入睡的沙皇、他的原是普鲁士公主的皇后亚历山德拉、患血友病的儿子阿列克谢、四个女儿一家七人，连同四个亲信叫醒，声称白军正在向这里进攻，可能会遭到炮击，要他们从楼上迁到楼下。但在他们进入一个半地下室似的房间后，警卫队长打开一份文件说："现在宣布乌拉尔工农兵代表苏维埃的决定……"随后就开枪射击。

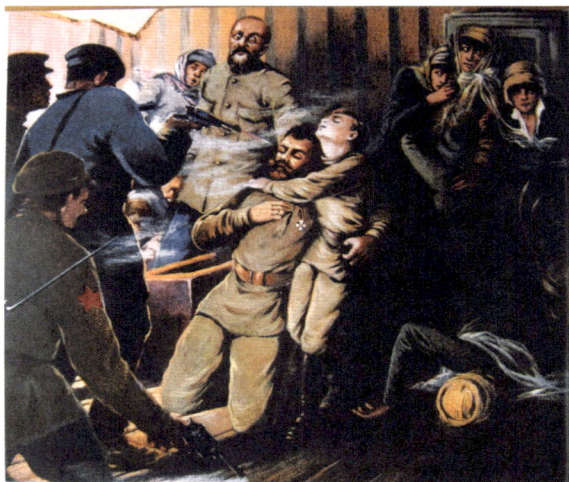

枪杀尼古拉二世

尼古拉和皇后立即毙命，二十二岁的大女儿奥尔迦，还有家庭医生叶夫根尼·波特金、厨师和随从也跟着死去。阿列克谢倒在地上痛苦呻吟，一个士兵对准他的脑袋开了一枪。但二十一岁的塔吉雅娜、十九岁的玛丽亚和十七岁的阿纳斯塔西娅没有死：这三姐妹为了偷带钻石，曾暗暗地将它们大量地缝钉在自己的内衣上，挡得子弹只是在室内乱飞，却未能击中她们的致命部位。

事件过后，乌拉尔方面连夜把尸体运往离城十七俄里一处荒僻的所谓"四兄弟荒地"埋葬。后又考虑要将这些尸体火化扬灰，不留痕迹，以免复仇者以后有可能借此举行宗教仪式。但是等到去挖掘尸体进行焚烧时，据说发现少了两具。有人说阿纳斯塔西娅和她的姐姐最后还是被用刺刀和枪托结果了生命，但有人仍然不相信她们的确死了。这一传说引出了许多有关这个罗曼诺夫家族后裔的传奇故事。

为了获得皇族后裔的荣誉，也为了金钱——不但沙皇在西方银行尚有巨额存款，而且只要提起是末代沙皇家族中的幸存者，自有人会给他们钱。于是，几十年来，竟出现数十名甚至上百名自称是末代沙皇后裔的人，俄国的、德国的、美国的、奥地利的，几乎哪一个国家的人都有，每一个沙皇子女都被冒充过。有的说她是公主奥尔迦，有的说她是塔吉雅娜公主，也有说他是皇太子阿列克谢，等等。直到1996年DNA测试技术已经用得相当普遍了，还有最后一个尝试的人自称自己是王储的儿子。在这类冒充的事例中，尼古拉二世的小女儿、大公爵尼古拉耶夫娜·阿纳斯塔西娅公主（Princess Nikolayerna Anastasia，1901—1918）是说得最多的，一个个都声称她当时是奇迹般地被救出

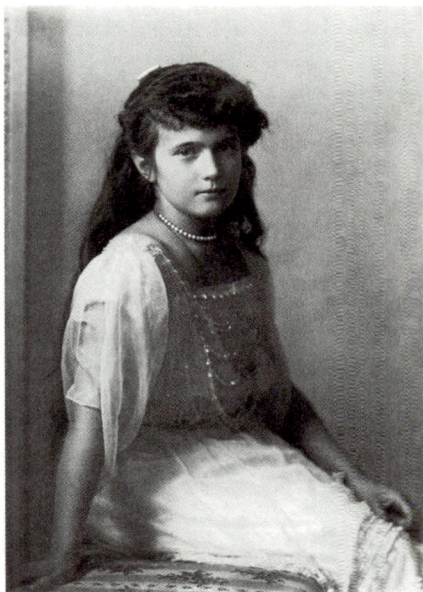

阿纳斯塔西娅

来的。到 1970 年止，仅仅正式提出法律诉讼的"阿纳斯塔西娅"就有三十多人。

第一例是在事变之后两年，即 1920 年，一位年轻的女子从西伯利亚向中国方向逃跑被抓住、判处死刑，她说，她是阿纳斯塔西娅。这一借口使她保住了性命，被改判为监禁。而最具有传奇色彩、最引人注目的冒充事件是一个叫安娜·安德逊（Anna Andersom，1896—1984）的女子之所为。

1920 年 2 月 17 日晚上，这名年轻女子在柏林的一座桥上企图跳河自杀，被警察救起，送往一家医院。问她姓名和情况，她什么都不肯说，并拒绝回答任何有关她身世的问题。因此，警方以为她是一个精神病人，将她送进了精神病院。在那里，有人辨认说她是塔吉雅娜公主，但她对此不表示是否，只说："我从没说过我是塔吉雅娜。"后来给她看一张沙皇女儿的名单，她把一个个名字都勾掉，只剩阿纳斯塔西娅一个留着。最后她声称或说"承认"自己是罗曼诺夫家族的小女儿阿纳斯塔西娅，在叶卡捷琳堡的地下室里被刺刀刺伤，因为这刺刀太钝，没有将她刺死。不过当时她已经晕过去了，什么也不知道。在一片混乱之中，一位叫柴可夫斯基的士兵看到她还会动弹，便救了她。这名士兵帮助她乘上一辆马车，越过俄国边境，来到罗马尼亚。后来她嫁给了柴可夫斯基，在他于巷战中牺牲后，她为他生下一个儿子，这儿子被送进了一家孤儿院。她原想从德国母亲的亲戚那里寻求帮助，但是他们都不相信她的身份。她在柏林游荡时，曾走到她母亲的表姐妹伊雷妮公主的邸宅跟前，又怕没有人会认识她，也就没有进去。最后她

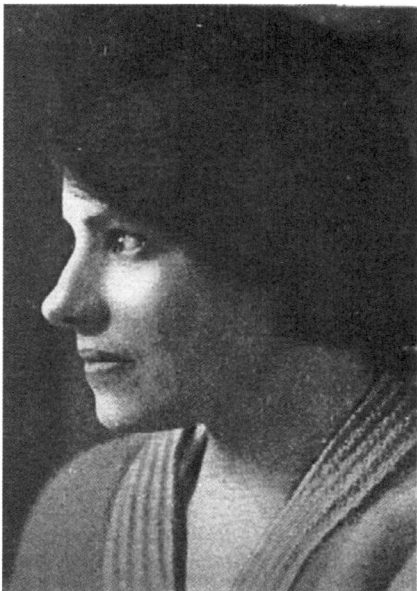

安娜·安德逊

实在心灰意懒了，便想投河自杀。从精神病院出来后，她是靠一些同情者的施舍生活。

故事仿佛无可挑剔，许多人相信，也有许多人不信。但不管信不信，过了一段时间，在她开始自称是安娜·安德逊之后，两方面的人士都对她非常关注。

安娜·安德逊确实很像沙皇的小女儿阿纳斯塔西娅。罗曼诺夫家族流亡西方的好几个亲戚去看过她后，都相信真的是阿纳斯塔西娅，他们说，这位体弱多病的年轻女子所讲的事，的确都只有沙皇皇宫里的人才知道。不错，她从来不讲俄语，这可以理解，因为当时皇宫里都习惯于讲法语，而且如她自己说的，还因为她受了虐待她的人的刺激，恨这些讲俄语的人。不过，有一位罗曼诺夫家族旁系的人，说是从某一个小小的生活细节，认定她是冒充阿纳斯塔西娅的骗子。此后不久，安娜·安德逊说她父亲，也就是尼古拉二世在"二月革命"前在美国和英国存有一笔巨款，她要领回。可是她既找不到这些钱的存款账号，又没有一个法院能够证实她的皇族身份，自然只好搁置着。这个故事虽未获得证实，又未予以否定，但是相当的有趣，甚至被编成电影《阿纳斯塔西娅》（中国译为《真假公主》），加上由扮演《卡萨布兰卡》等影片主角而闻名的、漂亮的著名瑞典女演员英格丽·褒曼（Ingrid Bergman）来饰演同名女主人翁，就更有吸引力了。

很久以来，不管是怀疑安娜·安德逊真的是沙皇小女儿的人，还是肯定她是这位公主的人，两方面都没有确凿的证据。但这个神秘的女人自有一种诱人的魅力，她曾使好几个男人掉入破产的深渊；流亡国外的旧俄前骑兵团骑兵大尉 H. M. 施瓦贝还一直支持她，为帮助她取得那笔巨额存款进行了法律程序达五十年之久；她晚年还与美国历史学家约翰·马纳汉结了婚，最后于 1984 年去世时都坚持说自己是阿纳斯塔西娅。感谢一位美国人和一个德国电视摄影组，分别找到了安娜·安德逊的血样，并通过 DNA——脱氧核糖核酸检测，才使这件疑案于 1996 年廓清事实的真相。

在动物、植物甚至微生物的体内有一种大分子的化合物，由于它最

205

早是从细胞核内分离出来的，而且具有酸性，因而被称作核酸。核酸有两种：核糖核酸（RNA）和脱氧核糖核酸（DNA – deoxyribonucleic acid）。科学研究发现，脱氧核糖核酸是作为染色体的一个组成部分存在于细胞核内的，它是基因的基本成分，而基因是生物体世代相传的遗传信息的载体，因此，DNA 同样也世代相传，成为生物遗传物质的基础，能储存、复制和记录下每个生物的遗传信息，如人的肤色等。

DNA 是一个分子结构十分复杂的有机化合物，它分子巨大，由核苷酸组成，每个 DNA 分子可含数千甚至上百万的核苷酸单位，只要有一个单位的核苷酸不同排列，就意味着不同的遗传信息。由此可以看出，除了同卵双胞胎，每个人的 DNA 都是不同的，而且除了突变，终生不变，在人的血细胞、皮肤、发囊、唾液和精液里都可以找到。技术人员哪怕在一个烟蒂上留下的唾液里或者一根头发里都能找到足够的 DNA，供他与其他 DNA 做鉴别，是否属于同一个人的 DNA。

这种分析 DNA 的技术，是英格兰莱斯特大学的科研人员在前人的研究基础上于 1984 年发明的，三年后，英国的警方以此技术在侦查案情上获得一项重要突破。

这年，有两名少女遭人强奸。起初，十七岁的罗德尼·布克兰成为被怀疑的对象。布克兰坚决不肯承认。根据兰莱斯特大学科学家的建议，警方收集了案发的村庄和临村五千多份十三岁至三十岁的男性的血样和残留在少女身上的精液做 DNA 基因鉴定，结果发现，在所有送检标本中，只有一人，即二十七岁的科林·皮奇福思（Colin Pitchforth）的血液上的 DNA 基因与这精液上的 DNA 基因相符，据此皮奇福思遭逮捕，并被判处终身监禁，成为历史上第一个通过 DNA 捉拿归案的罪犯，而布克兰同时也就成为历史上第一个依靠 DNA 证据而洗刷罪名的涉嫌者。由此可见 DNA 在廓清疑案中的重要作用，可说是功德无量。

在 DNA 技术应用之前，世界各国的司法机构不时出现错抓、错判的案例，特别是因错判而处死无辜。因此，到 20 世纪 70 年代，一些国家，如葡萄牙、丹麦、委内瑞拉、奥地利、巴西、英国的法律，除了对叛国者和海盗外，已经取消死刑。美国的有些州也这样实行。但是后来，出现一种反对的意见。反对的人认为，唯有死刑才能使罪犯感到威慑，无期徒刑的威慑力量远不如死刑有效；终身监禁的囚犯会使监狱人员和其他囚犯面临被谋杀的危险，而且这些杀人犯可能逃脱、获假释或宽恕，使这种危险扩展到居民。取消死刑所产生的种种弊端确实时有发生。但是，以美国的很多州为例，自从 1976 年恢复死刑以来，至 1998 年，二十二年里共处决了四百八十六名囚犯，得克萨斯州就处决了一百六十名，弗吉尼亚州处决了五十七名；尚有三千五百一十七名被监禁在死囚室内等待执行。材料表明，在已经处死的人中，有些是无辜者，至于到底有多少属于错判，谁也说不清楚。现在，借助于 DNA 这一具有超越时空、近乎完美的破案技术，已经有数千名涉嫌者被送进了监狱，同时也有成千上万的人在蹲了多年监狱之后获得了清白的名声，甚至像罗德尼·布克兰一样，从死囚室回到自己亲人的身边。

借助于 DNA 的技术来侦查犯罪案例，几乎是没有缺陷的，只要收集到的样本之间没有互相污染。美国前橄榄球明星、影视界当红演员 O. J. 辛普森涉嫌杀害前妻尼科尔·布朗和她的男友罗纳德·戈德曼的案件，被称为一件"世纪大审判"。美国大多数的公众，都一致相信他的罪名成立，但是最终辛普森被宣告无罪释放，连总统比尔·克林顿也只好面色阴沉、无可奈何地以极其简短的两三句话表示："……我们的司法制度要求尊重他们的裁决。此时此刻，我们的心情和祷告应当与这桩可怕的犯罪行为的受害者的亲人保持一致。"原因是被告花了近一千万美元请得的律师在法庭上展示了警方在处理凶杀现场的血样时有错。

现在，DNA 已经有效地获得更广泛的实际应用。

专家将安娜·安德逊的头发与罗曼诺夫家族的血液进行 DNA 检测之后，肯定了安娜·安德逊与沙皇无血缘关系；进一步的调查证明，原来这位坚称自己是阿纳斯塔西娅的女子是波兰一个雇农的女儿，她的真名叫弗兰齐斯卡·尚斯可夫斯卡。这

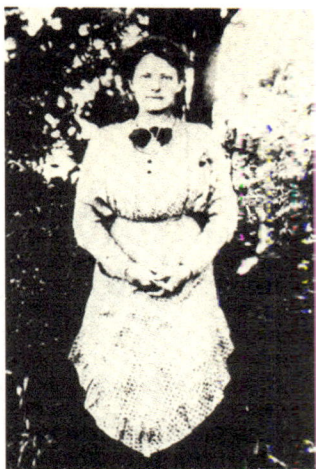

弗兰齐斯卡·尚斯可夫斯卡

样，终于解开了这一困惑了人们数十年的真假公主之谜。

DNA 还被用于对历史人物的血缘鉴定，使他们生活中某些有争论的问题得以廓清。

1998—1999 年，比尔·克林顿（Bill Clinton）正因与莫尼卡·莱温斯基的绯闻而面临弹劾之时，一名原来做过妓女的母亲芭比·威廉斯也站出来，声言她的十三岁的儿子丹尼是克林顿与她生下的私生子。还在六年前，1992 年，这位黑人妓女在接受一家报纸的专访时说，克林顿担任阿肯色州州长时，他们之间有过性交易，克林顿给了她三百美元，于是她就乐意地陪了他几个晚上，没有想到就怀上了他的孩子。据报道，怀孕后，芭比曾去找过克林顿，但他不肯承认，"当时他只是笑，还拍着我的肚子说：'姑娘，这不可能是我的孩子。'但我心里很清楚，这孩子就是他的，而且孩子出生后越长越像比尔"。她向媒体肯定地表示："我儿子的父亲就是比尔，他是那个月里唯一与我有过性关系的白人。"芭比的儿子也向记者承认，说从他开始懂事的时候起，母亲就一直对他说，他的亲生父亲叫比尔·克林顿，虽然他从来没有见过他这位爸爸……在参议院准备审理克林顿弹劾案前夕这个关键时刻，有些媒体把此事看成一枚重磅炸弹，纷纷炒作。互联网公布了丹尼的照片，说他与克林顿非常像。但是通过 DNA 测试，证明粘在莱温斯基蓝裙子上的精液确属这位总统，克林顿的 DNA 的数据已经尽人皆知。如今，只有获得芭比母子的同意，对丹尼的 DNA 进行检测，如果两者相合，可是一件大新闻。但是科学是公正的，它没有任何偏见或倾向性。这第二次 DNA 测试，排除了所谓私生子的指控，使克林顿安全地下了台。不过差不多同一个时候，这种基因检测却揭示了另一位美国总统，即美国的第三任总统托马斯·杰斐逊的一件丑闻疑案确实存在。

1802 年，杰斐逊刚于上一年当选总统不久，新闻媒体上就有一篇文章谴责他有乱搞两性关系的癖好，甚至有名有姓地举例，说他不仅与他的朋友约翰·沃尔克的妻子贝特西·沃尔克有染，而且还与他的黑白混血种后裔的奴隶萨利·赫明斯在十二年前生下过一个儿子叫托马斯·伍德森。

托马斯·杰斐逊（Thomas Jefferson，1743—1826）在美国的历史上是一位非常重要的人物。他是《独立宣言》的主要起草人，大陆会议代表，驻法国的公使，1804 年又连任总统，如果不是遵循乔治·华盛顿的原则让他继续参加竞选，他的威望还完全有可能使他第三次继任总统。可以说，没有杰斐逊，就无法撰写美国史。但是在私生活上，杰斐逊却并不是无可挑剔的。

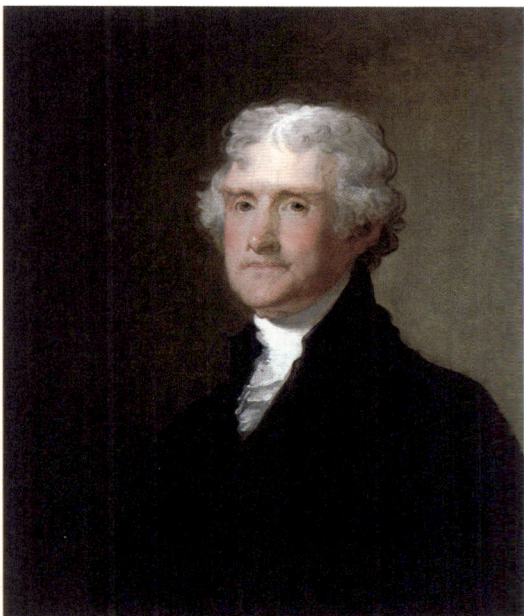
托马斯·杰斐逊

在对朋友之妻贝特西持续了十年之久的疯狂追求和偷情之后，杰斐逊于 1772 年 1 月 1 日他二十九岁那年与一位颇有姿色的寡妇马莎·韦尔斯·斯克尔顿在女方的大种植园举行了婚礼，随后回他自己在阿肯色州东南的蒙蒂塞洛的家。1773 年，按马莎的父亲、富有的弗吉尼亚农场主约翰·韦尔斯去世后留下的遗嘱，他的一批奴隶作为赐赠的礼物，来到杰斐逊夫妇家，其中包括惯作韦尔斯享乐工具的萨利·赫明斯的母亲贝蒂·赫明斯——一个纯正的非洲女奴与一位英国海军上尉生的女儿，和她一家。

在蒙蒂塞洛，萨利·赫明斯和她的家人得到了与其他奴隶不同的优惠待遇，他们不必参加农场的田间劳动，只需干一些纺织、木工等活计。在马莎 1748 年离世的最后一段时间里，萨利和她母亲还被指派去照顾这位夫人的饮食起居，自此以后，萨利就只是从事轻微的日常家务了。1787 年，杰斐逊任驻法公使三年后，带小女儿玛丽去巴黎求学时，萨利也被作为小姐的奴仆陪同前去侍候，她的哥哥詹姆斯也随同去学习烹调技术。杰斐逊于1789年应召离法返国，已经怀孕的萨利主动放弃自己和她哥哥留在巴黎做一个自由人的机会，跟随杰斐逊一起回美国。当然，她并不是不想摆脱奴隶的身份，事实上这是她向杰斐逊提出的唯一条件。杰斐逊也没有辜负她的愿望。萨利一直陪伴在主人的身边，实际上就像是蒙蒂塞洛的女主人，虽然对外人只说是一名收拾卧室的女仆。而且人们经常看到她与主人一起出入精品时装店，回来后便一身时髦的穿戴。不仅如此，杰斐逊对萨利的关心体贴还以文字写进了他的遗嘱，说要在他死后，释放赫明斯家族的全部成员，准许他们成为自由人。后来，杰斐逊的大女儿亲自宣布萨利为自由人，她家族其他人等也都得到妥善的安置。萨利与她的女儿麦迪逊·赫明斯一直生活到她于1835年去世。

这些传闻，不但在当时被杰斐逊的政治对手亚历山大·汉密尔顿和他其他私怨用来作为攻击他的材料，使人们普遍相信萨利·赫明斯长期以来，都是杰斐逊的情妇或性伙伴，她为杰斐逊生了麦迪逊、哈丽特、伊斯顿等五个孩子，影响着杰斐逊一生的名声；而且麦迪逊在去世前夕接受记者采访时也承认，她母亲曾经告诉过她，从杰斐逊在驻法大使任上的1789年与她生下第一个孩子起，他们几个兄弟姐妹都是杰斐逊的血肉。就是到了两百多年以后的

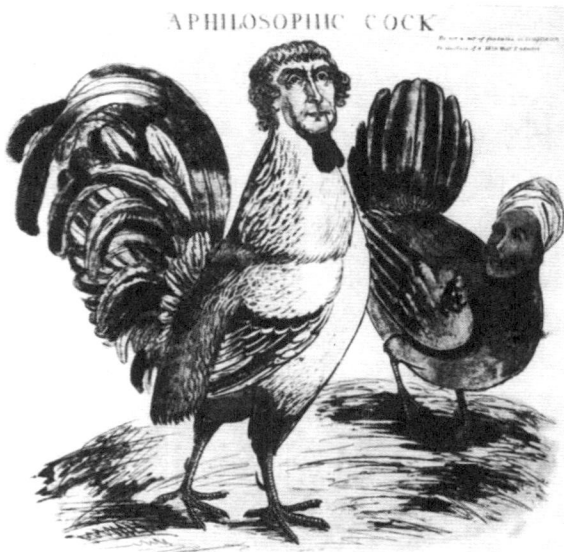

1804年的漫画表现杰斐逊是公鸡，母鸡是萨利·赫明斯

今天，托马斯·伍德森的至今已经多达一千四百名后裔，也全都坚信这位第三任美国总统是他们的直系祖先。

公众人物是没有隐私的，在一般人来说是私生活中的一些小事，在他们身上都变成一件件大事，因为他们的身份使他们任何一个行为都会影响到整个国家。

1789年初，杰斐逊回国不久，最早来北美大陆的殖民者的第三代后裔乔治·华盛顿当选为美国的第一任总统，4月举行就职典礼后，组建联邦政府，挑选杰斐逊任国务卿、汉密尔顿任财政部长。可是杰斐逊是民主共和党，而汉密尔顿是联邦党的领袖，两人政见不一，给国家的政策造成很大的混乱。

杰斐逊认为政府的一切政策都应保护公民个人的生活、自由和追求幸福的权利，汉密尔顿则声称个人利益必须服从国家的利益；在外交事务中，杰斐逊倾向于靠拢法国，加强与法国的旧日盟约，汉密尔顿憎恶法国大革命，他和他的联邦党竭力反对杰斐逊所采取的有利于法国的政策，而主张亲近英国，与英国建立密切的联系；在内政上，杰斐逊也指责汉密尔顿的政策已经超出了宪法赋予政府的权力，等等。这两人都有一大批的追随者，有一位支持联邦党的诗人就写诗攻击杰斐逊：

> 去赶走那个卑鄙小人，
> 剥夺他的总统宝座，用你哲人的思维，
> 用你萨利的魔力去认真思考吧，
> 抢起她那久受束缚的黑色手臂，
> 去阻止那肮脏的手再引导国家的航船。

这些矛盾影响当时在美国政界，一个相当时期内都充满分裂和敌意。汉密尔顿后来甚至与美国第三任副总统、共和党人艾伦·伯尔发生决斗，死于对方的剑下。对杰斐逊的指控甚至提到法律程序。只是由于州最高法官、同样是大陆会议代表和《独立宣言》签字人的罗伯特·佩因是杰斐逊的朋友，他仅指责杰斐逊诱惑了一个非洲美女，从而使他摆脱了重围。

但是尽管传闻众多，仍有许多历史学家不相信杰斐逊曾经与赫明斯通奸。看法的不同，使美国史的研究者和杰斐逊的传记作者感到十分棘手。这一有争论的问题也只有通过 DNA 测试技术获得良好应用之后才有可能得到澄清。是退休的塔夫茨大学（Tufts University）的病理学名誉教授尤金·福斯特医生（Dr. Eugene Foster），经过多方努力，才最后完成了这项工作。

1996 年的一个夜晚，福斯特夫妇与他们的一位朋友共进晚餐时，两人谈到 DNA 测试技术神奇地解开了安娜·安德逊冒充阿纳斯塔西娅这个世纪之谜，这位友人建议可以用同样的技术来驱散围绕杰斐逊与萨利·赫明斯周围的疑团。这话一下子就把福斯特的好奇心激发起来了。当然，这是一个很好的想法。只是，杰斐逊本人已经死去一百七十多年，要从蒙蒂塞洛的墓中据出他的尸体，直接从他身上取样，是根本不可能的事。杰斐逊的妻子马莎虽然生过六个孩子，唯一的儿子在襁褓中就夭折了，活下的两个又都是女儿，到哪儿去找做 DNA 测试所必需的杰斐逊家属男性后裔的样本呢？后来，福斯特好不容易探听到杰斐逊家属尚有两个男性家系，总统的弟弟伦道夫·杰斐逊和他的叔叔菲尔德·杰斐逊。但是再一了解，伦道夫家族的直系男性后裔均已经离开人世了；最后福斯特总算从一位家谱学家那里得到菲尔德·杰斐逊七名尚在人世的男性后裔的名字和电话号码。于是他给他们各人都发了一封信，可是只收到一封回信，因此他只好亲自去找他们，终于使菲尔德的五名后裔同意合作、允许抽取血样。与此同时，福斯特又多方设法，不仅说服了伊斯顿·赫明斯的一个男性后裔为其做鉴别，还找到并说服了一直被认为与萨利·赫明斯有性关系的杰斐逊的外甥彼得·卡尔的三名男性后裔，他们同意提供血样。

福斯特先是请弗吉尼亚大学的一位病理学家从这些标本中提取 DNA，然后编号，分类装好，亲自乘机飞往伦敦的大学城，请牛津大学的三个不同的实验室，以不同的程序进行检验。结果，他们得出的结论是一致的：没有一个伍德森后裔的 DNA 与杰斐逊后裔的 DNA 相合，而伊斯顿的后裔却与杰斐逊相合。人们猜测，这是因为当时在蒙蒂塞洛，许多人，不但是彼得·卡尔，甚至杰斐逊少年时的一位朋友的儿子们，都可以随心所欲地与他的女奴们寻欢作乐，所以伍德森可能是别人的孩子，而萨利·赫明斯本人，则很可能是杰斐逊夫人同父异母的妹妹。至于史学家最关心的杰斐逊总统的行为问题，1998年11月第二周出版的权威的英国《科学》杂志上有关这一研究的论文严肃地宣布："基因显示，杰斐逊与他的奴隶至少生了一个孩子"，从而结束了历时一二百年的争论。

不过，DNA技术也还有进一步完善的必要，例如虽然通过此法对样本的检测，甚至已经能够判断出罪犯的性别，但还不能确定罪犯的年龄和长相。科学家们希望在不久的将来，能够通过这种基因，测知罪犯头发的颜色甚至他的相貌。

激素（一）：侦察看不见的器官

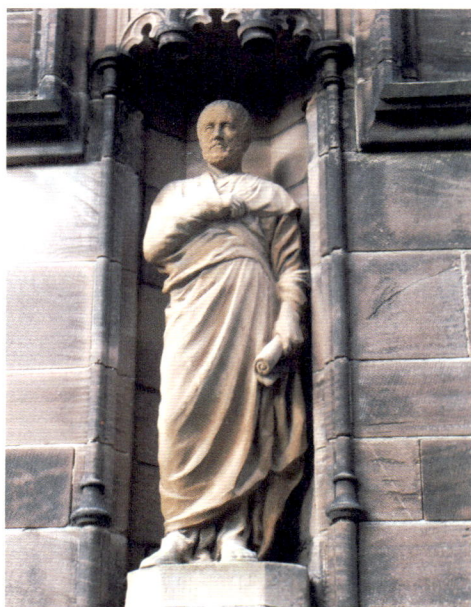

亚里士多德像

无疑是人的大脑结构相似的缘故，使许多相隔几百年甚至几千年的人，竟然都关注和思考着同样一件事情。古希腊的亚里士多德（Aristotle，前384—前322）在他的著作中曾经写道：幼禽被阉割之后，就会丧失雄性的性征。他还详细地描述了睾丸与雄性副性征的关系，说明他对阉割前后的动物做过认真的观察，甚至亲自进行过阉割试验。两千多年后，英国的约翰·亨特（John Hunter，1728—1793）也写道：

与愈合有关的事物中，最特殊的事例在于从自身某一部分取下一些东西，然后将它移植到另一部分上……幼鸡脚上的距可以在自身或另一只鸡的冠上继续生长；其睾丸被摘出后，也能被移植到任何动物的任何体腔中。

我曾多次将公鸡的睾丸取出，再重新植回它原来所依附的腹腔内，它仍然长得很好。而且我还曾将公鸡的睾丸植入母鸡的腹腔里，也获得同样的效果。

还有，德国格丁根大学的生理学家阿诺尔德·贝尔霍尔德（Arnold Berthold，1803—1861）在一百年后的1848年，也做过与亨特类似的实验。贝尔霍尔德用来实验的是三个月大的雄性幼鸡和两个月大的雄性幼鸡各三只，分成三类：一类的两只均被摘去两个睾丸，另一类的两只则各摘去一个睾丸，还有一类的两只先是两只睾丸全被摘去，然后将摘下的睾丸植入对方的腹腔。实验结果，第一对幼鸡表现出典型的

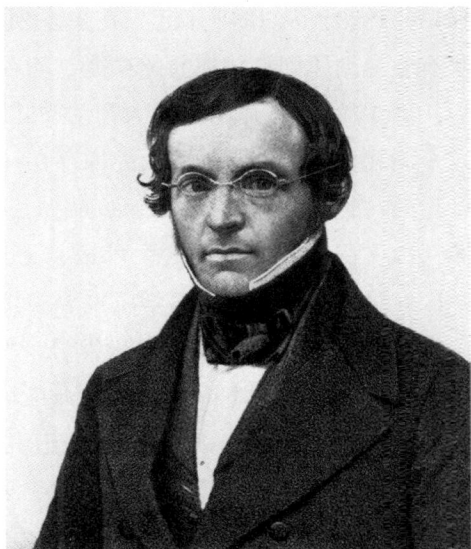

德国生理学家阿诺尔德·贝尔霍尔德

阉鸡特点，发出人们熟悉的阉鸡的叫声，行动却有如一个懦夫，仅偶尔会与别的公鸡出现短时间无力的争斗。另外两对幼鸡行动上则一点也看不出阉鸡的样子，鸡冠和垂肉都发育正常，仍然好斗，叫声也大，尤其是对雌鸡表现出关注的态度。贝尔霍尔德在他所写的论文《睾丸的移植》中得出结论，认为睾丸移植或不移植显示出对公鸡的"声音、性本能、好斗性、鸡冠及垂肉的生长"等第二性征之间的关系。

贝尔霍尔德通过实验对睾丸的生理作用所获得的认识，比亨特等人显然都进了一步，但是没有受到人们的重视，直到六十多年之后，奥地利的生理学家阿图尔·比达尔重新提起此事，才引起人们的注意。在这些人当中，法国生理学家夏尔－爱德华·布朗－塞加尔（Charles－Edouard Brown-Sequard，1817—1894）的思考特别有意思。

在人体的生理现象中，像出汗、流唾液，生理学家们肉眼就能明显看到，就是胃液的分泌，通过实验也可以看到，它们是从汗腺、唾液腺和消化腺这类导管样的看得见的腺体释放出来的。但是，著名的法国生理学家、实验医学的奠基人之一克洛德·贝尔纳（Claude Bernard，1813—1878）从1848年起，在一系列的实验中，发现动物和人的肝脏具有生成糖原即动物淀粉的功能，却看不见有任何导管样的器官。三年后，即1851年，在论文《人和动物肝脏的新功能》中，贝尔纳谈到了这个问题，认为这是因为人体内存在一种看不见的腺体，是这种腺体所产生的"内分泌"（internal secretion）作用的关系。这是生理学文献上第一次应用"内分泌"这个术语，为生理学开拓了一个新领域，贝尔纳因此第三次被法兰西科学院授予实验生理学奖。

所谓"内分泌"的现象激发了布朗-塞加尔的兴趣，于是，他在巴黎圣雅克街的实验室里，就集中研究人体内这一看不见的无导管腺体组织系统。1856年，布朗-塞加尔报道说，在肾脏的顶端，左右各有一内分泌腺，就是肾脏的腺体，虽然大小只有50×25×5毫米左右，重量也仅四五克，但其作用极大，如果将两侧这肾脏腺体摘除，人就会心率衰竭、体温下降，数小时内即死亡，比被摘除两只肾脏还要死得快。所以，肾脏的腺体是人和哺乳动物生命所不可缺少的。布朗-塞加尔的这项报道被认为是生理学上最重要的发现之一。

人类从远古时代起，就有阉割的习俗，有关阉人的情况，布朗-塞加尔从文献中也有相当的了解。于是，到了1869年，就曾有一个新的想法出现在他的脑际。他想，既然摘除睾丸会丧失男性气概，而且人体的衰老过程又与性的消退同时发生，那么，从"否定的否定"出发，吸取这种器官里的精髓，不是可以获得男性雄姿，延缓人体的衰老，甚至使人返老还童吗？最后，他在对睾丸制造精子和分泌睾酮这两项基本功能进行了切实的研究之后，试验将精液注入动物体内，遗憾的是都没有成功。现在，1889年，虽然已经过去二十年，贝尔霍尔德的实验又使这位年龄已经高达七十二岁、个性仍旧像青年一样执着的老人振奋不已，给自己注射了用动物性腺制作的浸膏，并于1889年6月1日向巴

216

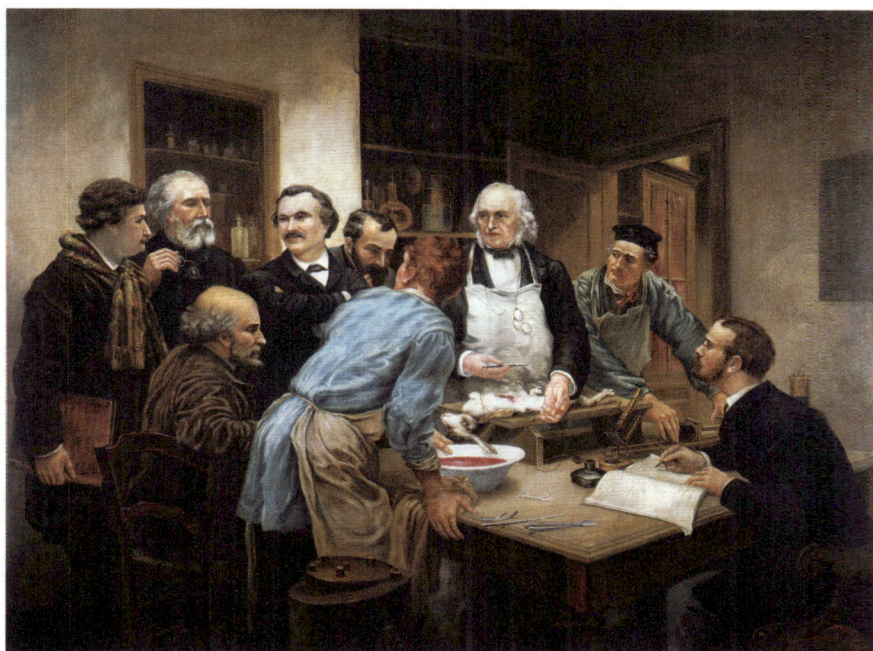

贝尔纳和他的学生们

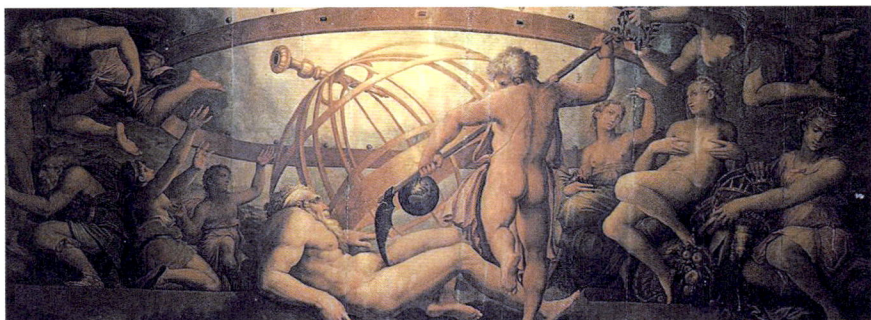
16世纪的壁画描绘该亚（大地）产生的乌拉诺斯被阉割

黎生理协会做了有关这一自体实验的报告，声称他由此"恢复到了青春时代"。

自然，这所谓的"恢复青春"，完全是布朗-塞加尔自己心理上的"自我暗示"作用，没有多少天，他的身体情况仍旧像原来一样，说明他的实验失败了。但是，谬误也可能引发真理，因为在布朗-塞加尔宣布自己恢复青春之后，生理学家们都要对他的实验进行检验，而且由此还会扩大到对其他内分泌器官的研究，这样就促进了内分泌学的发展。布朗-塞加尔的自体实验，在生理—医学史上给人留下了难忘的情景，科学史家评价它是激素疗法的第一次有计划的认真尝试，显示出一个有理想的科学家的开拓精神，开创了"内分泌学"这门有趣的、极富吸引力的现代新学科，并把他做这次报告的1889年6月1日定为"内分泌学"诞生的日子。

确实，20世纪是内分泌学的世纪，在20世纪几十年的时间里，生理学家们侦察出了多项看不见却能分泌腺体的内分泌器官。

从很早的时候起，在阿尔卑斯山区、英格兰德比郡的皮克区、北美洲东部的圣劳伦斯河谷和北美中东部的苏必利尔湖盆地的大部分居民，就为颈前部喉下方的甲状腺肿大这种疾病而担忧。这是一个带有普遍性的问题，甚至古罗马最有影响的讽刺诗人尤维纳利斯（Juvenal）所写的十六首著名的《讽刺诗》，第十三首中就有"有谁会对阿尔卑斯山的甲状腺肿感到惊奇"这样的诗句。到了19世纪，德国医生巴塞杜对此病的症状曾做过经典的描绘，此后，便以他的名字命名此病了。

卡尔·封·巴塞杜（Karl A. von Basedow，1799—1854）生于德国穆尔德河与易北河汇合的德绍城。他在中部哈雷那所著名的大学取得医学学位后，曾去巴黎从事研究，回来后，1822年起，在萨勒河旁梅泽堡城附近的一个小镇开业。巴塞杜不甘默默无闻地在这里度过他的一生，便准备了几篇有关眼的病态的稿件，其中有四例被认为是最具文献价值的，巴塞杜叙述道：

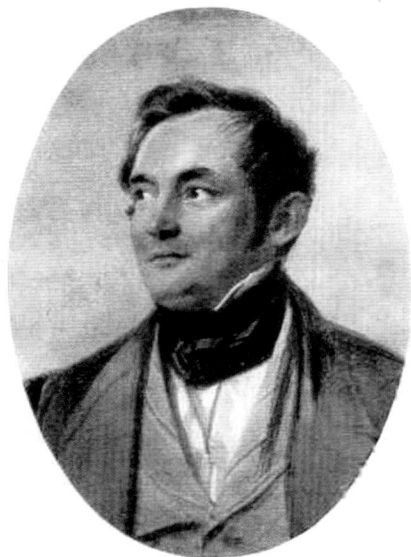

卡尔·巴塞杜

F夫人，一个明显是黏液质的女人，小时就是关节风湿患者……（1837年她的第四个孩子）断奶后，月经恢复得极少……她现在感到十分虚弱，有顽固性腹泻并夜间出汗。她体重减轻，眼球开始从窝内突出。病人诉说呼吸局促，胸部有受压感，尚能做深呼吸。她脉搏很快且微弱，心音很正常，但不能使两手保持静止，说话极快。她感到热了，就要坐下来，露胸裸臂于冷空气中。

她的臂、颈、胸和乳房均非常消瘦，相反她的腹部又特别丰满而肥胖。

颈上有甲状腺肿大。……她的脉搏变得更快而弱，说话急速，也更显出病人不自然的快乐，……食欲始终很大。她的眼睛不论什么表情，总是突出得能够看到她上面的巩膜和下面的角膜；眼睑大大的，离得很开，合不拢来，而且睡觉时也睁着眼。瞳孔对称，但不能使紧张、突出的眼球捅回去……

尤其是巴塞杜所指出的眼球突出、心悸和甲状腺肿大这三大症状，被认为是对甲状腺肿的典型描绘。

　　千百年来，由于从经验看，近海地区的人都没有此病，于是人们得到警告，此病可能与饮水有关，居民应该迁徙异地，或用海盐来洗脖子，或吃点海草、海带之类的东西。法国化学家让-巴蒂斯特·布森戈是最早在1831年正确推荐在食盐中加入少量的碘化物来预防甲状腺肿的人。但到底为什么会患这一疾病，始终未能了解，直到科赫尔时，才出现契机。

　　特奥多尔·科赫尔（Theodor Kocher，1841—1917）一生都生活在瑞士的伯尔尼：他1841年生于伯尔尼，在伯尔尼习医，1865年获得博士学位；1872年，他又被任命为伯尔尼大学的外科学教授，并在伯尔尼一直工作到1911年，最后也于1917年在伯尔尼去世。科赫尔的一生，以他对外科文献的广泛了解、在手术问题上的科学探索和细致精当的外科技术，成为当时公认的伟大外科医师之一。

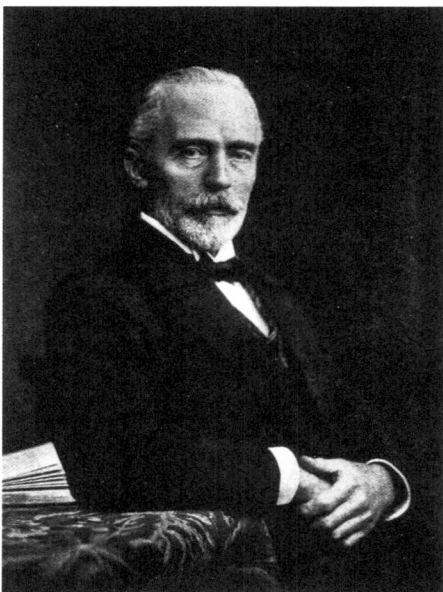

瑞士医生科赫尔

　　北欧的瑞士，阿尔卑斯山脉横贯它的东南，使怀有医生责任感的科赫尔终生在生理实验室、病理实验室和手术室里主要从事甲状腺这种疾病的研究。由于他长期在研究甲状腺方面的贡献，1909年被授予诺贝尔生理学或医学奖。

　　1876年，敏感的科赫尔看到防腐法和止血法已经有了相当的进展，便第一个下定决心，做了一件此前别的医生没想到也不敢做的事：手术治疗严重肿大的甲状腺肿疾病。从那时起，到1883

年，这一类摘除甲状腺的手术，科赫尔共做过五千例，并使手术死亡率从 18% 降低到 0.5%。虽然如此，科赫尔还是发现手术对病人仍然产生一些有害的影响。1884 年，他发表了一篇论文，

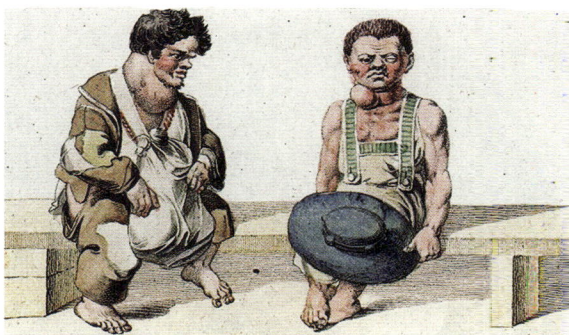
画作描绘的甲状腺肿大

在报道了手术的积极成效的同时，也指出手术之后病人往往脸孔肿起，体力、精力减退，活动迟钝，萎靡不振，出现他称之为"甲状腺切除后恶病质"的现象。是手术中出了什么事故吗？科赫尔的观察引起另外一些医生和生理学家的注意，他们用动物进行实验，同样发现动物在被切除了甲状腺之后出现与人一样的"恶病质"状况，幼小的动物不再成长，始终停留在像人的所谓白痴的那个体力发展阶段，最后实验动物由于精力全部耗尽而死亡。三十年后，1914 年，美国化学家爱德华·卡尔文·肯德尔发现和分离出人体甲状腺分泌出的一种激素，即所谓"甲状腺素"，从而认识到这种激素分泌过多或分泌过少，会引起甲状腺功能的亢进或者导致甲状腺功能的减退，影响人体的健康，使人致病。由此才明确，切除甲状腺肿手术时，如将甲状腺全部切除，使它不能发挥作用，就会产生"恶病质"，若能保留一部分甲状腺，则不会出现此类情形。

早在三千五百年前，在公元前约 1550 年的埃及医学文献"埃伯斯纸草文稿"中，就可以看到有对糖尿病的记载。现代有关此病的描述医学史家常提到的是英国国王查理二世的御医托马斯·威利斯（Thomas Willis，1621—1675），这位 17 世纪英国第一流的内科医师在 1674 年明确写道，糖尿病人的尿，"若是尝一下，会感到有如蜜或糖一般奇特的甜"；他还说，虽然喝甜酒是他那时人们的嗜好，但使他惊奇的是病人

便出的尿量要大大超过他所喝水分的量，而且还"持续不断地渴"。在威利斯之后一个世纪，他的同胞马修·多布森于 1776 年，通过蒸发糖尿病人的尿，第一次验证这尿中有糖；更有意思的是，他还检验出病人的血液中也有糖，因此认为此病不是以往所认识的，是肾脏的毛病，相信它是代谢和饮食的问题。可是这些观察，一直没有受到注意，被掩埋在浩繁的历史文献中，直到几百年后，实验者有了同样的发现，才想起他们的话。

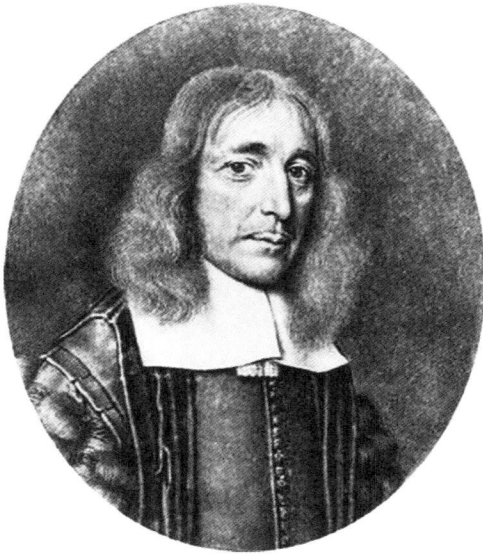

英国国王查理二世的御医托马斯·威利斯

感谢显微技术的发展，使 19 世纪成为一个解剖学—组织学的时代，在这个条件下，德国病理学家保罗·朗罕（Paul Langehans，1847—1888）1869 年发现，在人和哺乳动物胰脏成丛的腺泡细胞之间，还有另一组织。胰的腺体能够外分泌消化酶进入肠道是以前原来就了解的，后来法国的学者 G. E. 拉吉斯猜测这些组织可能还有重要的内分泌功能，是一个极其需要研究的器官，于是便以朗罕的名字给他发现的组织命名，叫"朗罕氏小岛"，从而使生理学史上的一项重要发现有了可能。

糖尿病一向是医学家所积极关心的疾病之一，德国年达六十的贝尔纳·瑙宁医师在斯特拉斯堡开的诊所当时成了研究此病的圣地。在此以前，生理学家们曾经怀疑胰腺可能与糖尿病有关，但一直未能证明。1889 年，根据瑙宁的建议，他的助手、两名年轻的医科学生约瑟夫·梅林（Joseph Mehring）和奥斯卡·明科夫斯基（Oskar Minkowsky）将几只狗的胰腺摘除，果然使这些实验动物引起糖尿病，这猜测终于得到证实。在他们摘除胰腺的手术中，有一只狗排了尿，只是由于偶然的原因，在实验后没有及时将这尿揩掉。第二天早晨，明科夫斯基的助手进实验室时，意外看到实验桌上有少许白色的粉末。为了弄清这粉末是什么东西，他就用最简单的研究方法，即将微量的粉末放到舌尖上尝一尝，此时他发现，这粉末无疑是糖。可是这实验桌上面怎么会有糖呢？于是，才想起昨天解剖时，狗排了尿。明科夫斯基立刻领悟到给狗摘除胰腺引起的糖尿病与尿中含糖之间的关系。

具有历史性的突破是在 20 世纪 20 年代。

弗雷德里克·格兰特·班廷（Frederick Grant Banting，1891—1941）生于加拿大安大略省的阿里斯顿，在多伦多大学获得博士学位后，参加第一次世界大战，以矫形外科医生的身份去海外加拿大军队服役。1920 年回祖国后，在安大略省的伦敦市开业行医，三个月后在安大略大学谋得一个生理学实验示教的职位，示教的课目是生理、解剖和临床外科。一次，班廷准备好有关胰腺和糖尿病的关系的讲稿之后，在图书馆里偶然读到一篇摩西·巴伦写的这方面的论文，说到结扎胰导管发生的坏变，与被结石堵塞所发生的情况一样。此文启发了班廷，使他怀疑胰小岛是否会有看不见的分泌物与糖尿病有关，以至兴奋得深夜都无法入睡，便起来在笔记簿子上写下这么几个字："结扎狗的胰导管，等六个至八个星期，待其腺泡萎缩只剩胰岛后割下，提取它的液汁。"

当日，班廷把自己的想法告诉几位教授，希望借助医学

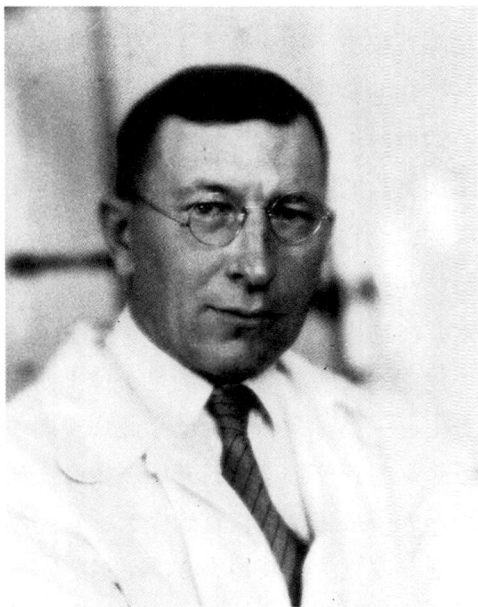

加拿大医生班廷

223

院的实验室来验证他的这一想法。教授们劝他去他的母校多伦多大学，找在糖代谢研究方面已经有所成就的生理学教授、生理实验室主任、英国生理学家约翰·詹姆斯·理查德·麦克劳德（John James Richard Macleod）。麦克劳德最后总算答应了班廷的要求，但他竟这样对班廷说："世界上最好的生理学专家都不能证明到底胰腺有无内分泌，你想怎么样？"这话并没有挫伤班廷的积极性。

麦克劳德根据班廷的请求，供给他十只狗做实验，并且指定二十岁的医科大学生查尔斯·赫伯特·贝斯特（Charles Herbert Best，1899—1978）和 E. C. 诺布尔做他的助手，后来诺布尔生病，由贝斯特一人继续。

划时代的工作是 1921 年 5 月 16 日开始的，班廷结扎几只狗的胰导管，割掉另外几只狗的胰腺。实验中间曾经出现过一些周折，但是到 7 月 27 日，终于成功了。这天，班廷和贝斯特将一只狗的被结扎的胰腺割下，切成细块，冻结在碱水中，然后将其碾碎，加上一百毫升生理盐水。随后，他们取出五毫升的这种溶液，通过颈动脉，注入另一只因被切除胰腺患了糖尿病、正陷入昏迷状态的狗的血液里。两个小时后，贝斯特在检验这只动物的血糖时兴奋得叫了起来："血液中的血糖下降了，我们做对了！"实验动物的病有了明显的好转。后来，班廷和贝斯特又多次将狗的胰腺割去，使它患上糖尿病，然后给它注射萎缩的胰腺的提取物，使它获得治疗，证明这是一个有效的办法。获得这一成功之后，班廷和贝斯特的任务就是要设法提取出尽可能比较纯的朗罕氏小岛的激素，将它用于患糖尿病的人。六个星期后，他们实现了这个愿望。第一个接受这种胰岛素治疗的是一位十四岁的患糖尿病的少年，他在昏迷状态中——当时人们认为已是此病晚期——被送进多伦多医院，接受注射后终于得到拯救，重新开始新生命。从此之后，胰岛素给千千万万的糖尿病人带来了希望，直到今天，它仍然是糖尿病的特效药。这一发现使班廷与麦克劳德获得 1923 年的诺贝尔生理学或医学奖，但极重感情的班廷为贝斯特未能获奖而感不快，便将自己奖金的一半分给了他。可惜这个好心人在第二次世界大战中，于 1941 年 2 月 21 日在纽芬兰坠机失事身亡。

　　生理学史家把胰岛素的发现看成科学记载激素时代的开始。在此之后，在侦察这些看不见的腺体和它们分泌激素的历史中，还有许多生理学家通过他们各自的工作，又查明了胸腺、垂体、下丘脑、肾上腺、松果体、甲状旁腺等内分泌系统的腺体和组织。但是，史家同时指出，很难说人体中所有的内分泌腺体和组织器官都已经找到，更不能说对这些腺体和组织器官已经获得足够的研究和认识。例如，有人怀疑像心脏、脾脏、肝脏这类组织，也许都是激素的供应者；又有人说，像组织胺这类具有促进胃液分泌功能的活性物质，也可能是腺体，等等。因此，他们不认为这个时代已经结束，无疑，在侦察看不见的腺体这项工作中，还有许多事情等待着生理学家去做。

激素（二）：阉割的传奇和现实

在宗教社团里，"祭司"（priest）是一个十分特殊的职分。原始社会中的祭司就是巫医和萨满，前者自命为半人半神，能够运用神力；后者则被认为是神的代理人，主持礼拜仪式，平时又为人治病，据说还能转述异象、预卜未来，是人与神之间的"中介人"。因此，他的地位就非常特殊。那个对基督教徒影响深广的传奇人物"祭司王约翰"（priester John），巴伐利亚弗赖辛的主教弗赖辛的奥托（Otto of Freising）在 1145 年著的《编年史》中说，他"既是祭司又是国王"，富有且权势隆盛。其他一些祭司，也都身价不凡。埃及法老的身份便是一名侍奉诸神的"大祭司"，虽然实际上主祭之事，他一概委托当

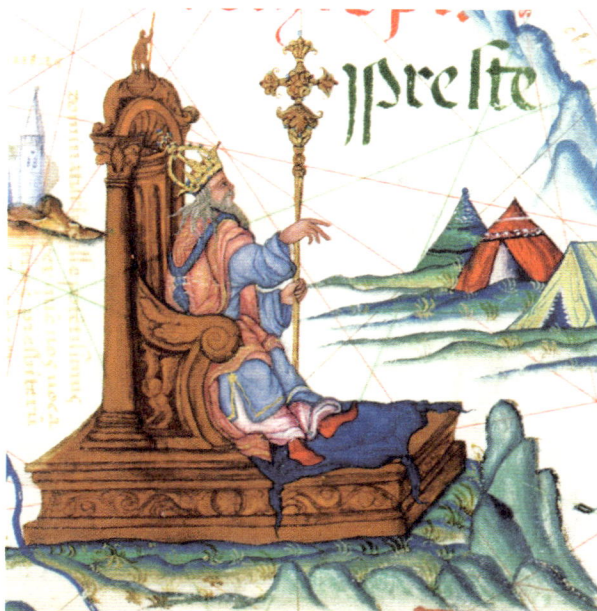

16 世纪著作中的祭司王约翰

地的祭司奉祀。古希腊许多地方的男女祭司，同样参与某个神殿或某个神庙的公私事务，大多也享有相当大的社会特权、行政权力和显赫地位。

祭司之所以拥有这么特殊的地位，是因为他们都是传说中创立犹太教祭司制的第一位祭司亚伦（Aaron）的后裔。

犹太教和基督教的经籍《圣经》的《旧约·出埃及记》记载，上帝耶和华召亚伦的弟弟、犹太人的首领摩西说：

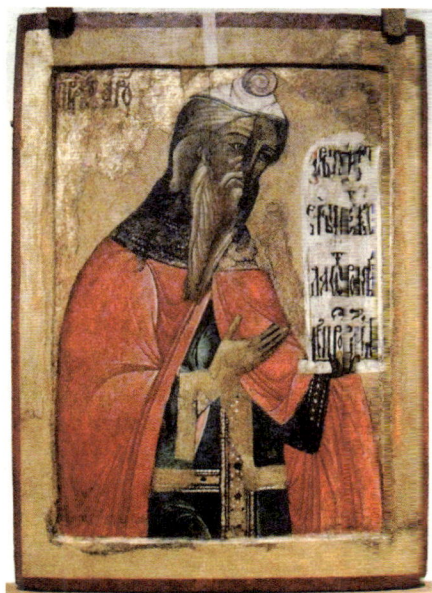

17 世纪绘画描绘的亚伦

> ……你要从以色列人中使你的哥哥亚伦，和他的儿子拿答、亚比户、以利亚撒、以他玛，一同就近你，给我供祭司的职分。你要给你哥哥做圣衣为荣耀、为华美。又要吩咐一切心中有智慧的，就是我用智慧的灵所充满的，给亚伦做衣服，使他分别为圣，可以给我供祭司的职分……

随后，耶和华又一一嘱托为亚伦的祭司职分制作些什么胸牌、以弗得（法衣）、外袍、内袍、冠冕、腰带等等，并详细说明这些衣着服饰的用料和制作方法。后来，据《旧约·利未记》记载，耶和华又晓谕摩西使"亚伦为圣"这一隆重仪式如何进行，并让他转告亚伦，他作为祭司这个世袭的职分该做些什么，以什么用语向以色列人祝福，等等。

在说到这一"为圣"的职分时，《旧约·民数记》记载，耶和华还曾亲自对亚伦说过："我已将你们的弟兄利未人，从以色列人中拣选出来归耶和华，是给你们为赏赐的。"

人们往往只看到祭司获得这一"赏赐"职分是多么的荣耀，而不知他为这个职分得付出多么重大的代价，需要付出多么大的牺牲。因为要成为一名祭司，第一个条件他必须得"净身"。这个所谓"净身"，是一个宗教用语，它的原文"emasculate"，即是"阉割"或"去势"。这种所谓的"净身"具有悠久的历史传统。

在古代小亚细亚的弗里吉亚地区，流行崇拜司草木之神阿提斯（Attis）的风俗，这风俗后来又传遍罗马帝国各地，在古代整个西方影响都很大。

据传说，阿提斯是童贞女娜娜（Nana）怀里放的一只成熟的石榴而受孕生下的儿子，他是一个牧羊人，年轻而貌美，戴一顶弗里吉亚帽，穿一条弗里吉亚裤，为诸神之母、丰产女神赛比利所爱。据称阿提斯为了要成为一名服侍赛比利（Cybele）女神的祭司，在一棵松树底下"净身"即自行阉割时，因流血过多而死。但死后复活，这被认为象征了大地上的草木花果冬死而春生。

历史记载，在古代的罗马，每年从 3 月 22 日起，都有几天礼拜阿提斯的狂欢。

第一天，人们先是从树林里砍来一棵松树，作为一尊大神供奉于诸神之母赛比利的神殿里，然后将一个青年人——无疑是阿提斯的偶像绑在树干的正中。第二天的仪式主要大概只是吹吹喇叭，热闹一番。第三天，即 24 日的"血日"（Day of Blood），大祭司要在自己的手臂上割出血来作为祭品上供。这时，在一

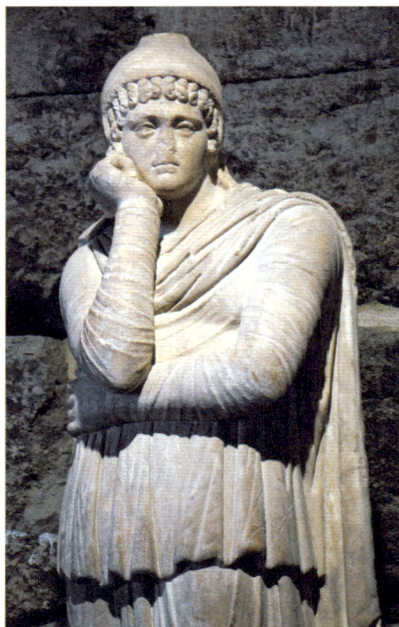
古罗马的阿提斯塑像

片鼓乐声中，其他一些参加者也常常会在狂欢飞舞中，用瓷瓦片或刀子划破自己的身体，让祭坛和圣树染满他们的鲜血。在宗教的激情达到高潮之时，一些未来的祭司，也便动手阉割自己，把割下的残物向女神的像上猛砸，然后将割出来的生殖器官虔诚地包起来，像奉献鲜血一样地埋于地下或藏于赛比利的圣室中，被认为这样有助于阿提斯的再生和大自然的复苏。25 日是春分，众人在一片狂欢中祝贺神的复活。连续几天活动后，26 日休息。最后，于 27 日以游行到注入台伯河的阿尔莫河河畔而结束这次狂欢。

在古代的亚洲，也有类似赛比利神殿前的这种狂欢场景。

古代近东地区所崇拜的女神阿斯塔特（Astarte），通行本的《圣经》中译为《亚斯他录》《士师记》《撒母耳记》（上）、《列王记》（上）中都曾提到，说她甚为以色列人所敬拜，是腓尼基的城市"西顿人的女神"。在以色列王扫罗被非利士人战败、受了重伤伏刀自杀后，他的尸体后来被钉在城墙上，他的军装则被放在阿斯塔特女神庙里。在位于叙利亚海岸号称腓尼基最古老城市的比布勒斯，靠近海边的一块高地上，建有阿斯塔特的神庙，庙的庭院中心立着的那个高大的锥形物便是这位女神的神圣雕像。

就像阿提斯为侍奉赛比利女神而"净身"一样，为献身于宗教，每年新春，数不清的人从叙利亚和临近各地拥到阿斯塔特女神庙。这时，笛声高奏，鼓乐喧嚣，人群情绪激动，祭司们便拔出刀来阉割自己。宗教激情还传染了其他人，使他们也往往忘记自己是来观光这一节日的游客，而在乐声的鼓动和鲜血的眩惑中，情不自禁地跟着脱下衣服，大叫一声跳向前去，捡起场

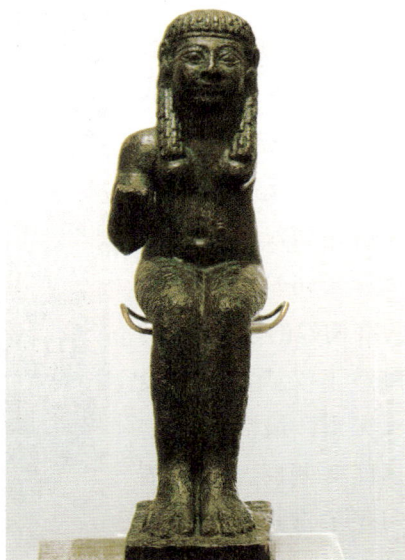

阿斯塔特女神塑像

229

上事先准备好的利刃，割下自己的阳物，紧握手中，跑遍全城，最后随意扔进某个人的家里。于是，这家的人深感殊荣，按惯例向他提供女性服饰，便于他穿戴过此一生。而这些阉割者，往往在激情过去之后，又为这无可挽回的祭献而痛悔终生。

所谓"阉割"，对男性来说，就是去掉生殖器或者睾丸，从而丧失生殖能力甚至性的欲望。

近代生理学研究查明，在垂体激素和雄激素的作用下，男性的睾丸生成雄性生殖细胞，即精子；大量的精子浴在生殖腺和有关器官分泌的液体中，形成精液。精液的积聚使人产生一种压力，刺激人的脊椎中枢，并传递到下丘脑，造成意识上的紧张感，这就是所谓性欲的积聚过程。它要求得到释放，等到精液排出、获得发泄之后，紧张感才得以放松，直到精液重新积聚起来，再次出现这种紧张感。所以，正常适度的性欲发泄，是人自然天性的需要，对于男性来说，可以解除性欲积聚过程中所出现的这一紧张状态，获得舒适、安闲之感，是有利于健康的。

因此，阉割实际上是违反人的自然天性，有碍于人的身心健康的。受过医学训练的作家郭沫若，在历史小说《司马迁发愤》中叙述西汉史学家和文学家司马迁因为替投降匈奴的李陵说话，触怒了汉武帝，被投入天牢，最后还遭宫刑即阉割时，这样描写受了宫刑之后，他的身体上所起的变化："声音已经由雄变雌，

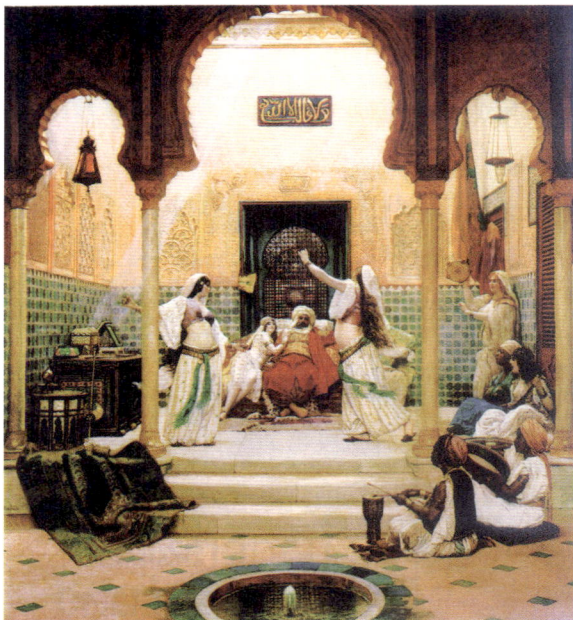

画作描绘的后宫

体质已由瘦而肥，以前自己矜夸的美髯渐渐地脱落干净了，一位昂藏的男子变成了半个女性。"

像中国的汉武帝对待司马迁一样，阉割在公元前二千纪的亚述，也是作为惩罚的手段的。在古代的远东和中东等地，用于后宫的内侍，或用于罪犯和被贫困父母卖掉的儿童，使他们无法离开，完全依附主人，也是惩罚性的。穆斯林阉割男孩的做法甚至实行到20世纪。

但是，在宗教的狂热中，愚昧和虔诚、自戕和荣耀、牺牲和酬报，紧紧地联结到了一起。阉割——"净身"却是一种为崇高的信念所驱使的自觉主动的自我牺牲。这信念的主要依据是基督教经典《圣经》。基督教有"十条诫命"即所谓"十诫"，其中第七条是"不可奸淫"。对此，据《新约·马太福音》第五章的"登山训众"，说耶稣是这样跟他的使徒马太说的：

> 只是我告诉你们，凡看见妇女就动淫念的，这人心里已经与他犯奸淫了。若是你的右眼叫你跌倒，就挖出来丢掉。宁可失去百体中的一体，不叫全体丢在地狱里。若是右手叫你跌倒，就砍下来丢掉。宁可失去百体中的一体，不叫全体下入地狱里。

这几句训词有深刻的内涵：既然奸淫总是起因于男性的阳物，那就应该"砍下来丢掉。宁可失去百体中的一体，不叫全体下入地狱里"，而且不能由别人来"砍"，而要自己来"砍"，因为《马太福音》第二十章的"辩论休妻"一节转述主耶稣的教导说：

> ……我告诉你们，凡休妻另娶的，若不是为淫乱的缘故，就是犯奸淫了，有人娶那被休的妇人，也是犯奸淫了。门徒对耶稣说，人和妻子既是这样，倒不如不娶。耶稣说，这话不是人都能领受的。唯独赐给谁，谁才能领受。因为有生来是阉人的，也有被人阉的，并有为天国缘故自阉的。这话谁能领受，就可以领受。

作为一位虔诚的基督教徒，他在整个一生中都只是一名走向"天国"的过客。要做到这一点，第一需要，可想而知是"净身"，而且不是被人阉割，而特别要能做到"为天国缘故自阉"。在这件事情上，最著名的是古代基督教希腊教父主要代表人物之一的奥利金。

奥利金·阿达曼修斯（Origenes Adamantiu 184/185—253/254）是早期基督教会最有影响的神学家之一，早期基督教会中学识最渊博的教父圣哲罗姆甚至提出，说他是继使徒之后早期教会最伟大的导师，得到许多学者的赞同。可奥利金的这种地位也是以他沉重的代价和牺牲才获得的。

奥利金大约于公元 184/185 生于埃及的亚历山大。十七岁那年，即公元 202 年，他的父亲列奥尼德斯死于罗马皇帝塞维鲁的宗教迫害，因而他不得不挑起赡养母亲和六个兄弟的担子。起初，他住在一位富有的夫人家里，后来靠教授文法学赚钱过贫困的禁欲主义的生活。他曾是当时最重要的基督教护教士圣克雷芒的弟子，他追随克雷芒，在他于宗教迫害中离职以后，成为先是亚历山大城，随后是该撒利亚城的基督教高等教理学校的校长，长达四十年。在此期间，他校勘了希腊文的《旧约全书》，还注释了全部的《圣经》，成为一位最杰出的《圣经》学者。公元 250 年，另一个罗马皇帝德西乌斯迫害基督徒时，奥利金被投入牢狱，备受折磨，数年后，大约

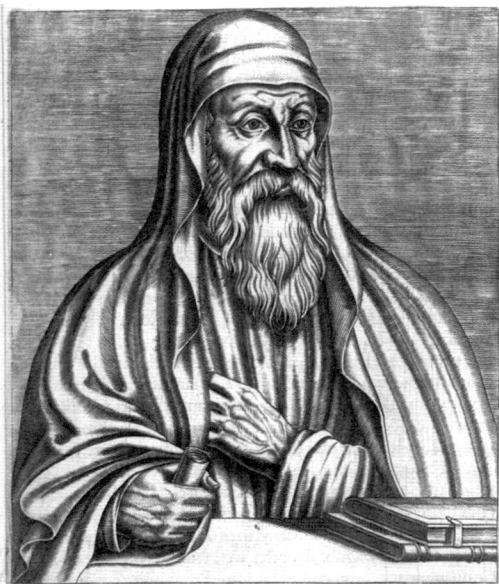

想象中的奥利金

于公元 254 年死于推罗，即今黎巴嫩的提尔。

《旧约·约伯记》中的教导说："谁能使洁净之物出于污秽之中呢，无论谁也不能。"熟悉《圣经》的奥利金由此认定，既然性欲本身是"污秽"的，那就应该根据主耶稣的教诲，毫不犹豫地将产生这"污秽"的犯罪根源即阳物"砍下来丢掉，宁可失去百体中的一体，不叫全体下入地狱里"。于是，他在年轻的时候，就主动自行阉割，以便能够教授和辅导新进入他的教理学校的女子。但是也像远古传说中的那些狂热的人一样，奥利金后来在公元 248 年的著作中，曾对自己当时的这一狂热举动，表示了悔恨。

基督教徒阿伯拉尔的阉割又是另一种情况，一种十分特殊的情况：这就是他虽然是被动的阉割，但他却从宗教的理性上主动地、乐意地接受了它。

法兰西逻辑学家、道德哲学家和神学家彼得·阿伯拉尔（Peter Abelard，1079—约 1144）生于法国卢瓦尔省省会南特附近帕莱的一个骑士家庭，从年轻时就表现出对哲学和逻辑学研究的热情。起初，他在几处地方办学校，从 1113 年起，师从被称为"高卢人中最杰出人物"的经院哲学家和神学家拉昂的安塞姆研究神学，只因学术见解上有分歧，两人后来各走自己的路。的确，阿伯拉尔的有些思想不为当时许多人所认同，他的第一部著作《神学》就在 1121 年被判为异端而遭焚毁。他其他重要著作还有《哲学家、犹太人、基督教徒之间的对话》和关于圣·保罗书信的评注等。

1114 年，三十五岁的阿伯拉尔以主教大教堂教士会成员的身份出任圣母院教堂学校校长，教授神学和辩证法。由于阿伯拉尔那么年轻而在讲授和学术上显示出相当的成就，使他深受人们的爱戴。巴黎圣母院教士富尔贝尔非常赏识他的学识，就延聘他来他的府邸做私人教师，给他的外甥女埃罗伊兹教授哲学，希望她在这方面能获得进一步的深造。

埃罗伊兹（Heloise，约 1098—1164）1114 年时还不过只是一个十五六岁的女孩子，可是在此以前就曾在阿根杜修道院的修女学校受过良好教育，不但广泛涉猎古罗马作家西塞罗、塞内加等人的拉丁文献，还

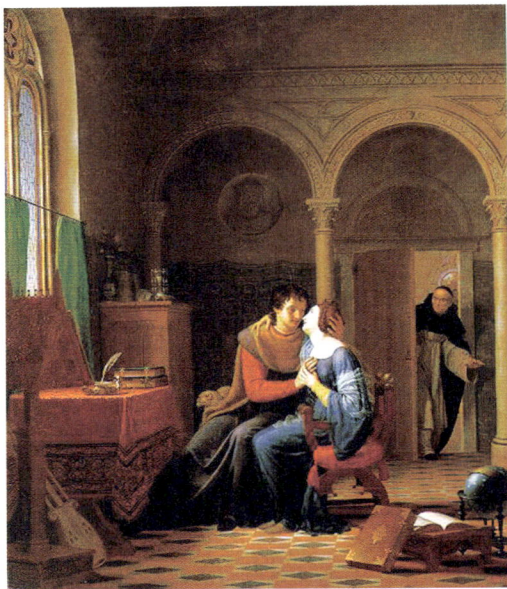
绘画描绘阿伯拉尔和埃罗伊兹相爱

通晓希伯来语和希腊语，被认为是一位博学的才女。本来，按照传统，像这样的师生关系，他们的道路一般都会如几百年后他们的同胞、作家安德烈·纪德和他的表姐玛德莱娜·隆多那样，总是一意要通过"窄门"，去终身侍奉上帝。但是，在阿伯拉尔和埃罗伊兹之间，一段时间之后，该有的灵性情谊却为两性间的爱情所替代。授课时两人不看书本，都只深情地凝视着对方的眼睛，如阿伯拉尔自己所承认的，"相互的亲吻多于箴言的阐释，我的手往往不是放在书上，而是伸向她的胸脯"。于是，埃罗伊兹怀孕了，并住到布列塔尼海边阿伯拉尔姐姐的家里，生下了一个儿子。一段时间以后，两人都分别回到各自的教堂和修道院。这时，事情发生了。阿伯拉尔的仆人被埃罗伊兹的家族所收买，在一天深夜阿伯拉尔熟睡之时，仆人把他们引进他的卧室，将他狠狠殴打了一番之后，残酷阉割了他。为了这一被掩盖的耻辱，阿伯拉尔躲进圣丹尼隐修院做一名修士。按照他的意愿，埃罗伊兹先他入了阿根杜本督会修女院，这时她还不满二十岁，在那里过了四十多年的修女生活直到去世；阿伯拉尔比她早二十二年死于圣马塞修道院院长任上，两人同被葬在巴黎的圣灵堂。

阿伯拉尔与埃罗伊兹的爱情深深地感动了许多人，他们的同胞、18世纪著名的浪漫主义前驱、作家让-雅克·卢梭从这爱情吸取了灵感，写出他的小说《新埃罗伊兹》，描写一个贵族少女情不自禁地爱上一个做她家庭教师的年轻的平民知识分子。

埃罗伊兹对阿伯拉尔的爱是非常执着的。虽然修院的生活从空间分离了他们的爱，她仍然甜蜜地回忆起那段时间的感官享受，并在给阿伯拉尔的信中表示，以"被叫作你的情人，或者你的陪睡者、你的妓女"而感到幸福。但阿伯拉尔的爱却从遭此打击之后就发生了变化：他并不是不再爱埃罗伊兹，而是觉得爱她就应该引导她做"上帝的女人"，而不是他自己的女人。宗教的理性使阿伯拉尔深深为自己的"犯罪行为"而悔恨，认为自己的被阉割虽然是属于埃罗伊兹舅父的"卑劣的背叛"，但这阉割本身却是"上帝公正而仁慈的旨意"。他在给埃罗伊兹的信中深沉地阐明了这一宗教原理，因为他认为：

> 上帝以他对我的仁慈知道那唯一能拯救我的方法：使我永远失去那种享受情欲的能力。我仍然可以在其他方面正常生长，但必须失去一个器官，它是我欲念萌动之所在，是我的欲火的本源之所在。正是这个器官对我们犯下罪，也正是它受到惩罚，让它以痛苦弥补它在欢乐时所犯下的罪过，这难道不公平吗？那切割我身体的刀也使我摆脱了深陷其中的痛苦。从此，肉欲再也不能侵袭我……上帝只让我——这证明他的仁慈——在造成我犯罪的那个所在受难，它的缺失有助于我的灵魂得救而又不致使我的外貌受到损伤，甚至使我更适于做庄重的工作，因为经受不住感官的诱惑会把事情搞糟。上帝的恩宠使我失去，不，应该说使我从那个可鄙的器官解脱了出来。这个器官简直可以叫作羞耻器官，因为人是不可直呼其真正名称的。上帝使我从中解脱出来，这意味着他使道德免受玷污而清除肮脏的罪恶。

阿伯拉尔遵从和阐释的同样也是"宁可失去百体中的一体，不叫全体丢在地狱里"这样的一个准则。

在被基督教看成最高准则的《圣经》的《新约·哥林多前书》中说：

女人要沉静学道，一味地顺从。我不许女人讲道，也不许她管辖男人，只要沉静。

妇女在会中要闭口不言，像在圣徒的众教会一样。……因为妇女在会中说话原是可耻的。

就像《哥林多前书》只说"与其欲火攻心，倒不如嫁娶为妙"，马丁·路德解释却加码为："如果把婚姻与童贞做一个比较，童贞当然是一种比婚姻更高贵的赏赐。"教会和神学家总是十倍严格地诠释耶稣的话。既然"妇女在会中要闭口不言"，那么，没有女人的任何声音不是更好吗！因此，教堂的音乐中就不能有女声，而且不只是在教会，这一禁令还被扩展到剧院等其他场所。中世纪时，教堂里的圣咏还比较简单，男人或男童都能胜任。可是音乐发展到16、17世纪多音部歌曲盛行之后，他们就有困难了。不过，为了宗教，还是有办法解决的，那就是阉割男童，或者说做摘除睾丸的手术。

有的是在男孩婴儿时期，更多的是在他们七岁到十二岁的青春期，发现他们具有良好的嗓音和音乐素质之后，给他们做这一手术。像阉割的雄鸡，这些经过严格声乐训练的年轻男性，音色独特，具有女高音或女低音的声音；而且胸部也像女子一样发达，肺活量与横膈膜支持力会扩大到超过一般人的程度，使他们在唱出一个音时，能够保持延长一分钟甚至更长时间，都是一般普通的男女歌唱家所达不到的。这样，他们就有可能被培养成为一个"女高音"歌手，从而受到听众的热烈欢迎。有人描述一位阉割过的十九岁歌手的演唱说：

……确实是个奇迹。除了嗓音比任何人都高以外，并能像夜莺般地婉转歌唱，但更为精巧细腻：人们几乎难以相信，这是从人类的嗓子里发出的声音。

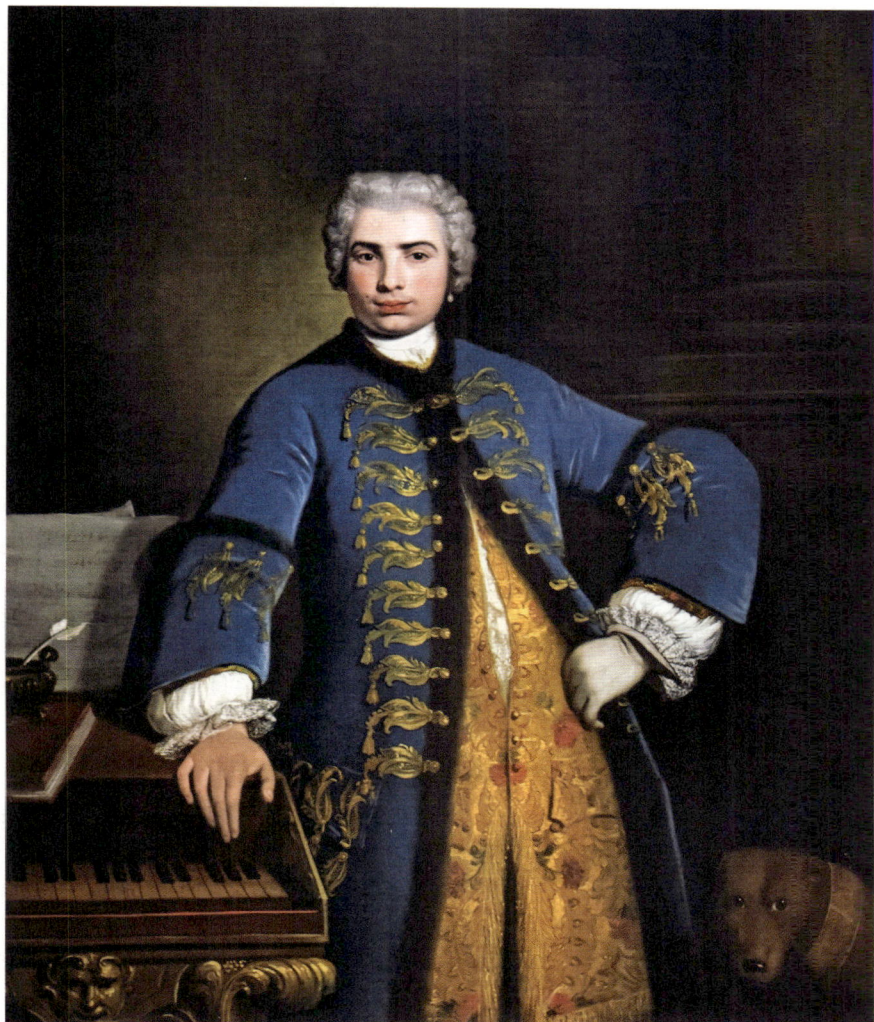

著名的阉人歌手法里内利

　　这样一来，当时不但新出现了"阉人歌手"（castrato）这个名词，而且产生了一个"阉人歌手"的时代。当时最著名的一位阉人歌手是法里内利。

　　法里内利（Farinelli，Carlo Broschi，1705—1782）生于意大利普利亚区的安德里亚，真名卡洛·布罗斯基，法里内利用的是他的保护人法里纳兄弟的姓。与一般的阉人歌手不同，法里内利出身于贵族家庭，父亲还担任过两个城镇的行政长官。这位被阉割的孩子从小就被带到那波里接受音乐教育，师从18世纪杰出的意大利歌剧作曲家和著名的声乐教师尼科拉·波尔波拉，使他的天赋获得迅速的发展，在1720年，即他十六岁那年就首次在罗马登台，演唱波尔波拉的《埃奥梅内》，随后又演唱波尔波拉作曲，当时欧洲最负盛名的歌剧歌词作家、意大利诗人彼特罗·梅塔斯塔齐奥作词的歌剧《安杰利科和梅多罗》。从这时起，他与梅塔斯塔齐奥结下保持终生的亲密友谊。很快，由于他清纯有力的音质、熟练的技巧、华丽多彩的装饰音与音乐表现力，而获得听众和行家的赞赏，他的名声不但为整个意大利所知，并且传至国外，在维也纳，他与意大利式歌剧的杰出德国作曲家约翰·阿道夫·哈塞合作。1734年，他又应邀和波尔波拉同去伦敦，与另一位阉人歌手一起演唱哈塞的歌剧《阿塔塞尔塞》。三年后，他去西班牙演出。西班牙国王腓力五世原来长期患有忧郁症这一顽疾，可是在听了他的第一首歌后，便受到很大的震动，觉得心绪获得了排解；在听过第二首歌之后，就立即召见他，表示愿意给他任何东西作为奖赏。此后，法里内利便受聘在腓力的皇宫里，每晚为这位国王演唱四首同样的歌，以解其忧。据英国驻西班牙大使威廉·柯克赛说，听法里内利的演唱，真的使国王的"紊乱状态有所改善"。后来，由于与新国王卡洛三世政见不同，法里内利放弃了在宫廷中的地位，于1759年完全退隐，以他所积累的巨大财富去意大利博洛尼亚宅园度他平静的余生。

法里内利作为阉人歌手，他的演唱的确与众不同，据说他的歌喉甚至在与小号竞赛中都毫不逊色。一位严肃的乐评家曾经这样描述他的音质和演唱：

法里内利有着圆润、光彩、清晰、锐利的女高音声音，他当时的音域是低A到高C以上的D音。数年后，他的低音又向下扩展了几个音，而仍保持原有的高音。因此，在许多歌剧中经常先有一首女低音音域的慢板歌曲，然后再出现一首女高音音域的歌。他的音准极好，颤音很美，肺活量很大，喉咙非常灵活，因此能准确而从容地用快速唱远音程，唱间断的或其他类型的乐句都没有什么困难。唱慢板歌曲中的即兴装饰音能独出心裁，青春的热情、卓越的天赋、一致的赞扬与技巧完美的歌喉使他有时过于炫耀自己。他的仪表高雅，动作方面较为马虎。

由于阉人歌手经济收入高，还曾出现过黑市的报酬，许多家长都愿意自己的孩子走这一条"捷径"，18世纪有一个时期，意大利每年约有四千儿童被阉割。当然，真正成名的只是少数，大多阉割过的歌手都不得不度过他羞耻的后半生。不过，这种做法实在过于残忍，最终于1878年被具有开放精神的教皇利奥十三世所废止。

的确，一般的人往往都只看到阉人歌手一个短时期的荣耀和榨取的财富，而没有注意到他们生理上的痛苦和心理上的羞耻感。因此，生理科学越是进展，阉割就越是少为人所采用。但是20世纪仍旧存在"阉割"，它有一个科学的名称，叫"变性手术"（Sex-Change Surgery）。

现代的变性手术相当复杂，一般须阉割即切除睾丸，甚至截去阴茎，再造阴道，大量使用雌激素和硅胶促使乳房发育，并需给前额、颧颊、胯间和膝部注射硅胶做人体整形。因此总是使男性变为女性，而难以使女性变为男性。除此之外，还要设法使术者缩小喉结、修整毛发、调整声调等等，时间通常要长达三年，才可能使一个男子外表看来有如一个女子，具有女性的妩媚。欧洲的第一例变性手术出现于1930年，当时没有引起人们的注意。比较有影响的手术是1952年于丹麦首都哥本哈根做的，前士兵乔治·乔根森术后改为克里斯丁的女名。几年后，英国人莫里斯的变性手术，在全世界引起广泛的注意。

詹姆斯·汉弗莱·莫里斯（James Humphrey Morris，1926—？）生于英格兰，父母都是英国人。他在牛津基督教会受的教育。他十七岁时曾在一家名马训练机构做职员，后来成为登山运动员，还担任《泰晤士报》的驻外记者，采访过两位攀登珠穆朗玛峰的运动员，报道过几次外

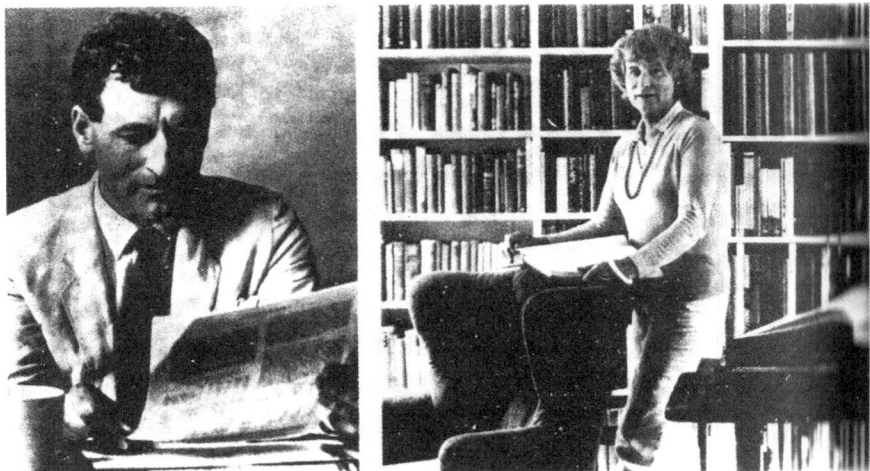

变性前后的莫里斯

国著名战争和叛乱，并写过十五本历史和旅游方面的书，说得上是一位名作家。

　　莫里斯在1949年与茶叶种植园主的女儿伊丽莎白·塔克尼斯结婚，并育有五个孩子，其中一个后来成为诗人和音乐家，有一个死于婴儿期。快近中年时，他变得消沉而忧郁，甚至产生过自杀的念头。1964年，莫里斯寻求使自己"变性"。用过激素后，他的乳房发育了，他的躯体也柔软起来，并显出女性妩媚的线条。1972年，莫里斯去摩洛哥由乔治·布鲁给他做变性手术，因为英国的医生拒绝做这种手术，说是除非他与塔克尼斯离婚。但当时莫里斯还不想离。做过外科手术之后，詹姆斯·莫里斯改为一个女性的名字简·莫里斯（Jan Morris），并与妻子离婚，以姑妈的身份和孩子相处。

　　莫里斯在"变性"后，于1974年出版了一本书，他大概觉得自己变性的思想和实践是旁人难以理解的，因此将书名题为《谜》（Clnundrum）。在书中，简·莫里斯说道，三四岁的时候，她曾认为自己不过是一个长了一副不相称的身躯的女孩子。成人以后，他虽然有女性伴侣，但他不跟她们睡觉。后来，莫里斯把这从前的"我"看成一个化装成为男人的女人，但他作为一个男人，他既不是一名同性恋者，也不是一个有异性装扮癖的人。现在，"变性"之后，简觉得自己已经是一个她一直希望是的人了。简·莫里斯的《谜》，还对她先是作为一个男人、随后又变为一个女人而出现的种种敏感和高度个性化的双性特征，作了不少详细的描述，产生了世界性的影响。

在莫里斯之后，20世纪80年代，甚至

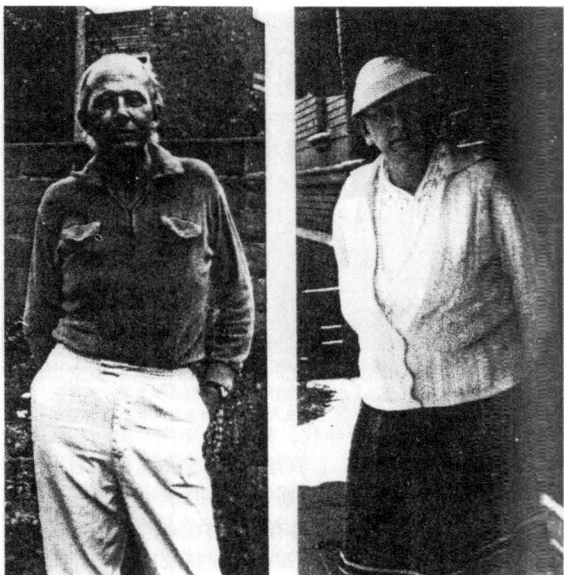
变性前后的坎农

90年代直至今日，美国和西方仍陆续有这种"变性手术"，只是并不都能像莫里斯那么的成功。毕业于美国著名的普林斯顿大学的华尔特·福·坎农（Walter Faw Cannon）是一位具有多方面才能的男子，曾在美国海军服役。五十一岁时，坎农向哥伦比亚行政区要求将他的名字改成他母亲家的姓费耶（Faye），同时开始穿女人的服装。虽然这给他带来麻烦，使他在五十三岁时就退隐，但并没有影响他在两年之后决定做"变性"手术。手术并不顺利。在此以前，坎农就因关节炎而大量服用止痛剂，现在因为术后的疼痛，使止痛剂的用量不断增大。1981年，这位有一个新的女性名字的苏珊·福·坎农（Susan Faw Cannon）被发现死于急性麻醉药可待因中毒。

不同于宗教狂热或宗教理性的阉割，在今天的发达国家里，这些一意要做"变性"手术的人到底出于何种动机？还有像泰国、马来西亚的所谓"人妖"，在男童发育之前，也做"变性"手术，使他从小就被装束成少女，投身色情场合或供人观赏，除了追求金钱，他们是否还有

241

某种深层的心理？他们术后生理—心理状态的变化如何？加上这种手术还涉及社会、伦理、宗教、法律等问题，这是阉割向各领域的科学家提出的一个非常现实的新课题。

睡梦：最神奇的心灵世界

　　人在平时的日常生活中，可以说，没有一种生理现象会完全跟心理因素无关：心情一紧张，呼吸和血液循环便会随之而加速，情绪苦闷会大大影响饮食和消化，愉快乐观有助于疾病的康复，忧郁悲伤则只会使病情加重……虽然有些奇妙，却合乎科学。但是，在所有的生理—心理现象中，没有什么比睡梦更微妙甚至说得上更神奇的了。

　　每一个人每晚都在做梦。研究证明，人一生的睡眠中，有三分之一的时间是在梦中度过的，科学家曾经做过统计，一个人一生所做的梦约在十万个以上，只不过绝大部分都没有能够记下来罢了。奇特的是，生理学家研究查明，连未出生、还在母亲子宫内的婴儿，他的脑部也已经有正常人做梦时的脑波形态，这就是说他也会做梦。还有，即使降生后就先天盲目、一辈子从来没有见过外在世界的瞎子，他的脑际在夜间也同样会出现种种梦境。更奇特的还不仅在于人人都在做许多许多的梦，而在于梦的非常态性。试想，既然一个人陷入睡眠之中，他的视觉、听觉、嗅觉、味觉、触觉都处在停息状态，怎么又能朦胧地，常常甚至是清晰地看到有如电影银幕上的一幕幕黑白乃至彩色的场景，听到熟悉或不熟悉的人跟自己说着明白或不明白的话。既然一个人处在宁静的睡眠状态，心灵不受外来的干扰，可是出现在梦中的情景却又是那么的杂乱无章、支离破碎；既然梦中的一切思想、观念都属于梦者自己，这些思想、观念却又完全不听凭梦者主观意愿的驾驭，甚至梦者自己都根本不知道自己的主观意愿是否在起作用。最奇特的还在于，有些出现在一个

243

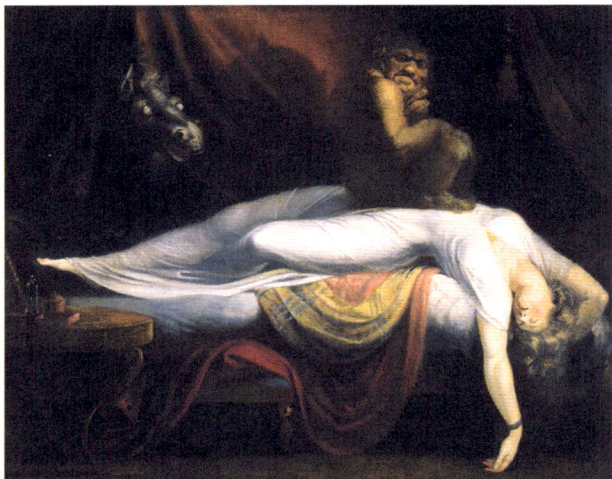

富塞利画的《噩梦》

人的梦中的景象，竟然就是他未来甚至就是第二天他现实生活中的某一事件的预示和先声。这一切，使得人们历来就对梦感到十分神奇，把梦看成迷信的对象，以致古罗马作家阿比特·佩特罗尼乌斯在他的被认为是欧洲第一部小说的作品《萨蒂利孔》中不得不感叹："梦幻化作飞翔的影子戏弄思想。"可是人类仍得感谢梦幻的戏弄，多亏由于有这梦幻的戏弄，才使历史记载下许许多多奇丽多彩的梦境，供今日的人们欣赏和研究。

原始人处在文化的底层，对梦境这种像清醒时所见一样真切可靠的景象，无法做出科学的解释，便相信它是真实存在的现实。人类学家记载，一次，在巴西巴拉圭河上流和支流一带的一个印第安人的分支博罗罗人的村庄里，所有的原始人都陷入极度的惊恐之中，并且几乎全部都逃离该地，原因仅仅是因为有人梦见有敌人向他们的村庄悄悄逼近。另有一个马库西印第安人，他身体不好，可是梦见他的雇主要他将一只独木船拉过连续好几处的洪水激流。第二天早上醒来后，他就痛骂他的主人对他如此的不体恤，竟然要他这么一个病弱的人深夜外出去干这种苦活。这些原始人之所以有这样的态度，是因为如著名的法国人类学家路先·列维-布留尔说的，"他们完全相信他们在梦里见到的那一切的实在性"。

与此同时，由于原始人的生活和心理都还处在"万物有灵论"的阶段，就使他们很自然地把自己的梦境跟神灵联系了起来。18 世纪的

244

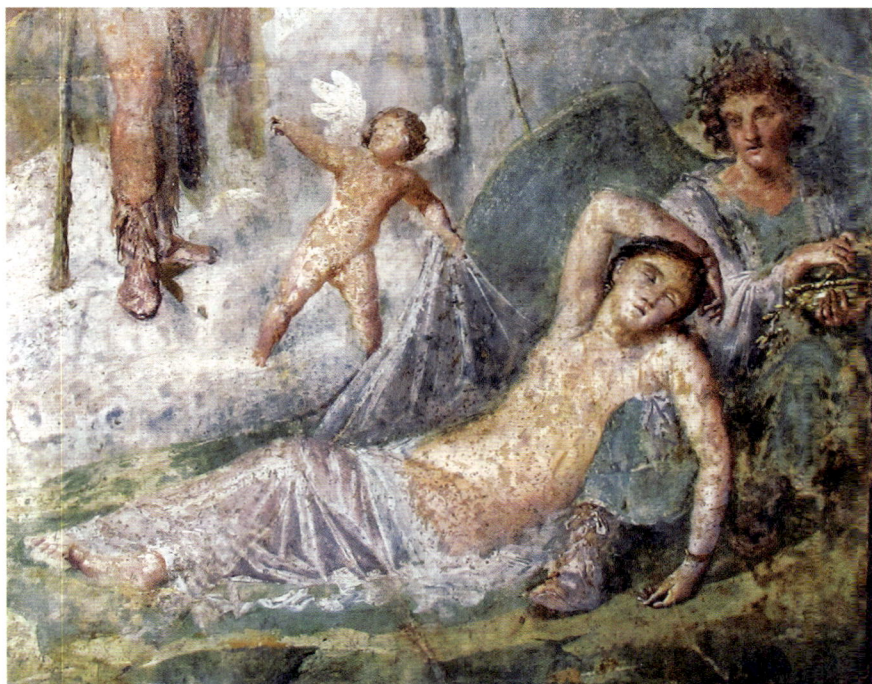

庞贝遗址所见的描绘梦神的壁画

法国传教士彼埃尔–弗朗索瓦–格扎维埃·夏勒瓦早年旅居加拿大，后受派去南美进行科学考察，回国后写出了《圣多明各史》等重要著作。在他的一部比较次要的著作《北美旅行记》中，他曾经描述到原始人是怎样把梦境看成神灵呈现的。夏勒瓦写道，梦在北美的印第安人的心中：

> 有时，这是有理性的神祇在漫步；有时，这是能感觉的神祇继续使身体有生命；有时，这又是守护神在对即将发生的事做解救的指示；有时，这又是梦见的那个东西的灵魂来拜访。然而，不论印第安人是怎样看待梦的，梦永远被视为神圣的东西，梦被认为是神为了把自己的意志通知人们而最常用的方法……梦常常被认为是精灵的命令。

人类跨入文明时期之后，虽然已经能够分清现实和梦境，但是在科学的时代尚未到来之前，梦的神秘性使他们在心里仍旧摆脱不了梦与神灵的联系。古代的巴比伦人和亚述人相信是有恶魔和死者的灵魂进入梦里来骚扰人，需要通过神庙里的祭司，求梦神马姆（Mamu）来击退这些邪魔。埃及人崇奉梦神塞拉皮斯，相信他会在梦中向梦者解答疑难、提出警告或让他们忏悔赎罪。古希腊到处建有神庙，据记载，冷落的不计，仅信者众广的神庙就达三百座。这些神庙中大多供奉医神阿斯克勒庇俄斯，信者就在庙里他的脚边住一宿，接受他在庙中的神授。中国人传统上把物质性的灵魂叫作"魄"，把精神性的灵魂叫作"魂"，认为人在做梦时，魂会暂时地离开肉体，去与死者的灵魂沟通，梦境便是这种沟通的留影。

基于梦的神秘性和对梦与神灵关系的信念，使人们千百年来都相信梦境常常并不直接显示某种观念，而具有一种特定的象征意义。因此，就如有一位叫希斯达的犹太教牧师说的："一个未经解释的梦就像一封没有拆开的信。"有史以来，几乎每一个民族都重视释梦，释梦还成为一种孜孜以求的"学问"，并常常成为僧侣、长者、巫师们的专职，从而产生了数不清的著名释梦者，出版了数不清的有关释梦的著作。《周公解梦书》是中国一部最古老的释梦天书，印度的颂诗和咒语集《阿达婆吠陀》

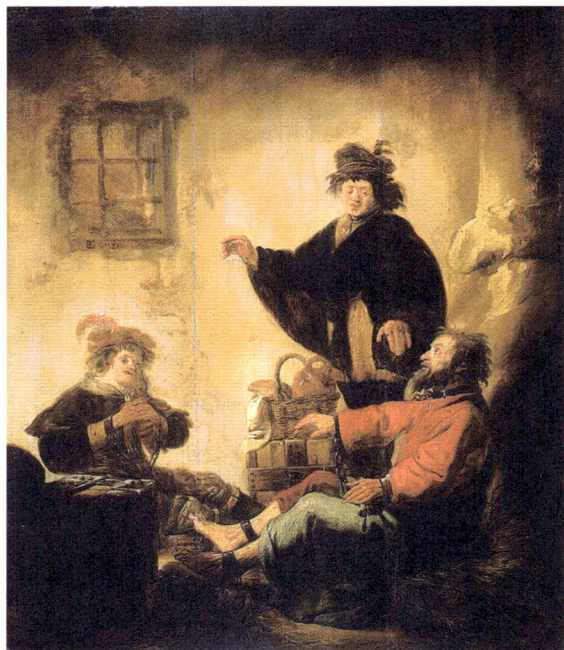

艺术家描绘约瑟解梦的情景

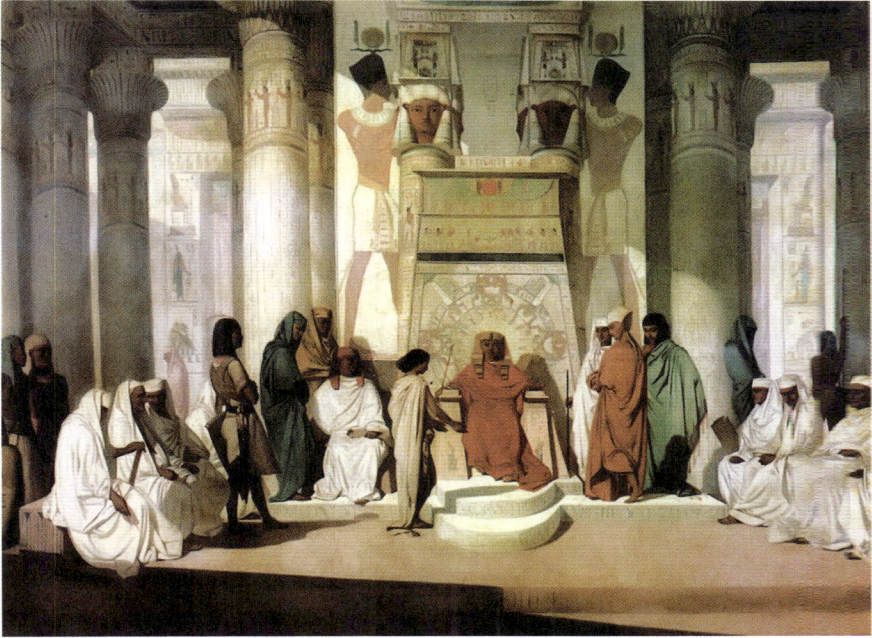

名画描绘约瑟为法老解梦

（*Atharvaveda*）也是一本释梦书，《圆梦》（*Oneiromancy*）可能是欧洲流行最广的释梦书。总之，每一个民族都重视释梦，都有这类书籍。西方最著名的释梦书大概首推古罗马释梦家达尔迪阿努斯·阿尔米多鲁斯（前2—前1世纪）的《释梦》。人类书籍中影响最大的基督教的经籍《圣经》，据统计，里面多达七十节说到梦和释梦，其中约瑟为埃及法老的释梦和但以理（Daniel）为尼布甲尼撒的释梦是最常被提及的。

约瑟是以色列人祖先雅各和他妻子拉吉的儿子，因受到父亲的偏爱而为众兄弟所嫉妒，被他们暗中卖给了以实玛利人，以实玛利人后又将他转卖给了法老的护卫长波提乏。波提乏的妻子想勾引约瑟，约瑟不从，便反诬约瑟，使他遭到监禁。在狱中，约瑟为同是入监的酒政和膳长释梦，得到他们的赏识。后来，当法老为自己的梦境而感到不安时，他们就提出了约瑟的名字，于是法老差人召约瑟来。法老告诉约瑟说：

我梦见我站在河边，有七头母牛从河里上来，又肥壮、又美好，在芦荻中吃草。随后又有七头母牛上来，又柔弱、又丑陋、又干瘦，在埃及遍地，我没有见过这样不好的。这又干瘦、又丑陋的母牛，吃尽了那以先的七头肥母牛。吃了以后，却看不出是吃了，那丑陋的样子仍旧和先前一样。我就醒了。我又梦见一棵麦子，长了七个穗子，又饱满、又佳美。随后又长了七个穗子，枯槁细弱，被东风吹焦了。这些细弱的穗子，吞了那七个佳美的穗子。我将这梦告诉了术士，却没有人给我解说。

约瑟听了之后，这样解释这梦的象征含义：

……七头好母牛是七年。七个好穗子也是七年。……随后上来的七头又干瘦、又丑陋的母牛是七年。那七个虚空被东风吹焦的穗子也是七年。都是七个荒年。……神已经将所要做的事显明给法老了。埃及遍地必来七个大丰年。随后又要来七个荒年。甚至在埃及地都忘了先前的丰收，全地必被饥荒所灭。

解释过梦的象征意义之后，约瑟提请法老拣选一位聪明而富有智慧的人来治理埃及，"把将来丰年一切的粮食聚敛起来，……以备埃及将来的七个荒年"。约瑟的释梦获得法老和臣仆的赏识，因而被任命为宰相。

古代迦勒底帝国最伟大的国王尼布甲尼撒二世（约前630—约前562）有一次做了一个梦，可一醒来，梦境全已遗忘，术士们不能帮他记起，更无法为他释梦。但以理是《圣经·旧约》中著名的四大先知之一，据说由于神赐给他超群的学识和智慧，使他能明白各种异象和梦兆。但以理被领到尼布甲尼撒跟前后，他就告诉国王说：

王啊，你梦见一个大像，这样甚高，极其光耀，站在你面

248

前，形状甚是可怕。这像的头是精金的，胸膛和膀臂是银的，肚腹和腰是铜的，腿是铁的，脚是半铁半泥的。你观看，见有一块非人手凿出来的石头，打在这像半铁半泥的脚上，把脚砸碎，于是金、银、铜、铁、泥，都一同砸得粉碎，诚如夏天禾场上的糠秕，被风吹散，无处可寻。打碎这像的石头，变成一座大山，充满天下。

但以理的释梦非常复杂，说得很烦琐，总的意思是说这梦象征了尼布甲尼撒"是诸王之王，天上的神已经将国度、权柄、能力、荣誉都赐给你……"

也许《圣经》中的记述多少带有一些传说的成分。可是读严肃的历史著作，常常也会看到史学家们记载下不少世界史上著名历史人物的梦和对这梦的解释，这些梦和梦的解释有时甚至会影响到历史的进程。

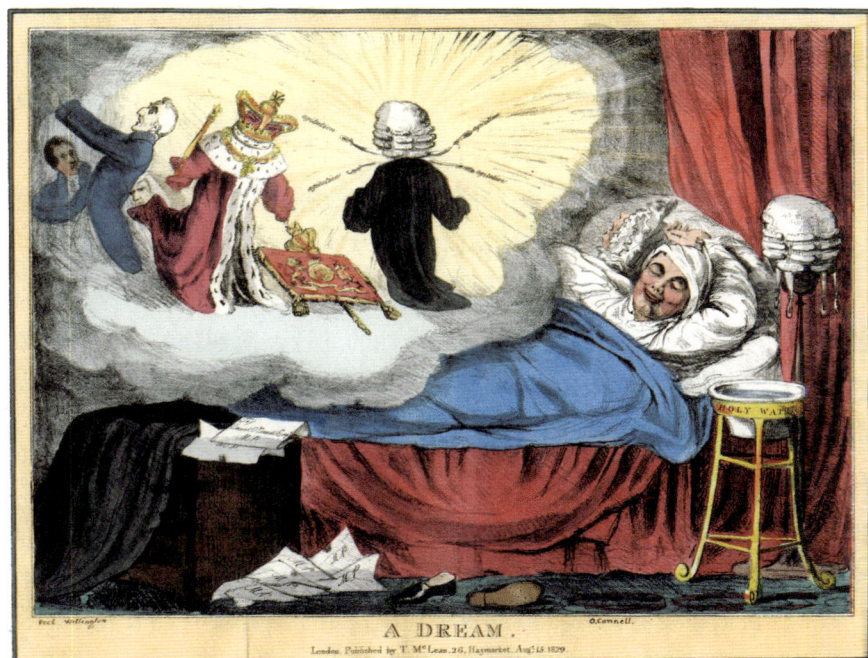

梦是愿望的满足：梦见自己做了皇帝

249

大约在公元前 625 年以后，生活在伊朗西北的许多操伊朗语的米底（Media）部落统一成为一个王国。公元前 585 年，统治了四十年的国王基亚克萨里斯去世，他的儿子阿斯提亚格斯（Astyages，前 585—前 550）继承王位。一次，阿斯提亚格斯梦见他的女儿曼达妮撒了尿，不仅涨满全城，而且把整个东方都淹没了。听了专司占卜释梦的麻葛祭司（magi）的不祥的解释后，阿斯提亚格斯十分担心，便故意将她许配给他认为身份较低的波斯人中一个名叫冈比西斯的人，而不许配给门当户对的麦迪亚人。曼达妮即将分娩之时，阿斯提亚格斯又做了一个梦，梦见她的子宫里生出长长的葡萄蔓，把整个东方都遮盖了。麻葛祭司再次解释说，这梦也象征他女儿的后裔将会代替他成为国王。于是阿斯提亚格斯将曼达妮召回家来，并吩咐他的亲信、做他家仆人的武将哈尔帕戈斯（Harpagus）在曼达妮生下孩子之后设法暗地里将孩子杀死。哈尔帕戈斯虽然答应得很好，但他不愿自己去干此事，便把阿斯提亚格斯的仆人米特拉达特斯找来，声称阿斯提亚格斯让他将这孩子带到荒僻的山野里去处死。米特拉达特斯原来以为这是某个仆人的孩子，可是在他离开时，由哈尔帕戈斯派遣陪伴他的仆人告诉他，这个孩子实际上是冈比西斯和国王的女儿曼达妮的儿子。回家后，米特拉达特斯和他妻子都不忍将这孩子抛弃山野。正巧，在米特拉达特斯去哈尔帕戈斯那里时，他妻子生下一个死婴，于是他们便以调包的方式将曼达妮的孩子抚养起来。十年后，孩子在与儿伴们游戏时，被选为国王。可是其中一个麦迪亚知名人士阿尔特姆巴勒斯的儿子拒绝服从他的圣意，遭到鞭打。阿尔特姆巴勒斯疼爱儿子，就带着被鞭打受伤的儿子去见阿斯提亚格斯。为照顾阿尔特姆巴勒斯的身份，阿斯提亚格斯派人将米特拉达特斯和他的儿子召来。问话时，阿斯提亚格斯发现这孩子气宇非凡，完全不像一个仆人和奴隶的后代，而且他的眉目形容也与自己相似，加上他的年龄正与他的被遗弃的外孙相合，感到十分惊讶。于是，他先将阿尔特姆巴勒斯打发开，随后召来米特拉达特斯，终于从他口中了解到事情的真相，使他对哈尔帕戈斯感到十分恼怒。阿斯提亚格斯先是传来哈尔帕戈斯，在证实米特拉达特斯的供词后，他佯称自己为以前的做法而痛苦，说如今命运既然有如此的转机，诚然值得庆幸。于是他让哈尔帕戈斯先回家去，将自己亲生的独子送来与他和他那命运让他回到他身边的孙子一起共餐，并择时请他也来庆祝这一幸运事件。可是当哈尔帕戈斯来赴宴的时候，哈尔帕戈斯不但吃了他儿子的肉，阿斯提亚格斯还故意让人掀开一只篮子，使他看到篮子里他儿子的头、手和脚，以作为对哈尔帕戈斯的惩罚。这样做过之后，为考虑如何处置这个未被杀死的孩子，阿斯提亚格斯又召来麻葛祭司，向麻葛祭司详述了有关孩子的全部情况，问他如何解释自己上次那梦。释梦者的回答和以前没有什么两样：如果这孩子还活着的话，他是一定会成为一个国王的，不过他补充说：现在"你应当欢喜而不要为这个孩子担心害怕了。他是不会第二次成为国王的……"于是，阿斯提亚格斯便把外孙召来，告诉他，说自己干了一件错事，但是由于自己的命运，他终于活下来了。现在就欢欢喜喜地回波斯去吧。这个最后终于回到父亲冈比西斯身边的孩子就是波斯未来的阿契美尼德王朝的开国君主居鲁士大帝二世（Cyrus Ⅱ the Great，前 590/580—前 529）。

为了向阿斯提亚格斯报杀子之仇，哈尔帕戈斯在居鲁士长大、成为同辈中最勇武、最有声望的人之后，便开始向他致敬、送礼，又分别和受过阿斯提亚格斯无礼待遇的麦迪亚权贵相议，说服他们贬黜阿斯提亚格斯，拥戴居鲁士为他们的领袖。做好这一切准备之后，哈尔帕戈斯暗中给居鲁士秘密写信，请他说服波斯人叛变，来讨伐阿斯提亚格斯。大约在公元前 550 年，居鲁士起兵造反，进攻他的外祖父。麦迪亚人早就不满阿斯提亚格斯的统治了，何况阿斯提亚格斯像是鬼迷了心窍，竟任命哈尔帕戈斯担任统帅。于是，双方交战时，阿斯提亚格斯的士兵纷纷倒戈向居鲁士投降，阿斯提亚格斯本人也做了俘虏。

居鲁士继承了米底的国王以后，通过外交和军事实力，一方面进攻吕底亚、巴比伦尼亚，不但使美索不达米亚，连叙利亚和巴勒斯坦都成了他的领土，又与小亚细亚的西利西亚国王和波斯结盟，最终建立了一个规模空前的大帝国，改变了世界的历史。

但实际上梦境大多是可以有多种解释的，因此，释梦者往往也都是根据梦者的心理和客观环境来猜测和确定梦的"象征意义"的。

古代的马其顿国王亚历山大大帝（Alexander the Great，前356—前323）是世界征服者中的突出人物，在三十三年的一生中，竟征服了当时欧洲人已知世界的绝大部分，其中攻克提尔也算是一次重大战役，古希腊史学家阿里安在《亚历山大远征记》中用了近万字来叙述此事。

提尔（Tyre）位于今日的黎巴嫩南部沿海，地处一海岛之上，四周筑有高耸的城墙，提尔人还造了大批的战船，所以要攻下它无疑是十分困难的。在决定攻城之前，亚历山大大帝做过一个梦，梦见他自己正走向提尔的城墙，那个神话中最著名的英雄赫拉克勒斯向他伸出右手领他进城。释梦师阿瑞斯坦德（Aristander）解释这个梦说：提尔是可以打下来的，但要费很大力气，因为赫拉克勒斯是以艰巨困苦为特征的。可是，花了很多兵力、很多时间，仍旧未能攻下提尔。这时，亚历山大大帝又做了一个梦，梦见森林之神萨堤罗斯（Satyrs），希腊神话中的那个长有公羊的角、腿和尾巴的半人怪物，在他的盾牌上跳舞。阿瑞斯坦德解释说，Satyrs 可以分成两个希腊字，从而得出一个意思：Thine is Tyres（提尔是你的）。

人们很容易这样想：阿瑞斯坦德正是迎合亚历山大大帝的心理和意愿，才这样解释这个梦的。中国三国时代的释梦者周宣的"释梦"也正是这样，有趣的是，周宣所释的实际上甚至并不是梦，却当作梦来解释。《三国志·魏·方伎传》记载：

……尝有问宣曰："吾昨夜梦见刍狗，其占何也？"宣答曰："君欲得美食耳！"有倾出行，果遇丰膳。后又问宣曰："昨夜复梦见刍狗，何也？"宣曰："君欲堕车折脚，宜戒慎之。"顷之，果如宣言。后又问宣："昨夜复梦见刍狗，何也？"宣曰："君家欲失火，当善护之。"俄遂火起，语宣曰："前后三时，皆不梦也，聊试君耳，何以皆验邪？"宣对曰："此神灵动君使言，故与真梦无异也！"又问宣曰："三梦刍狗，而其占不同，何也？"宣曰："刍狗者，祭神之物，故君始梦当得饮食也；祭祀既讫，则刍狗为车所轹，故中梦当堕车折脚也；刍狗既车轹之后，必载以为樵，故后梦忧失火也！"宣之叙梦凡此类也十中八九……

确实，释梦者往往都是根据梦者的实际情形来推断他的梦境的。有一份历史文献记述说："在远征希腊之前，（波斯国王）薛尔西一世受到善意的劝阻，但他一再为进行远征的梦所激励。一位年迈的、理智的波斯释梦者阿尔达班（Artabanus）非常恰当地告诉他，梦的想象总是包含着一个人在清醒状态中所想的事物。"这位释梦者的自白，一方面透露了他赖以解释梦境的物质基础，同时也正确地说明了梦的成因。事实上，从亚里士多德到近代的研究者，对梦的产生，都表述过类似的看法。亚里士多德曾经这样写道：

下述情形并非全然不可能，即在睡眠时，某些在思想之无的呈现甚至可以成为与之类似的行为的原因。因为……梦中活动都已经有了白日里进行的原初活动为它开辟道路；精确说来是这样，但相反地，有时，在梦中首先进行的活动也应该表明是白日进行的活动的起点。

西格蒙德·弗洛伊德（Sigmund Freud，1856—1939）在回顾有关梦的研究的历史文献时，提到好多学者的看法，大致也都如此，特别是 19 世纪中法国医师 A. 莫里（A. Maury）在研究了三千多例梦的回忆叙述后得出结论说："我们梦到的是所见、所说、所愿做的。"

人们不会忘记威廉·莎士比亚在《罗密欧与朱丽叶》中对梦的理解："一个人在睡梦里往往可以见到真实的事情。"这位剧作家还生动地描述了梦是"精灵们的稳婆"，和她怎

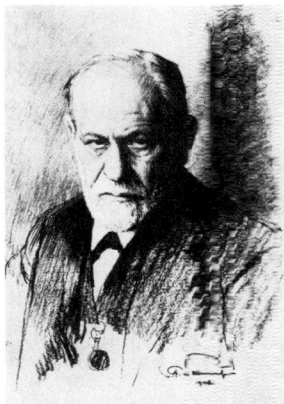

弗洛伊德画像

253

样成为梦者的"所见、所说、所愿"说：

> ……她每夜驱着车子，穿过情人们的脑中，他们就会在梦里谈情说爱；经过官员们的膝上，他们就会在梦里打躬作揖；经过律师们的手指，他们就会在梦里伸手讨讼费；经过娘儿们的嘴唇，他们就会在梦里跟人家接吻，……有时奔驰过廷臣的鼻子，他就会在梦里寻找好差使；有时她从捐献给教会的猪身上拔下它的尾巴来，撩拨着一个牧师的鼻孔，他就会梦见自己又领到一份俸禄；有时她绕过一个兵士的颈项，他就会梦见杀敌人的头，进攻、埋伏、锐利的剑锋、淋漓的痛饮——忽然被耳边的鼓声惊醒，咒骂了几句，又翻了个身睡去了。

历史文献和文学作品大量记载和描述了这类对梦的研究和体验。弗洛伊德通过自己的检验和实验，在他1899年的划时代著作《梦的解析》中，得出这样一个结论："梦是欲望的满足。"弗洛伊德是这样阐明这一观点的：人在白天清醒状态下，一些为客观环境所不容的欲望受到"超我"的压抑，不被允许进入意识的层面，而不得不留存于潜意识底层，但这些欲望具有强大的能量，它时刻要求泄放，于是当人处于睡眠状态、压抑和抵抗的机制放松的时候，它就浮现了出来，从而就成为梦。因此，梦不论是作为清醒状态之下明确的精神活动的延续，或是作为高度复杂的智力活动的构成，它都是欲望的满足。《梦的解析》属于弗洛伊德的代表作，也是有关梦的经典著作，涉及的内容十分广泛，也许在解释梦的象征上带有泛性理论的偏颇，但仍被认为是一部影响世界历史的巨著，书中的"梦是通往潜意识的大道"一语已经为心理学界所普遍接受，被认为是对梦的研究的最重要的贡献，历史上很多著名的梦境都可以以这认识来解释。

化学史上提到苯的分子式的在梦中发现，就是由于意识压抑放松的原因。

苯这种芳香烃最早是英国化学家迈克尔·法拉第在鲸鱼油制得的照

明气中发现的，后来德国化学家奥古斯特·威廉·封·霍夫曼在研究煤焦油时又从中发现这一物质，并将它命名为"苯"。由于苯用途很广，但长期接触毒性很大，人们希望对它有更深入的了解，因此对它的分子结构形式很感兴趣。有人根据它的性质，推断它的结构是直链的，认为它的原子都相互连接在一条直链上。后来奥古斯特·凯库勒·封·斯特拉德尼茨（August Kekule von Stradonitz，1829—1896）才弄清问题的实质。

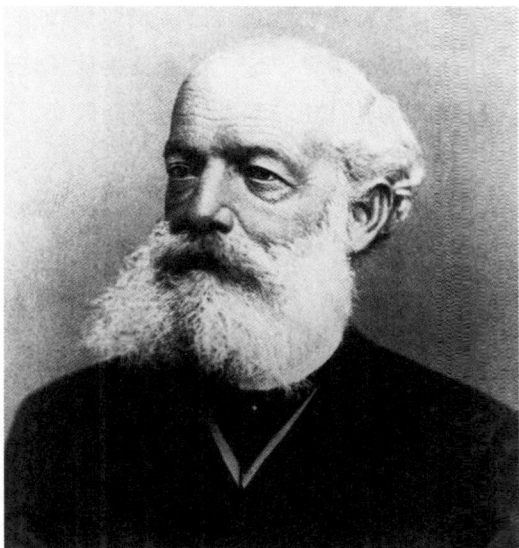

德国化学家凯库勒

凯库勒是一位德国化学家，他原来进吉森大学时希望做一个建筑师，后受到大化学家尤斯图斯·李比希的影响转向了化学，先后担任海德堡大学讲师和比利时根特大学的教授。1865 年，凯库勒又回德国，移居波恩。就在这一年，在他对苯进行长期的思考和研究后，一次入睡后，也有说是在马车上打了一个瞌睡。梦中，凯库勒发现了这一化学物质的结构。凯库勒曾经这样回忆当时的情形：

　　……我忙于写作教科书，但是写不下去——我的心在别的事情上。我把椅子转到火炉边，沉入假寐。又是一个个原子出现在我的眼前，背景上保留着一个个小圆圈。我的心灵的眼睛由于受过这类观察的训练，现在能够辨别各类更加复杂的结构了。有长长的链三三两两更加坚实地连接起来了，个个都在蜿蜒盘旋，像一条条蛇似的运行。突然，其中的一条巨蛇咬住它自己的尾巴，随后在我的眼前剧烈旋转，形成这么一个环。我像是从闪电中醒了过来，度过了这睡眠的夜晚，得出这个假设的逻辑结论。如果我们学会做梦，我们或许会发现真理。不过我们要注意，要经清醒的知觉检验之后再公开我们的梦。

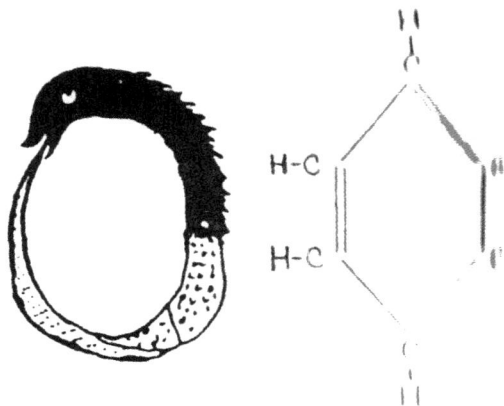

凯库勒梦中的分子式

凯库勒一直热衷于弄清苯的结构，多日都在思考。以前，尽管已经接近于发现，但由于其他杂务的繁忙，扰乱了思考，使他未能对这些思考好好进行梳理，以致仅是一念之差的发现从他的意识中溜走了。但是在宁静的睡眠中，这一发现的线索又浮现了出来，才在梦境中看到苯这个六角形对称性环状结构的分子式，原来是碳原子六个环形，而不是直链。

英国作家罗伯特·路易斯·斯蒂文森（Robert Louis Stevenson，1850—1894）的经历是另一个著名的例子。

1885 年秋，斯蒂文森在妻子芳妮·奥斯本的陪同下，住到汉普郡伯恩茅斯去养病。一天夜里，芳妮被丈夫的恐怖的叫声惊醒了。她想，他定是做了什么噩梦，便把他喊醒了。但他发火说："你为什么要喊醒我？我正梦见一个美妙的可怕故事。"斯蒂文森后来描述梦中的场面，说主要是"犯有罪行的海德配制了药剂，并当着追捕者的面变了形……"这梦境给作家留下了很深的印象，激发了他的创作灵感。醒来后，他立即据此动手写了起来，仅花了三天时间，就完成了一部独具风格的小说《杰基尔博士和海德先生奇案》（*Strange Case of Dr. Jekyll and Mr. Hyde*，又译作《化身博士》）。

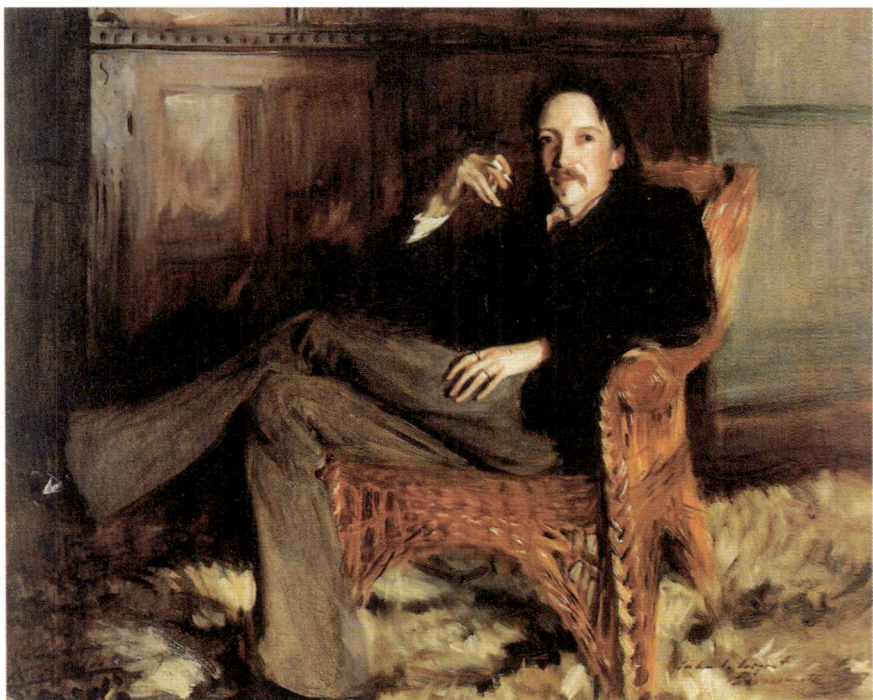

著名作家斯蒂文森

斯蒂文森产生这样的梦境并不是没有原因的。

斯蒂文森认识一个叫威廉·勃罗迪（1741—1788）的人，他是爱丁堡工匠、石匠公会会长，他白天做一名家具制作工，而且还是爱丁堡市的参议员，但是到了夜里，却成了一个小偷、一名窃贼和赌徒。他还操纵一批夜盗，经常去各处行窃偷盗，甚至敢于去袭击苏格兰税务总局。后来，他的组织败露了，因为里面有一个成员向有关部门供出了同犯的犯罪证据。于是，勃罗迪逃到了欧洲大陆，但最后在荷兰王国的首都阿姆斯特丹被捕；押回英国后，经过审判，被处以绞刑。

斯蒂文森曾根据勃罗迪这个人的生涯，在罪犯生前就与作家威廉·厄内斯特·亨利合作，写出过一个剧本《勃罗迪会长，或双重生活》。但是自此之后，不知怎么的，斯蒂文森总觉得自己已经不是原来的自己，而具有了双重的人格。这使他经常陷入沉重的心理困扰之中，

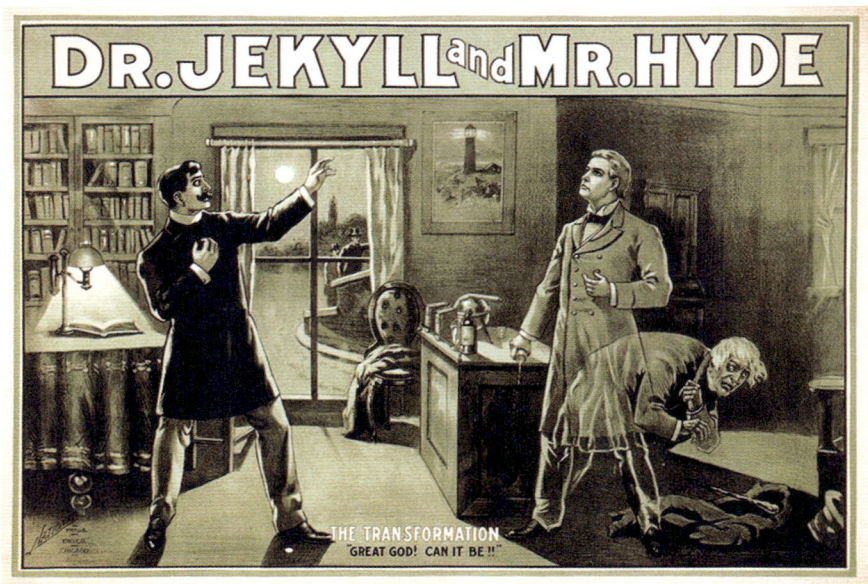

《化身博士》海报

不过他总是努力克制着。这次，他因为肺结核病恶化，发了高烧，意识失去控制。于是，这个平时被他压抑在潜意识底层的双重人格的情景又重新浮现了出来，成为他的梦境，为他的创作提供了极好的题材。《杰基尔博士和海德先生奇案》因其深刻的道德寓意而产生了广泛的影响，成为一部世界名著，"杰基尔博士和海德先生"还成了英语中的成语，意为"双重性格"。

像凯库勒、斯蒂文森这类梦中获得发明、创造灵感的事例并不是个别的，德国医师和药理学家奥托·勒韦（Otto Loewi）在梦中获得灵感，于是用蛙的神经做实验，最终查明了神经冲动的化学传递作用，使他得以与英国生理学家亨利·戴尔爵士共享1936年的诺贝尔医学或生理学奖；还有意大利小提琴家朱塞佩·塔蒂尼梦见一个魔鬼来到他的跟前，对他说："让我在乐队里当个小提琴手吧。来，我拉给你听听！"塔蒂尼醒来后，将魔鬼在梦中拉的一首绝妙的曲子记了下来，就是如今著名的《魔鬼奏鸣曲》。

看，梦境不是最神奇的心灵世界吗？

官能：缺陷的天才

    罗伯特·福尔肯·斯科特（Robert Falcon Scott）是英国的一名海军军官和海上探险家，在 1901 年至 1904 年领导一支南极探险队的工作中，被证实是一位有能力的科学考察者和领导人，于返回英国的途中斗

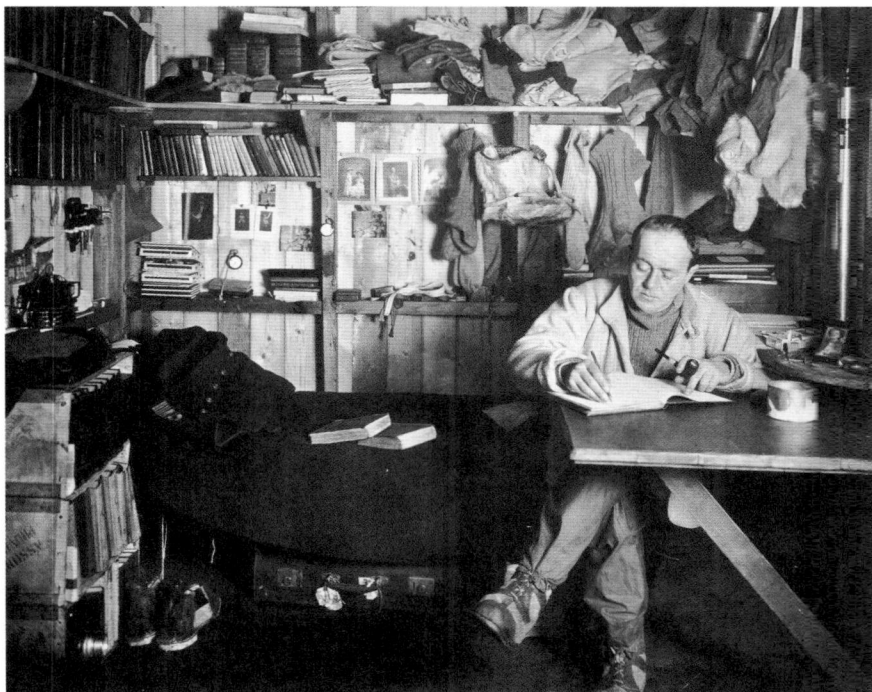

罗伯特·斯科特在征途中写作

任为舰长。六年后，他再次出航进行第二次南极考察。他和同伴在极端艰苦的条件下好容易到达了目的地，发现挪威探险家罗德·阿蒙森却早于他们大约一个月已经到达过这里，感到无比的失望。在极度的沮丧中，只有极地的美景也许能多少带给他一点心灵的补偿。看他在日记里是怎样描绘这美景的：

> 东方的天空布满了摇摆不定的极光……一层又一层颤动的光辉升起且布满天空，随后才缓缓消失，但又重新恢复光亮。
> 　　更明亮的光不断地流动、齐聚且层层缠绕，明亮的饰带向上升起，不久又呈暗淡而波波涌现……
> 　　看见这样美丽的现象不可能没有敬畏感，但这种感受并非因其明亮而造成，而是因光和色彩上的细致、其透明感，以及它巨大而又容易消失的形体而产生。

是多么美妙的视觉享受啊！这是斯科特无论在他的故乡还是在欧洲大陆，甚至世界其他地区都看不到的。难怪他的同胞、对维多利亚时代公众的审美观念产生过重大影响的英国艺术评论家约翰·罗斯金（John Ruskin）会说出这么一句内涵深邃的话：

> 人类灵魂在这个世界上所能做的最伟大的事，就是能看事物。看得清楚就是诗、预言和宗教……

罗斯金这话既是就事物的总体来赞美视觉的奇异，也是从与其他感觉比较的角度来对视觉做出的评价。

人类能够具有感觉，这是天赐的恩惠。若是没有了感觉，一个麻木的植物人，除了痛苦，甚至连痛苦都不能感觉到，那是多么的不幸啊。不过从至今的认识水平看，赋予不同感觉的恩惠是有差别的：从18世纪德国生物学家阿尔布莱希特·冯·哈勒把气味分为香甜、浊臭和中和三类，瑞典分类学家卡尔·冯·林耐则分为七类，直到今天，对味觉和

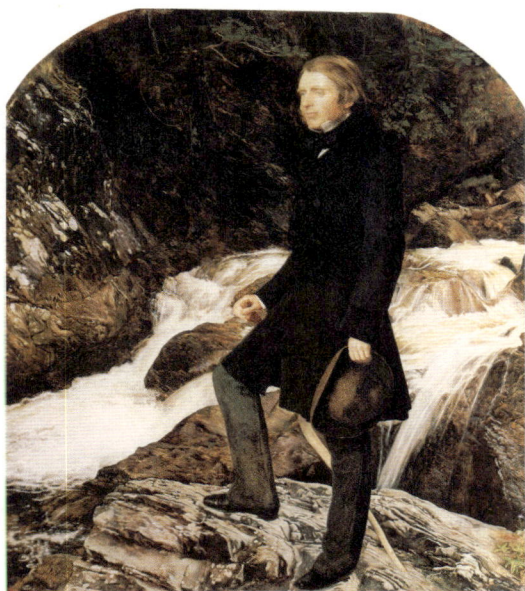

英国艺术评论家约翰·罗斯金

嗅觉的认识还相当有限。触觉包含压觉、温觉和位置觉三种感觉，除了认识到将同样的重量置于皮肤上可引起不同重的知觉之外，对它的了解也很少。对听觉，尤其是视觉就不同了，英国化学家约瑟夫·普里斯特利1772年的《视觉、光和色的发现的历史和现状》厚达八百一十二页，德国大诗人约翰·沃尔夫冈·歌德在1801年写了《色觉学说》，满含概括、思辨、逸事和格言，足足一千四百一十一页。今天，美国的著名美学家鲁道夫·阿恩海姆也写了两本有关的书：《视觉思维》和《艺术和视知觉》，从艺术创造和艺术欣赏的特定角度来研究视觉，具有深刻的理论深度。

视觉，还有听觉，不但使生理学家，也使一般的人都感到兴趣，这是有原因的。人们固然会为美好的食物和气味所吸引而沉湎其中，但对味觉和嗅觉的感受实际上是原始性的，这就使人们极少会进一步去思考它们。触觉就更不必说了。视觉和听觉则不同。因为人通过视觉和听觉所获得的形状、色彩、声音、动态的感觉，很容易就能够融合成各种高低、大小、复杂、多样的明确的形体结构和时空结构，从而成为人的智能活动的场所或媒介。正是视觉和听觉的这种功能，使它们成为人认识外在世界的积极的器官，这积极性主要表现在它们在施展它们的功能时是有选择性的。母亲在睡梦中能知觉到婴儿的每一个动态，处在同样的时空里，画家和音乐家看到的景物和听到的音变与其他人不很相同甚至很不相同。最有意思的是，当有人声言视觉听觉只能消极地"从外部世界中摄入能量，自己不向外发送什么"时，莱奥纳多·达·芬奇立刻起来反驳，说：

> 有许多例子证明，事情恰好与此相反，那被称为女妖的蛇，每天都吸引庄稼人来看它，据说，它是用自己那凝视的目光把他们吸引到自己眼前来的，就好像夜莺总是用它那悲哀的歌声吸引死神……更值得一提的是那些美丽的少女，据说，她们的眼睛中蕴藏着一种神奇的力量，能把爱她们的男人吸引过来。

所以不难理解，古希腊哲学家亚里士多德要说："无论我们将有所作为，或竟是无所作为，较之其他感觉，我们都特爱观看，理由是能使我们识知事物，并明察事物之间的许多差别，此于五官之中，以得之于视觉者为多。"

由此看来，色盲已属人感知世界的一大缺陷，如果失明，则更是人一生中的大不幸。但是荷马史诗《奥德修纪》中在阿吉诺王的宴会上

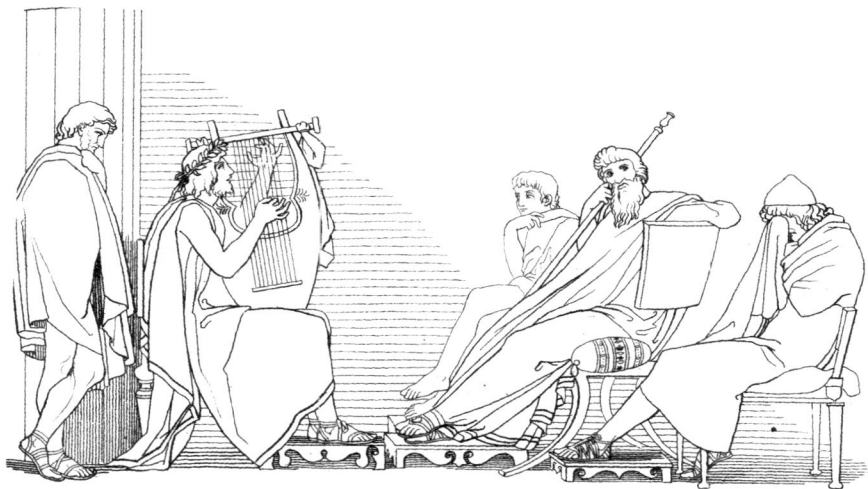

《奥德修纪》的插图谛摩多科的歌唱

演唱的那位"神庙的乐师"谛摩多科，是一个被剥夺了视觉的人。荷马却称赞"他的歌唱技艺超过旁人"，是"缪斯女神最宠爱的人"。啊，天赐的恩惠真是无私啊，是亿万年人体的进化，以"补偿"来将恩惠赐给功能上有缺陷的人，使他们从另一方面也同样获得公平的幸福。

《奥德修纪》中出现谛摩多科这样一位善唱的乐师是很有意思的，它使人想起诗的作者、传说中的诗人本人。这不只是因为诗中的诗人"aoidos"一词，原义便是"歌手"，还因为一般认为，荷马自己也是一个盲人。这样就再一次地把诗和歌的创造与失明这一人的重大生理缺陷联系了起来。事实上，这种联系也确实是存在的。英国大诗人约翰·弥尔顿的闻名于世的长诗《失乐园》《复乐园》《力士参孙》就都是在他双目失明之后创作的；而且生理缺陷与创造的联系还不仅限于失明。下面是部分严重生理缺陷的艺术天才：

　　侏儒：奥地利音乐家沃尔夫冈·莫扎特，德国音乐家费利克斯·门德尔松，英国画家和艺术理论家威廉·贺加斯，德国诗人亨利希·海涅，法国作家奥诺雷·巴尔扎克，英国诗人威廉·布莱克、罗伯特·勃朗宁、阿尔加侬·斯温伯恩，英国散文家查尔斯·兰姆、奥利弗·哥尔德斯密斯、托马斯·德·昆西，英国小说家乔治·艾略特，挪威剧作家亨利克·易卜生……

　　佝偻：意大利画家乔托，英国雕刻家约翰·弗拉克斯曼，古希腊寓言作家伊索，古希腊剧作家克拉特斯，法国作家保罗·斯卡龙，意大利散文家和诗人朱索佩·巴里尼、贾科莫·莱奥帕尔迪，英国诗人亚历山大·蒲柏，英国作家华尔特·司各特……

　　口吃：古罗马诗人维吉尔，意大利诗人亚历山德罗·曼佐尼，法国诗人弗朗索瓦·德·马莱伯……

　　左撇子：意大利艺术大师米开朗琪罗、拉斐尔、列奥纳多·达·芬奇……

消瘦枯槁：英国小说家劳伦斯·斯特恩，法国大学者克劳狄乌斯·萨尔马修斯，法国散文家布莱斯·帕斯卡尔……

白痴体相：荷兰画家伦勃朗、俄国作家费奥多尔·陀思妥耶夫斯基……

其中像英国散文家查尔斯·兰姆既是侏儒，又是口吃；弥尔顿既失明，又消瘦枯槁。

不错，从艺术史中同样也可以找出许多例子，说明那些做出过重大创造的人根本没有这类生理缺陷。但是尽管如此，躯体的缺陷与天才的创造才能之间的联系，仍然能够获得合理的解释。

人类早就发现自己的机体具有一种自我调节的能力。到了近代，生理学家们对此更有详细的研究和论述。比利时的生理学家莱昂·弗莱德里克（Leon Fredericq）在 1885 年写道：

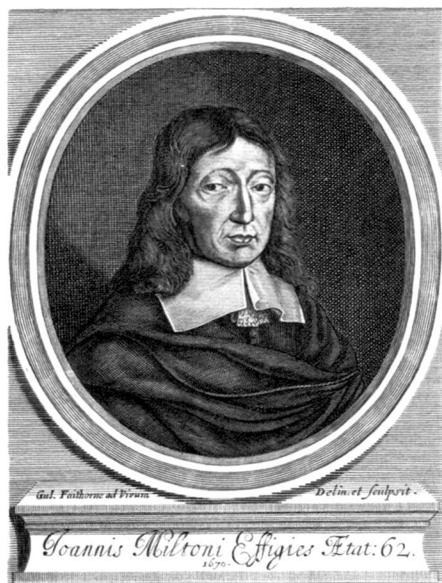

失明的英国诗人弥尔顿

生命体就是这样一种装置，每一种干扰性的影响都可以通过自身激发起代偿性的活动去抵消或者修复这种障碍。越是高等的动物，这种调节装置的种类越多，越完善，也越复杂。它们可以使机体完全不受环境中所发生的种种不利影响和变化的影响。

这是因为，人类为适应自然和社会生活而生存和繁衍，在几千万年自然选择和遗传变异的进化过程中，使机体获得了天然防卫的机能。这种机能是非常明显的：例如，当异物进入鼻孔时，人就会打喷嚏，以一股气流将这刺激性的东西排了出去；人吸食有害的物质后，胃也会很快就让它呕吐出来。而且机体不仅只有这种消极的保护性作用，它还具有自动补偿的积极功能。一叶肺或一个肾受到了损伤后，另一个就会进行超负荷工作。一只眼睛如果失明，为着感觉事物的本能需要，另一只眼睛务必也要担负起观看的任务，并在使用中变得更为敏锐；如果两只都失明了，那么耳朵就得替代它，以便通过听觉来补偿因丧失视觉而无法感知的客体。同样，当耳朵减弱或者丧失听觉之后，眼睛也会担当起原来属于它的功能。值得注意的是，生理学家指出："在文明人的一切补偿器官中，主要之点在于中枢神经系统，因为人对社会生活的适应主要是一个学习如何对待别人的要求和对待社会需要的问题。"这就是说，尽管从生物学水平看，这种补偿作用也出现于动物身上，但人类一部分重要的补偿类型大多都是有意识地，自觉或半自觉地要在个人适应社会方面取得成功的努力，虽然机体的缺陷也会使另外一些人陷入自暴自弃的境地，不把缺陷当成向前迈进的刺激和动力，失去了一切的信心或努力。天生就口吃、咬字不清的狄摩西尼（Demosthenes，前384—前322），以顽强的意志练习，最后言辞流畅，且成为古希腊一位伟大的雄辩家，是众所周知的。像这类生动的事例，不论在历史上，还是今日里，都时常可以见到。

英国的乔治·拜伦爵士（Lord George Byron，1788—1824）刚生下时，由于偶然的事故，伤着了他腿上的筋骨。开始还不知道，到了他学走路的时候，才发现这孩子的脚是跛的。个性乖僻而又暴烈的母亲把这跛脚也看成好像是拜伦自己的错，总是怀着厌恶，不断地责骂他；又每晚都要女仆用绷带绑着他的脚睡觉，使他精神肉体上都受着极大的痛苦，但对腿脚不但无益，反而更加重了残足的畸形。大起来后，这少年面容俊秀，头发卷曲，长得很美，所谓"拜伦式的脸"或"拜伦式的苍白"是当时浪漫主义时代青年所追求的男性美的标志。但是女仆带着拜伦在街上散步时，总能听到路人会说："啊，多漂亮的孩子，可惜是个瘸子！"残疾的羞耻使拜伦深感懊丧，甚至影响到他以后性格上的忧

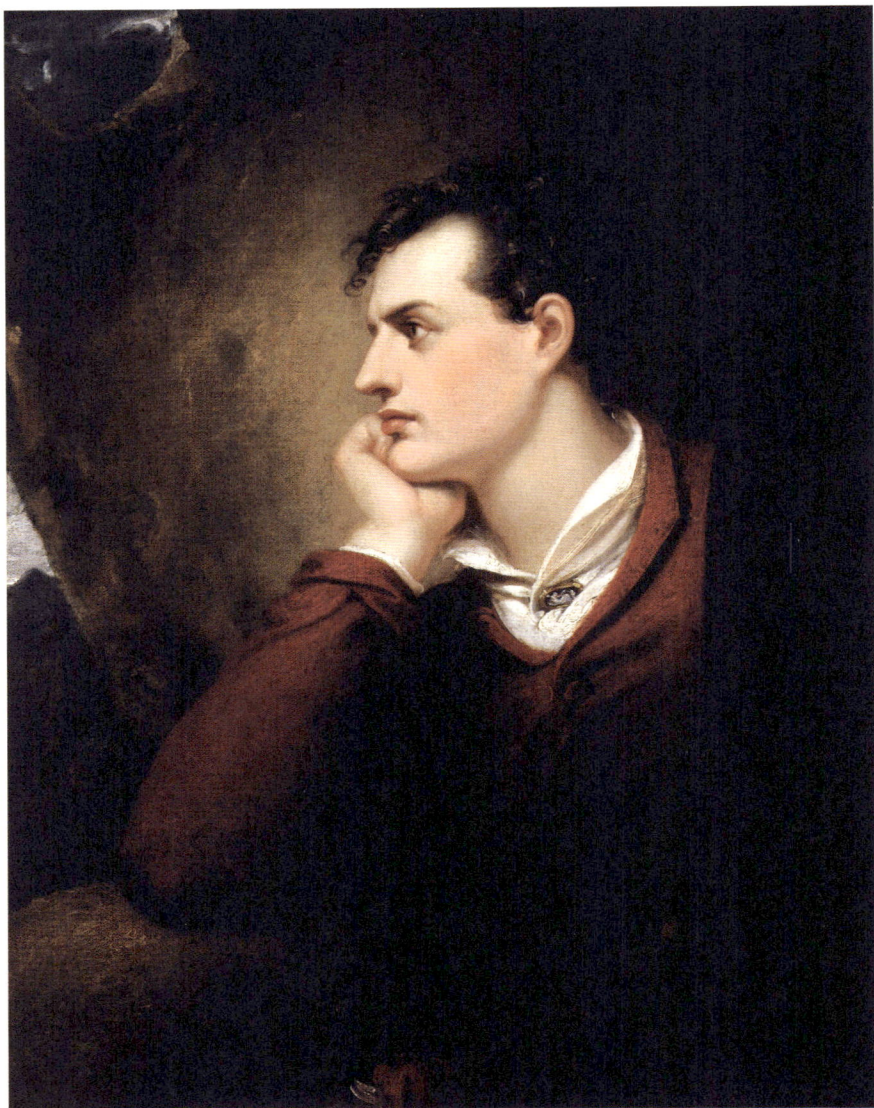

瘸腿的拜伦

郁。他不能忍受对他跛足的任何嘲笑甚至暗示，这个自尊心极强的人总是以极大的意志力，把痛苦和气愤隐藏在自己的内心深处。

拜伦的贵族身份的祖父在英格兰的纽斯泰德有一处领地，这里有一座古堡，拜伦从小就常去那里。1803年暑假，他又一次来到那里时，首先想到的是离古堡不远处住着的一位他六年前见过的玛丽·查沃思。这个比他大两岁的少女，刚进入成熟期，现在出落得更为妩媚动人，使拜伦不觉对她产生了感情。未来的诗人用机智的语言赞美她、恭维她。但是这种浪漫的爱是不现实的，因为玛丽·查沃思已经与风度优雅的乡绅约翰·马斯特订过婚，仅是出于一种女性的虚荣，她才在拜伦的面前表现出温柔、可爱且显得有点轻佻。可是对于拜伦这么一个刚刚迈进青春期的少年来说，即使"偶然的"一次皮肤接触，也会引起他感情上的甚至性的冲动，成为他永远难忘的记忆。在玛丽的挑逗面前，拜伦疯狂地爱上了她，甚至在舞会上见到有许多人请她跳舞，见她被别的男人搂在怀里，而自己却因为瘸脚不能参与而嫉妒得万分痛苦。等到一天晚上，他又去她家，在大厅里等着时，听到玛丽在楼上跟侍女这样说他："什么，你以为我会把那个瘸腿的男孩放在心上吗？"他的痛苦达到了顶点。他立刻冲出她的家，迷迷糊糊地一口气跑回自己的领地，把被羞辱的痛苦压制在内心深处，不在任何人的面前表露出来。但是决心已经下了：他一定要摆脱这种遭人讥笑的耻辱。九年后，拜伦的理想得到了实现。

1812年3月，拜伦在飘游出国，经历了葡萄牙、西班牙、阿尔巴尼亚、希腊、土耳其等国的东方之旅后写出的长诗《恰尔德·哈罗尔德》第一、二两章发表了。诗中富有诗意的异国见闻和风土人情，还有诗人所吐露的悲郁心绪和浪漫主义理想，深深地打动了众多的读者，竟致在整个伦敦的社交界，谈论拜伦这诗一时成为时髦，使诗人"一觉醒来，发现他自己已经成名"。当时，在人们的心目中，把诗中那个忧郁的、厌倦了生活的贵族青年的万里旅行的广阔情思看成拜伦的自述，很合浪漫主义时代人们的情趣；加上拜伦那贵族的容貌，一切都投合伦敦有闲的女性，她们都憧憬一见这位年轻的诗人和勋爵。其中有一位叫卡罗琳·兰姆（Caroline Lamb）的漂亮夫人，当她向她的女友表示极望能与拜伦相见时，别人告诉她说，拜伦是跛脚的，而且喜欢咬指甲。可是她的回答竟是："纵使他像伊索那样丑，我也一定要见他。"一段时期，且别说有多少美貌的上层女性梦想着能与拜伦跳舞，在沙龙里，年轻的贵妇们只要一想到拜伦有可能陪她们一起用餐时，便会激动得浑身发抖。这样，拜伦终于克服了缺陷带给他的耻辱，赢得了荣誉，同时也挽回了爱情。

拜伦是因肢体上的缺陷激励他奋发成为一位文学天才的，感觉上缺陷的天才似乎更多，并由于其"补偿"作用更为明显、更为突出，使天才的故事更加神奇和动人。

今天在世界上，大概不再会有人没有听到过贝多芬这个名字的。但是每一个知道贝多芬的人，可能未必都知道或者都想象得出这位音乐家是一个聋子；而且即使听说过他是个聋子，恐怕也总以为是在他晚年的时候，而不会想到他开始耳聋之时还只是一个二十多岁的青年人。因为从常见的贝多芬画像看，这位音乐家额角广阔而且隆起，鼻子宽大，又方又短，下唇突出，胡子终日不修，头发浓密逆立，有如希腊神话中美杜莎头上的毒蛇，一副狮子的相貌，完全是一个老人的形象。尤其，音乐是由在时间中运动和发展的乐音构成、诉诸听觉的艺术，与耳聋似乎是格格不入的。而贝多芬作为作曲家的名声却主要就基于他耳聋之后所写的作品，法国大作家、他的传记作者罗曼·罗兰甚至强调，说他"全部的作品可说都是耳聋之后写的"。贝多芬在丧失听觉之后，仍能在创作中重建起一个已经消逝的音的世界，一个半个多世纪以来引起很多人的兴趣和思索，诱使音乐史家、传记作家和医学家们收集一切可能的材料，甚至两次打开他在维也纳中央公墓中的坟茔，来研究他这一奇特的事实。

生于德国波恩一个音乐之家的路德维希·凡·贝多芬（Ludwig van Beethoven，1770—1827）从小就显露出了他的音乐才华。但当这才华正要继续迈步发展的时候，痛苦就开始在叩他的门。大约1796年的一天清晨，贝多芬醒来时，听到一种轻微的、低沉的嗡嗡声，像是屋外在下急雨，可天空却是一片澄蓝。难道邻居家失火了？他从床上跳起来奔到窗前，不见有什么烟火，大街也像平时一样的宁静。他喊来仆人，仆人谛听了一会儿，说他什么也没有听到，不知主人指的是什么。这使贝多芬觉得奇怪极了：那么说，这声音并不是来自外界，难道是在他的左耳

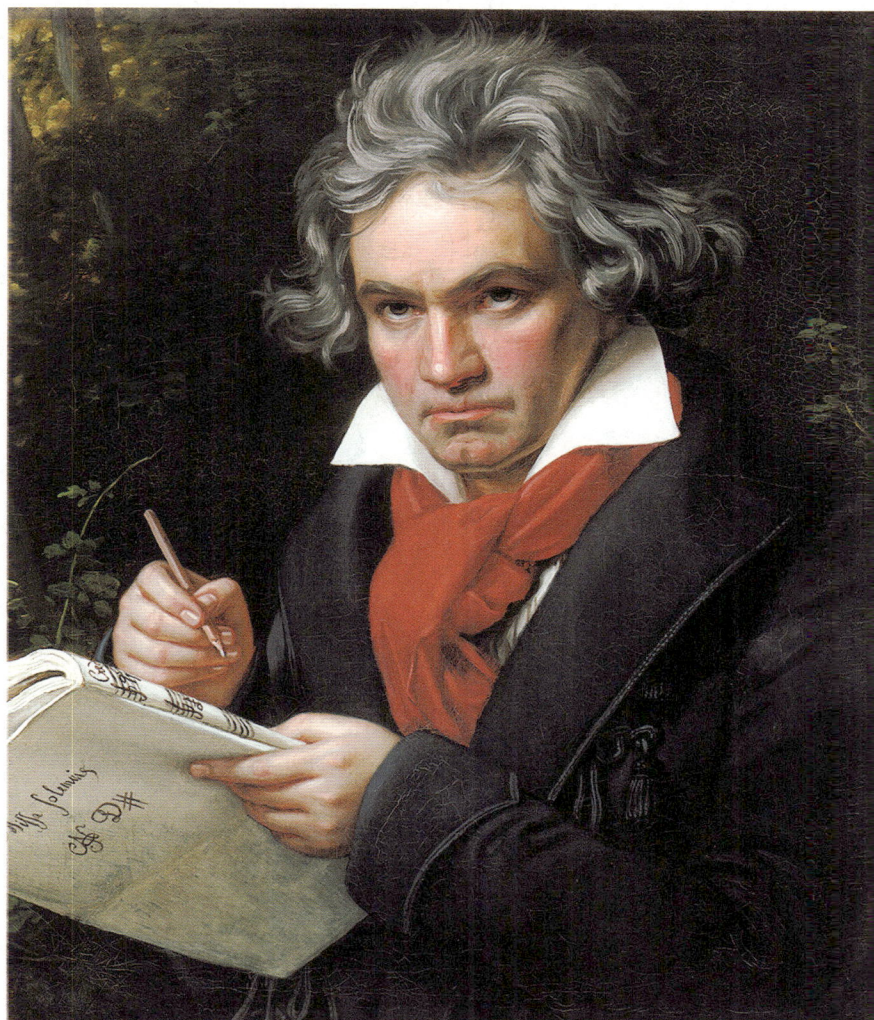

失聪的路德维希·凡·贝多芬

269

里？于是，他用手指塞住左耳，这一下，嗡嗡声是更加厉害了。起初，他以为是过于劳累的缘故，但这种情况以后仍旧经常不时出现。

一个耳聋的音乐家！贝多芬对自己的病一直小心翼翼地保守着秘密，直到1801年，他才告诉两位朋友——约翰·华格纳医生和帕斯特·阿芒达神父。他给阿芒达神父写信说：

> ……我最高贵的机能，我的听觉已经大大衰退了。以前你跟我在一起时，我已经感觉到这病症，但我保持沉默；现在情况是更不好了，能不能治疗可能也成问题。

三年后，贝多芬在给阿芒达神父的另一封信中又说，他的听力是越来越糟了，白天黑夜两耳都嗡嗡作响。他说：

> 我必须告诉你，在剧院里，我得靠近乐队，为的是可以听懂演员的话；稍稍离远一点，我就听不到乐器和歌唱家的高音了；如果稍稍再远一点，我更什么都听不到了。我经常是只能听到低低的交谈声，却听不清字音和叫喊声，真是无法忍受。

因此，两年来，他只好躲避一切交际，不与人说话。这位音乐家还特别说道，这种病症，"对任何其他职业，也许可以忍受；但是对于我，这真是可怕"。

听力对一个音乐家来说，是绝对不可缺少的。丧失听力自然给了贝多芬极其沉重的打击。加上因为这残疾，使他不能与所爱的人结婚，因此他感到格外的痛苦。

无须隐瞒，这一"可怕的"病症的确一度影响了贝多芬的情绪，使他感到愁苦，感到伤心，甚至出现过自杀的念头。这种愁苦情绪在他的一部分作品中也有所体现。但是贝多芬是坚强的、积极的。"我的艺术应当使可怜的人得益"这一崇高的信念支持了他，使他醒悟了过来，想道："假使我什么都没有创作就离开世界，这是多么的不可想象啊……"于是，"一种无可抵挡的力把忧郁的思想一扫而空"。他下定决心，绝不屈服于他所遭受到的磨难，相反，"要扼住命运的咽喉"。在这一精神的支配下，对作为音乐家的他来说，所要做的就是：既然生理缺陷给他的生活带来了不幸，那么他只能重构理想的境界。终于，音乐家创作出了《第十四钢琴奏鸣曲》即《月光奏鸣曲》（1801）、《第三（英雄）交响曲》（1804）、《第五（命运）交响曲》（1807）、《第六（田园）交响曲》（1808）、《第九（合唱）交响曲》（1923—1924）等大量不朽的作品。

贝多芬这时的创作是完全依靠直感来补偿他听觉的缺陷，而不是依靠这已经丧失了功能的器官，对乐音、和声、节奏、旋律进行一定时间内的组合和排律。他虽然失却了听力，但是有了这种补偿，他就能如他自己说的，"当我发现一个乐思的时候，我总是听见乐器的声音"。1824年5月7日，他甚至完全凭着这直感，成功地指挥了《第九（合唱）交响曲》的演奏。当观众对他报以暴风雨般的热烈掌声时，作曲家的听觉竟然全然未能觉察，等到几位独唱演员扶他转过身来，他才看到全场起立，挥舞着帽子向他鼓掌。

贝多芬是伟大的，他这伟大不仅在于他以自己的创作对人类文化做出这样的贡献，被公认为人类有史以来最伟大的作曲家；还在于他作为一个失聪的音乐家，以他的实例证明：在他之后，再也不能说音乐只不过是"悦耳的艺术"；还证明，由于中枢神经系统的主导作用，缺陷也可以成为伟大创造的动力，例如失聪，埃德蒙多·德·亚米契斯在他的名著《爱的教育》中说到一位多年从事盲人教育的老师，曾这样描述盲人的敏锐感觉：

> ……是的，他们的感觉都特别敏锐，就是因为他们要靠其他感觉代替视觉，所以他们比正常人更训练有素。早晨起床，一个盲童在寝室里问另一个说："今天有太阳吗？"那么，穿衣服最快的盲童就会马上跑到院子里，舞动双手感觉是否有太阳的温暖，然后又跑回来告诉大家好消息说："有太阳！"盲

童通过说话人的声音来判断身高；我们通常是通过眼睛判断人，而他们是通过声音；别人说话的语调和口音他们能记好几年。他们能感觉房间里有几个人，尽管只有一个人在讲话，其他人不动。他们摸一下匙子，就知道它是很干净还是不很干净。女孩子能够区别染色和原色毛线。两人一行排队上街，他们又能通过气味来分辨各种商店，包括那些我们进去也嗅不出味道的商店。抽陀螺玩时，听到嗡嗡的转声，他们可以径直上去赤手抓住，不会错的。他们推铁环儿，玩撞柱游戏，跳绳，用石块筑小房子，采紫罗兰花，就像能够看见一样。他们还用各种颜色的干草编成草席和花篮，又快又好。他们的感觉经过训练，感觉就是视觉。他们最喜欢触摸，抓住物体，猜物体的形状。领他们到工业博物馆参观，让他们自由自在地去触摸，看他们兴奋地扑到几何物体上、房屋的模型上、工具上，高兴地摸、搓，把东西拿在手里转来转去，"看"是怎么做的，真是令人感动。他们也说"看"字！（梁海涛等译文）

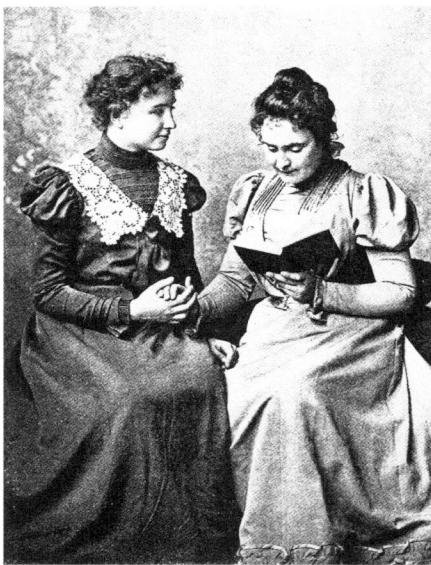

凯勒和安妮·莎莉文

海伦·凯勒的敏感性最能说明人的感觉竟会达到如此难以置信的神奇程度。

海伦·亚当斯·凯勒（Helen Adams Keller，1880—1968）不但耳聋，甚至又盲又哑。可是好强的个性在获得安妮·曼斯菲尔德·莎莉文的帮助后，使她的中枢神经系统对这些有缺陷的功能产生出神奇的作用，不但大学毕业，还成为一个教育家，一个写出十多本著作的作家，一位口齿清楚的表演者。从某种意义上说，海伦这些原来失去功能的知觉，甚至超过一般的常人。

海伦·凯勒生于美国南方一个中等景况的家庭里，父亲是一家报纸的编辑。这里景色优美，别墅式的小屋，外面长满了葡萄藤、漂亮的爬壁蔷薇和金银花藤蔓；门廊掩在黄玫瑰、牛尾草结成的屏风里，吸引着蜂鸟和蜜蜂常飞舞其间。海伦生活在这幽静恬淡的环境中，如她自己说的，"见过碧绿的田野、明朗的天空，见过树木，

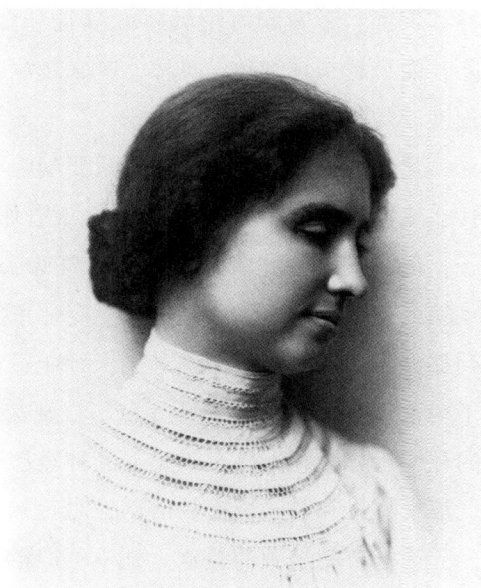

海伦·凯勒　1904 年

见过花朵"。但是，十九个月后，一场高烧使她沉入无声的黑暗之中。她的视觉、听觉丧失了。不过海伦认为：

> 我好像觉得，人具有一种先天的能力，能够体验人类从天地之初一直体验着的种种感觉。每个人都在一种模糊的意识中，留下了关于绿色覆盖大地和低声絮语的海洋的最初印象。即使失明了，耳聋了，那些从遗传得来的印象也不会从他的记忆中消失。这种遗传也是一种下意识的感觉，它能看见，能听到，能触知，能做到这一切。

从这段话看，可以认为，这位极端聪明的残疾人，实际上比"集体潜意识"理论的首倡者、瑞士心理学家卡尔·荣格（Carl Jung，1875—1961）要提早几十年，至少是朦胧地认识到人类这个神奇的心理效能。正是躯体的这一天赋的遗传作用和补偿作用，经莎莉文小姐的出色的引

导和训练，激发起海伦敏感的嗅觉和触觉，来补偿她视觉、听觉的缺陷；而且越来越细致、具体，越来越深刻、凝重，甚至达到超乎常人的程度。

从小姑娘的时候起，海伦只要嗅嗅那曾经熟悉的东西，就知道到了什么地方，根据不同的气味，就知道那是原来去过的某一家邻居的房子。现在，她通过烟草或香水的气味，就能"认出"是谁；不论走在乡间或者城市，也能以嗅觉来感受那里所特有的气氛。在山中，她能嗅到那大自然的芳香；但到冬天，她能感觉到由于轻柔的雪片飘下，掩盖了树木，再也嗅不到这种气息了。她甚至声称："我的整个身体对周围的环境十分敏感，以至于脸上的神经都可以感觉到那讨厌的城市喧嚣的气浪。噪音和熙熙攘攘的活动，对我来说比正常人更难以忍受……"

更神奇的是她的触觉。她不但能够摸出树叶叶脉精巧的对称图形，辨认出银桦光润的细皮和松树粗糙的硬皮，能在跟人握手时从对方手指的动作和肌肉的紧张度上指认出他是什么人，还能通过抚摸演员的脸孔和双手来了解他的台词和动作。她只要把手放在歌唱者的喉头、演奏着的钢琴或收音机上，就能"聆听"那歌声和琴声，并体验到乐曲中的欢乐或是忧郁的情绪。她也用同样的方法与人"交谈"。她又能通过指尖的触摸来"参观"世界博览会上的玩具、钻石、北欧海盗船等展品，沿着艺术品上直线和曲线的移动来欣赏，甚至"能感受到艺术家倾注到作品中的思想和感情"。

读海伦·凯勒的著作和信件，不论是年轻时还是六七十岁以后写的，都会感到一颗青春的心在跳动，特别使人注意的是她知觉事物的过人的敏感性。

海伦的《假如给我三天光明》是一篇闻名世界的散文名作，长达六千字。其中写到参观美术博物馆时，她说：

……美术博物馆的宽大的展览室将通过古埃及、古希腊和古罗马的艺术展示出这些民族的精神世界。古尼罗河土地上的男女神灵的雕像，我的手指对它们是很熟悉的。我也曾触摸过帕特农神庙的壁饰浮雕的复制品。我曾体会到冲锋陷阵的雅典勇士们有节奏的美。阿波罗、维纳斯和萨莫特雷斯的有翅膀的胜利女神雕像，都是我指头尖上的朋友。荷马那疙里疙瘩的有胡须的面庞使我感到分外亲切，因为他也懂得瞎了眼睛的痛苦……

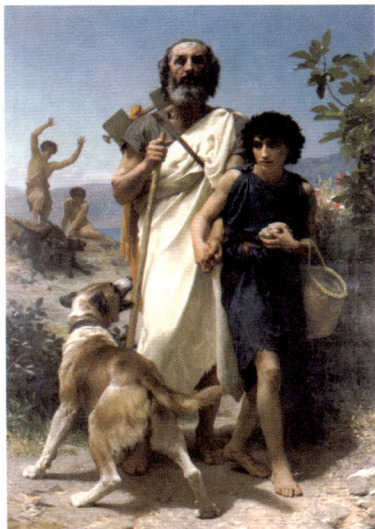

盲诗人荷马带着他的导盲犬

这些都显示她以丧失听觉和视觉的残疾人的特有官能，描绘出对事物超敏锐的感知，十分生动感人。看海伦·凯勒在自传中的这样一段回忆：

……我也爱乘独木舟航行。如果我告诉你，我特别喜欢在月光如水的夜晚坐在舟中，你大概会现出不相信的微笑吧。的确，月亮从松树后面冉冉升起，静悄悄地移过天空，为我们铺下了一道银光粼粼的道路。这一切我都看不见，可我知道月亮就在那儿。我躺在垫子上，手垂在水中。这时，我完全可以想象出周围的美景。有时会有一条大胆的小鱼，从我指缝中间窜过，水面上也常常有水百合碰到我的手。当我们从一条被植物遮蔽的狭长地带，划进开阔的水面时，我往往就从周围的空气中嗅出了这种变化。

谁能想象这是一个耳目残疾的人写的呢？

后　记

　　这三册原都是二十多年前的书，分别题为《呻吟声中的思索——人类疾病的背景文化》《解剖刀下的风景——人体探索的背景文化》和《病魔退却的历程——寻求治疗的背景文化》，先后于世纪之交的 1999、2000 和 2001 年，由山东画报出版社出版。

　　感谢王一方先生，《病魔退却的历程——寻求治疗的背景文化》出版后，就得到王先生的鼓励。王一方先生先是在《中国图书商报》上发表长篇书评《文化画布上的医学风景》，后又在《谁懂"医学"？》一文中表述了类似的看法。2002 年，王一方先生作为评委之一，和其他评委一起，在由《中华读书报》和《Newton 科学世界》杂志共同举办的第二届"《Newton 科学世界》杯科普图书奖"的评奖中评定拙作《解剖刀下的风景——人体探索的背景文化》为"原创科普著作"的二等奖。2007 年，教育部委托北京大学医学部举办"全国医学人文师资班"，请身为"北京大学医学人文研究院"教授兼"北京大学科学史与科学哲学中心"研究员的王一方先生讲课并开列一份"医学生文学阅读推荐书目"时，王先生在这份共计十八位作者的三十一册（篇）作品中，将这三册拙著忝列其中，使我深感荣幸。又想到跻身于国内名家史铁生的《病隙碎笔》、周国平的《妞妞：一个父亲的札记》和毕淑敏的《昆仑殇》等名著之列，不免又有几分惶恐，更不敢提"书目"中的那些世界大师的著作了。

　　已经过去二十多年了。感谢中国文史出版社，愿意将这三册书重新出版，我自然十分乐意。于是，我对这三册改题为《我要弄明白我是谁——人体探索的历程》《恐惧、思索与医疗——认识疾病的历程》和《死神、医生和情人——寻求治疗的历程》，对篇目稍做调整，对文字略加润色，重新配上彩色插图，交中国文史出版社出版，敬请专家和读者批评指教。

余凤高

2023 年 8 月于杭州红枫苑

图书在版编目（CIP）数据

我要弄明白我是谁:人体探索的历程／余凤高著
. -- 北京 : 中国文史出版社，2025.3
（人体的历史三部曲）
ISBN 978-7-5205-4261-6

Ⅰ. ①我… Ⅱ. ①余… Ⅲ. ①人体生理学-历史
Ⅳ. ①R33-09

中国国家版本馆 CIP 数据核字（2023）第 166513 号

责任编辑：薛未未

出版发行：**中国文史出版社**

社　　址：北京市海淀区西八里庄路 69 号院　邮编：100142
电　　话：010-81136606　81136602　81136603（发行部）
传　　真：010-81136655
印　　装：北京科信印刷有限公司
经　　销：全国新华书店
开　　本：720×1020　1/16
印　　张：18　　　　字数：243 千字
版　　次：2025 年 3 月第 1 版
印　　次：2025 年 3 月第 1 次印刷
定　　价：79.80 元